新 食品・栄養科学シリーズ　ガイドライン準拠

新版
食品衛生学

食べ物と健康❺

川添禎浩　編

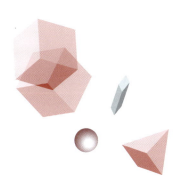

化学同人

編 集 委 員

川添　禎浩　　京都女子大学 家政学部食物栄養学科 教授

執 筆 者

川添　禎浩	京都女子大学家政学部食物栄養学科 教授	1章, 2.1〜2.9, 4.2, 4.3, 6章, 7章, 12.4〜12.9, 13章
横山　佳子	京都女子大学家政学部食物栄養学科 准教授	2.10, 3章, 4.1
松本　晋也	京都女子大学家政学部食物栄養学科 准教授	4.4
岡本誉士典	名城大学薬学部薬学科 准教授	5章, 11章
伊藤貴美子	前 三重短期大学生活科学科食物栄養学専攻 教授	8章, 10.3, 10.4
里見　佳子	前　鈴鹿医療科学大学薬学部薬学科 教授	9章
吉田　香	同志社女子大学生活科学部食物栄養科学科 特別任用教授	10.1, 10.2, 12.1〜12.3

（執筆順）

新 食品・栄養科学シリーズ
企画・編集委員

坂口守彦　京都大学名誉教授
成田宏史　京都栄養医療専門学校管理栄養士科 教授
西川善之　元 甲子園大学栄養学部 教授
森　孝夫　前 武庫川女子大学生活環境学部 教授
森田潤司　同志社女子大学名誉教授
山本義和　神戸女学院大学名誉教授

（五十音順）

はじめに

　本書『新版　食品衛生学』は，管理栄養士国家試験出題基準（ガイドライン）に準拠した「新 食品・栄養科学シリーズ」の一冊である．同シリーズから2003年に「食べ物と健康5 食品衛生学」が刊行されているが，すでに10年以上が経過していることから内容の刷新が必要と思われ，この度新版として刊行することになった．

　ガイドライン（平成27年2月）における食品衛生に関連する項目は，「食べ物と健康」の「食品の安全性」（A 食品衛生と法規，B 食品の変質，C 食中毒，D 食品による感染症・寄生虫症，E 食品中の汚染物質，F 食品添加物，G 食品衛生管理）である．また，他の項目の食物連鎖や器具・容器包装も関連がある．そこで，本書の内容としては，食品衛生法を含む食品衛生行政，細菌性食中毒，食品媒介感染症，自然毒・合成化学物質食中毒，真菌中毒症，食品の変質，食品添加物，器具・容器包装，食品汚染物質を取り上げた．また，ガイドラインの「臨床栄養学」の項目に「薬と栄養・食事の相互作用」（栄養・食品が医薬品に及ぼす影響）がある．医薬品は生体異物であるため，相互作用の問題は食品の安全性とも関連している．よって，本書では食品の毒性学の中で，食品添加物などの化学物質の毒性試験，異物の動態とともに，これを異物の相互作用として取り上げた．

　食の安全・安心に関する問題は次々に発生しており，学生は将来，食品関連の職場で安全の問題に直面することがあるかもしれない．本書は管理栄養士を目指す学生のための教科書として企画したものであるが，国家試験のためだけでなく，食の安全・安心の問題に対応できる食品の安全性に関する深い知識や考え方も学んでおいてもらいたいと考え執筆している．

　本書の執筆は，生活科学・家政学系の食品衛生学分野や薬学の衛生学分野で活躍されていた京都府立大学名誉教授水谷民雄先生，京都女子大学名誉教授中川一夫先生，名城大学名誉教授小嶋仲夫先生のもとで学んだ，あるいは研究を行ったなど，三名の先生と関係が深い大学の教員が行った．執筆者一同は，三名の先生の教育と研究の意志を引き継ぐ現代の食品衛生学のスタンダードとなるような教科書を目指したが，不十分な点もあると思われる．さらに良いものにするためにも，読者各位によるご意見・ご指摘をお願いしたい．

　最後に，刊行にあたり化学同人のスタッフの皆様に多大のご尽力をいただいた．とくに山本富士子氏のご協力によって本書が完成したといっても過言ではない．ここに記して厚くお礼申し上げる．

　2017年8月

　　　　　　　　　　　　　　　　　　　　　　　　執筆者を代表して　川添　禎浩

新 食品・栄養科学シリーズ ── 刊行にあたって

　今日，生活構造や生活環境が著しく変化し，食品は世界中から輸入されるようになり，われわれの食生活は多様化し，複雑化してきた．また，近年，がん，循環器病，糖尿病などといった生活習慣病の増加が健康面での大きな課題となっている．生活習慣病の発症と進行の防止には生活習慣の改善，とりわけ食生活の改善が重要とされる．

　食生活は，地球環境保全や資源有効利用の観点からも見直されなければならない．われわれの食行動や食生活は直接的・間接的に地球の資源や環境に影響を与えており，ひいては食料生産や食品汚染などさまざまな問題と関係して，われわれの健康や健全な食生活に影響してくるからである．

　健康を保持・増進し，疾病を予防するためには，各人がそれぞれの生活習慣，とりわけ食生活を見直して生活の質を向上させていくことが必要であり，そのためには誰もが食品，食物，栄養に関する正しい知識をもつことが不可欠である．

　こうした背景のなかで栄養士法の一部が改正され，2002（平成14）年4月より施行された．これは生活習慣病など国民の健康課題に対応するため，また少子高齢社会における健康保持増進の担い手として栄養士・管理栄養士の役割が重要と認識されたためである．

　とりわけ管理栄養士には，保健・医療・福祉・介護などの各領域チームの一員として，栄養管理に参画し業務を円滑に遂行するため，また個人の健康・栄養状態に応じた栄養指導を行うために，より高度な専門知識や技能の修得とともに優れた見識と豊かな人間性を備えていることが要求されている．栄養士・管理栄養士養成施設では，時代の要請に応じて，そうした人材の養成に努めねばならない．

　こうした要求に応えるべく，「食品・栄養科学シリーズ」を改編・改訂し，改正栄養士法の新カリキュラムの目標に対応した「新 食品・栄養科学シリーズ」を出版することとした．このシリーズは，構成と内容は改正栄養士法の新カリキュラムならびに栄養改善学会が提案している管理栄養士養成課程におけるモデルコアカリキュラムに沿い，管理栄養士国家試験出題基準（ガイドライン）に準拠したものとし，四年制大学および短期大学で栄養士・管理栄養士をめざす学生，および食品学，栄養学，調理学を専攻する学生を対象とした教科書・参考書として編集されている．執筆者はいずれも栄養士・管理栄養士の養成に長年実際に携わってこられた先生方にお願いした．内容的にはレベルを落とすことなく，かつ各分野の十分な知識を学習できるように構成されている．したがって，各項目の取り上げ方については，教科担当の先生方で授業時間数なども勘案して適宜斟酌できるようになっている．

　このシリーズが21世紀に活躍していく栄養士・管理栄養士の養成に活用され，また食に関心のある方々の学びの手助けとなれば幸いである．

新 食品・栄養科学シリーズ
企画・編集委員

目　次

1　食品の安全

1.1　食べ物の選択 ……………………………………………………………………… 1
1.2　食品の安全を見分ける …………………………………………………………… 1
1.3　食品衛生とは，食品衛生学とは ………………………………………………… 2

2　食品衛生法と関連法規，食品衛生行政，食中毒の発生状況

2.1　食品衛生行政と食品衛生法改正の歴史 ………………………………………… 5
2.2　食品衛生法 ………………………………………………………………………… 6
2.3　関連法規 …………………………………………………………………………… 7
2.4　食品衛生行政組織 ………………………………………………………………… 8
2.5　食品衛生監視員，食品衛生管理者，食品衛生責任者，食品衛生推進員 …… 9
　　（1）食品衛生監視員 ………………………………… 9
　　（2）食品衛生管理者，食品衛生責任者，食品衛生推進員 ………………………… 10
2.6　食品安全基本法，リスク分析 ………………………………………………… 10
　　（1）食品安全基本法 ………………………………… 10
　　（2）食品の安全性確保のためのリスク分析 ………………………………………… 11
2.7　コーデックス …………………………………………………………………… 12
2.8　HACCP ………………………………………………………………………… 13
　　（1）HACCP ……………………………………… 13
　　（2）HACCP に関する 7 原則，12 手順 …………………………… 13
　　（3）一般的衛生管理事項 ……………………………… 13
2.9　国際的な食品安全規格 ISO22000 …………………………………………… 14
2.10　食中毒の発生状況 ……………………………………………………………… 15
　　（1）食中毒とは ……………………………………… 15
　　（2）食中毒の病因物質 ……………………………… 15
　　（3）食中毒の発生状況 ……………………………… 16

　　コラム●輸入食品の安全性：食品衛生法違反事例　6／遺伝子組換え食品の安全性：安全性評価と表示　11

　　練習問題 …………………………………………………………………………… 20

3 細菌性食中毒

3.1 細菌の基礎知識 ……………………………………………………………………………… 21
　（1）細菌の大きさ，形態，配列 …………… 21　　（4）芽胞 ………………………………………… 23
　（2）細菌細胞の構造 ………………………… 21　　（5）細菌の増殖 ……………………………… 23
　（3）グラム染色 ……………………………… 22

3.2 細菌性食中毒：病因物質別食中毒 ………………………………………………………… 26
　（1）サルモネラ属 …………………………… 26　　（6）ボツリヌス菌 …………………………… 33
　（2）カンピロバクター ……………………… 27　　（7）セレウス菌 ……………………………… 34
　（3）腸炎ビブリオ …………………………… 28　　（8）病原大腸菌 ……………………………… 35
　（4）ウェルシュ菌 …………………………… 30　　（9）ナグビブリオ …………………………… 37
　（5）黄色ブドウ球菌 ………………………… 31

3.3 家庭における衛生管理 ……………………………………………………………………… 38
　（1）細菌性食中毒の予防 …………………… 38　　（2）洗浄，殺菌 ……………………………… 38

　コラム 抗生物質と薬剤抵抗性　37

　練習問題 ……………………………………………………………………………………………… 41

4 食品媒介感染症

4.1 ウイルス性食中毒・感染症 ………………………………………………………………… 43
　（1）ウイルスの基礎知識 ………………… 43　　（2）食中毒・食品媒介性感染症を起こす
　　　　　　　　　　　　　　　　　　　　　　　　　　　ウイルス ……………………………… 44

4.2 3類感染症法に分類される食中毒 ………………………………………………………… 47
　（1）コレラ ……………………………………… 47　　（3）腸チフス，パラチフス ………………… 49
　（2）細菌性赤痢 ……………………………… 49

4.3 人獣（畜）共通感染症 ……………………………………………………………………… 50
　（1）炭疽 ………………………………………… 50　　（4）リステリア症 …………………………… 51
　（2）ブルセラ症 ……………………………… 50　　（5）BSE ………………………………………… 51
　（3）結核 ………………………………………… 50

4.4 寄生虫症 ……………………………………………………………………………………… 52
　（1）野菜や水から感染 …………………… 54　　（3）獣肉から感染 …………………………… 59
　（2）魚介類から感染 ……………………… 56

　練習問題 ……………………………………………………………………………………………… 61

CONTENTS

5 動物性自然毒食中毒：魚介類の毒

5.1 フグ中毒 ·· 63
　（1）フグ毒，テトロドトキシン ············ 63　　（2）フグ中毒の予防 ································· 66

5.2 シガテラ中毒 ··· 67

5.3 魚の特異的成分による中毒 ·· 68
　（1）イシナギの肝臓摂取によるビタミン　　　（2）ナガズカの卵巣摂取 ························· 68
　　　Aの過剰摂取 ····································· 68　　（3）深海魚の筋肉摂取 ····························· 69

5.4 貝の毒 ··· 69
　（1）アサリ毒（ベネルピン）中毒 ············ 69　　（5）バイ貝による食中毒 ························· 71
　（2）麻痺性貝毒中毒 ································ 70　　（6）テトラミン中毒 ································· 72
　（3）毒ガニによる食中毒 ························· 71　　（7）アワビ中腸腺（ツノワタ）による光
　（4）下痢性貝毒中毒 ································ 71　　　　過敏症 ·· 72

　コラム ● フグ毒の化学構造決定の歴史　67

　練習問題 ··· 73

6 植物性自然毒食中毒

6.1 キノコ中毒 ·· 75
　（1）ツキヨタケ，クサウラベニタケ，カ　　　（3）ベニテングタケ，テングタケ ············ 76
　　　キシメジ ··· 75　　（4）シビレタケ，ワライタケ，ヒトヨタケ，
　（2）ドクツルタケ，コレラタケ，シロタ　　　　　　ドクササコ ··· 77
　　　マゴテングタケ，タマゴテングタ
　　　ケ ·· 75

6.2 有毒成分をもつ食用植物による中毒 ···································· 77
　（1）ジャガイモ ·· 77　　（5）ゴイトローゲンを含む食用植物 ········ 79
　（2）青酸配糖体を含む食用植物 ·············· 78　　（6）発がん物質を含む食用植物 ·············· 79
　（3）セロリ ··· 79　　（7）ヒガンバナ ·· 80
　（4）綿実油 ··· 79

6.3 誤食しやすい有毒植物 ··· 80
　（1）スイセン ·· 80　　（5）ハシリドコロ ···································· 81
　（2）ドクウツギ ·· 80　　（6）チョウセンアサガオ ························· 82
　（3）トリカブト ·· 81　　（7）バイケイソウ ···································· 82
　（4）ドクゼリ ·· 81

　コラム ● 華岡青洲　83

練習問題 ……………………………………………………………………………… 83

7 化学性食中毒

7.1 化学性食中毒 ……………………………………………………………… 85
7.2 メタノール（メチルアルコール）中毒 …………………………………… 86
　コラム●有害家庭用品規制法　86
　練習問題 ……………………………………………………………………… 87

8 真菌中毒症

8.1 カビ毒（マイコトキシン）と真菌中毒症 ………………………………… 89
　（1）カビ毒汚染による真菌中毒症……89　（2）カビ毒の毒性と発生防止……89
8.2 アスペルギルス属のカビが産生するカビ毒 …………………………… 91
　（1）アフラトキシン………………………91　（3）オクラトキシン………………………93
　（2）ステリグマトシスチン………………93
8.3 フザリウム属のカビが産生するカビ毒 ………………………………… 93
　（1）トリコテセン類………………………94　（3）ゼアラレノン…………………………94
　（2）フモニシン……………………………94
8.4 ペニシリウム属のカビが産生するカビ毒 ……………………………… 95
　（1）黄変米毒素……………………………95　（2）パツリン………………………………95
8.5 麦角アルカロイド ………………………………………………………… 95
　コラム●国際がん研究機関（IARC）　92
　練習問題 ……………………………………………………………………… 96

9 食品の変質

9.1 食品の変質とは …………………………………………………………… 97

9.2 腐敗 ··· 97
　（1）腐敗の進行 ·································· 97
　（2）腐敗に影響する因子 ······················ 98
　（3）腐敗により生成する物質 ················ 99
　（4）鮮度・腐敗の判定法 ···················· 100

9.3 食品成分（油脂）の酸化 ·· 102
　（1）油脂の自動酸化 ···························· 102
　（2）脂質の変質試験：変敗・酸敗の判定法 ································ 103

9.4 食品の変質の防止法 ·· 104
　（1）腐敗の防止法 ······························· 105
　（2）油脂の変敗の防止法 ···················· 106

9.5 トランス型不飽和脂肪酸（トランス脂肪酸） ··· 107

9.6 食品成分の変化により生ずる有害物質 ··· 108
　（1）褐変により生ずる物質 ·················· 108
　（2）高温加熱により生ずる物質 ············ 110
　（3）N-ニトロソ化合物の生成 ············ 110
　（4）クロロフィルの分解物 ················· 110

　コラム　生体内でのアミノカルボニル反応：糖尿病の指標となるグリコヘモグロビン（HbA1c）を生じる　111

　練習問題 ··· 111

10 食品添加物

10.1 食品添加物の有用性と安全性 ·· 113
　（1）食品添加物の定義と考え方 ············ 113
　（2）食品添加物の指定の基本的な考え方 ································ 114

10.2 食品添加物の安全性 ·· 115
　（1）食品添加物の規格および基準の考え方 ································ 115
　（2）食品添加物の安全性評価 ············· 116

10.3 食品衛生法による食品添加物の分類，指定，規格および基準，表示 ······ 118
　（1）食品添加物の分類 ························ 118
　（2）食品添加物の指定 ························ 118
　（3）食品添加物の規格および基準 ········ 119
　（4）食品添加物の表示 ························ 121

10.4 おもな食品添加物の種類と用途 ··· 122
　（1）保存料 ·· 122
　（2）防カビ剤 ···································· 122
　（3）殺菌料 ·· 123
　（4）酸化防止剤 ································· 125
　（5）着色料 ·· 126
　（6）発色剤 ·· 127
　（7）漂白剤 ·· 129
　（8）甘味料 ·· 129
　（9）調味料 ·· 130
　（10）香料 ·· 130
　（11）栄養強化剤 ································ 131
　（12）その他の食品添加物 ··················· 131

コラム ● アルミニウムを含む添加物の問題点　120

練習問題 ··· 132

11 食品の器具・容器包装，異物，衛生動物

11.1　器具・容器包装 ·· 133
11.2　器具および容器包装の原材料 ·· 134

（1）プラスチック製品 ················ 134
（2）セラミック製品 ·················· 137
（3）金属製品 ························· 139
（4）ゴム製品 ························· 140
（5）天然素材およびその加工品 ····· 140

11.3　異物 ··· 140
11.4　衛生動物 ·· 141

コラム ● 合成樹脂の安定剤，ジブチルスズ化合物　134 ／塩化ビニルの可塑剤，フタル酸エステル　135 ／ポリカーボネート食器や缶詰内側エポキシ樹脂原料ビスフェノール A　136 ／発泡スチロール容器原料のポリスチレン　139

練習問題 ··· 142

12 食品汚染物質

12.1　食品中の環境汚染物質 ··· 143
12.2　有害元素 ·· 144

（1）カドミウム（Cd） ············· 144
（2）水銀（Hg） ···················· 144
（3）鉛（Pb） ······················· 146
（4）ヒ素（As） ···················· 146
（5）スズ（Sn） ···················· 147
（6）有害元素の食品衛生法に基づく規格基準 ························· 147

12.3　放射性物質 ·· 148

（1）放射性物質と生体への影響 ····· 148
（2）食品の放射線汚染 ··············· 150

12.4　ダイオキシン類 ··· 151
12.5　PCB ·· 153
12.6　内分泌撹乱化学物質 ··· 154

（1）内分泌撹乱化学物質とは ········ 154
（2）内分泌撹乱化学物質による作用 ···· 154

| 12.7 | 農薬 | 156 |

| 12.8 | 飼料添加物，動物用医薬品 | 158 |
（1） 飼料添加物 .... 158 　　（2） 動物用医薬品 158

| 12.9 | 農薬，飼料添加物と動物用医薬品の残留規制 | 159 |
（1） 農薬の残留規制 .... 159 　　（2） 飼料添加物と動物用医薬品の残留規制 160

コラム　放射線照射食品　151／急性参照用量（ARfD）　157

練習問題 160

13 食品の毒性学

13.1　食品の毒性学 163
13.2　食品の健康影響評価 163
13.3　食品添加物の安全性評価 164
13.4　毒性試験 165

（1） 急性毒性試験 .... 165　　（5） 遺伝毒性試験 167
（2） 反復投与毒性試験 .... 165　　（6） 発がん性試験 168
（3） 生殖毒性試験 .... 166　　（7） アレルゲン性試験 168
（4） 発生毒性試験 .... 166　　（8） 体内動態試験 168

13.5　毒性の性質 168
13.6　食品添加物の一日摂取許容量と使用基準 169

（1） 一日摂取許容量 .... 169　　（2） 使用基準 170

13.7　異物の動態 170

（1） 異物の消化管からの吸収 .... 171　　（3） 異物の代謝 172
（2） 異物の体内分布 .... 172　　（4） 異物の排泄 173

13.8　異物の相互作用 174

（1） 複数の異物の化学反応 .... 175　　（4） 食品成分の代謝阻害による毒性の発現 176
（2） 薬物動態学的相互作用 175
（3） 薬理学的相互作用，薬力学的相互作用 176

コラム　健康食品の安全性情報　177

練習問題 177

参考書，参考情報 ……………………………………………………………………………… 179

巻末資料（食品衛生法，食品安全基本法，食品・食品添加物等規格基準）……………… 181

章末練習問題・解答 …………………………………………………………………………… 190

索　引 …………………………………………………………………………………………… 191

1

食品の安全

1.1 食べ物の選択

　人は生きるために，動植物などの食べ物を求めてきた．その過程で，人は身のまわりのものが食に適するか，適さないか（安全であるか，安全でないのか）をどのようにして判別してきたのであろうか．最初は自らが試食することによって判別を行ってきたと推測される．つまり，獲得したものが安全なのか，そうでないのかを経験的に知ったと思われる．

　紀元前 2800 年頃の中国で，農耕と医学の開祖とされ，伝承上の人物である神農（しんのう）が，「百草の味をなめて医薬を鑑別し，ときに七十の毒（薬）に遭った」と伝えられている．この神農の伝説は，人が試食によって安全でないもの，すなわち毒を区別してきたことを意味していると思われる．毒と食べ物は対立する概念として捉えられていたようである．

1.2 食品の安全を見分ける

　食生活において，食品は安全であることが前提になるが，食品の安全に不安を感じている人が多いのも事実である．ところで，食品が安全であるという判断はいったいどういう考え方によって成り立っているのだろうか．

　大昔は，人は身のまわりのものが食に適するか，適さないか（毒であるか）を，試食によって区別したことを前述した．また，人は昔から食品の腐敗を酸（す）っぱさや臭い，色によって，あるいは食品中の有毒物質の存在などを苦味によって判別してきた．つまり，人は食品の安全を感覚や経験によって，長年みわけてきたといえる．

　一方で，感覚や食経験による方法は，中毒症状が強く摂取後短期間で症状がでる食中毒に対して有効であるものの，食中毒細菌や有害物質を直接確認する方法ではないため，食中毒が生じた際の原因物質と中毒症状の因果関係をつかむことは難しい．また，食品を不安に感じる理由としてよく取り上げられる食品添加物，残留農薬，汚染物質などの場合，微量に長期間摂取して健康障害が起きるかどうかを知ることは難しい．つまり，現代の食品に含まれている微量

の有害物質は，その存在や含有量を人の感覚や食経験によって知ることはできず，安全であるかどうか判断することもできない．

このような背景もあり，現在，食品の安全の判断を行う主体は個人から国レベルの行政機関や世界レベルの国際機関へと移っている．科学の発展により分析機器を用いた食品中の超微量の有害物質の検出が可能になり，実験動物などによる生体影響の評価法が開発されている．その結果，国や国際機関において食品の安全性評価が実施され，健康障害を防止するための摂取基準などが決定されている．現在の食品の安全の判断は社会が担っていることになる．

1.3　食品衛生とは，食品衛生学とは

食品衛生は，食品の摂取により生じる健康障害を防止することを目的としている．食品衛生に関連する健康障害因子は，病原微生物，自然毒，食品固有成分の変質による生成物，カビ毒，食品添加物，農薬，飼料添加物，動物用医薬品，器具・容器包装材，食品汚染物質など多様性に富んでいる．

1956（昭和31）年に，WHO（世界保健機関）の環境衛生専門家委員会は食品衛生を次のように規定している．

「食品衛生とは，食品の生育，製造，加工から最終的に消費者にいたるまでのすべての段階で，食品の安全性，有益性，健全性を確保するためのあらゆる方策のことである」

なお，ここでいう安全性とは健康を損なわないことであり，有益性とは栄養素が含まれている状態であり，健全性とは品質がよいことを指す．

この規定によると，世界中の人々が生きて健康を維持するためには，食料の安定供給が必要であり，食品は安全性，有益性，健全性を備えたものでなくてはならない．食品衛生はそのための手段ということである．具体的な手段としては，食品に入り込む微生物や有害物質対策および除去を行うこと，適切な保存により食品の変質を防止することなどがある．また，農作物や畜水産物の生産において農薬や動物用医薬品の使用が必要な場合があり，食品の製造と加工のために食品添加物を使用することもある．ただし，農薬，動物用医薬品，食品添加物は安全性が確認されていることが前提である．さらに，安全な器具・容器包装の使用や清潔な調理環境を保つことなども重要である．

前述したように食品の摂取により生じる健康障害を防止することが食品衛生の目的であり，これによって人の生命と健康が守られる．そこで，そのために必要なことを取り扱う学問として食品衛生学がある．食品の安全を確保するためには，関連領域の総合的な知識や技術が要求される．関連領域としては，食品学はもとより微生物学，動植物学，天然物化学，分析化学，毒性学，薬理学，病理学，疫学，臨床医学，獣医学などがあり，経済，行政，法律との関係も深い．食品衛生学は，食品中の微生物や有害物質による健康障害を防止するために必要とされる幅広い知識と技術を体系化したものであり，生活に密着した応

農薬，動物用医薬品
12.8節参照．

食品添加物
第10章参照．

食品の器具，容器包装
第11章参照．

用科学であるといえる.

なお,食品の摂取に関連する健康障害には,食品の過剰摂取によるもの,食物アレルギーなどがあり,上水,下水,大気の汚染なども間接的に関係があるが,これらは一般に栄養学や環境衛生学の分野で取り扱われている.

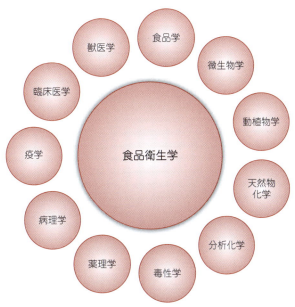

食品衛生学とその関連する領域

Plus One Point

2018（平成30）年の食品衛生法の改正

2018（平成30）年に,食を取り巻く環境の変化や国際化などに対応し,食品の安全を確保するため,以下のような内容で,食品衛生法の改正が行われた.

・特別の注意を必要とする成分等（指定成分等）を含む食品による健康被害情報の収集（第8条）

いわゆる「健康食品」による健康被害防止の措置を行う.

・国際整合的な食品用器具・容器包装の衛生規制の整備（第18条,第52条,第53条）

食品用器具・容器包装について,ポジティブリスト制度の導入などを行う.合成樹脂を対象に使用を認める物質を定め,安全が担保されたもののみ使用できるようにする.

・広域的な食中毒事案への対策強化（第21条の2,第21条の3,第66条）

広域的な食中毒事案の発生や拡大防止のために,国や都道府県等が相互に連携や協力を行うとともに,関係者で構成する広域連携協議会を設置し対応に努める.

・HACCP（ハサップ）に沿った衛生管理の制度化（第51条）

先進国を中心に義務化が進められ,食品流通の国際化が拡大化していることに伴い,すべての食品等事業者に,一般衛生管理に加えHACCPに沿った衛生管理の実施を求める.

規模や業種などを考慮した一定の営業者には,取り扱う食品の特性などに応じた衛生管理が求められている.

・営業許可制度の見直し,営業届出制度の創設（第54条,第58条）

・食品リコール情報の報告制度の創設（第58条）

・食品等の輸入および輸出に関する事項（第3条,第4条,第6条,第9条,第10条,第11条,第74条,第75条）

2 食品衛生法と関連法規，食品衛生行政，食中毒の発生状況

食品衛生の目的を達成するためには，社会のシステムとして行うことが重要である．そのためには関連する法律の整備，基準などの策定，これらに基づく行政による指導など政策的な対応が必要となる．

2.1 食品衛生行政と食品衛生法改正の歴史

戦前の食品衛生行政の基本は，1900（明治33）年に施行された「飲食物その他の物品取締に関する法律」に従うものであった．当時は，悪質な有害食品の摘発を目的とした警察行政的なことが行われ，現在の食品衛生法のような予防的な観点は乏しかった．食品衛生法は，公衆衛生の向上と増進をうたう憲法25条の規定を受けて，戦後間もない時期の1948（昭和23）年に施行された．食品衛生法の目的は，「飲食に起因する衛生上の危害の発生を防止し，公衆衛生の向上および増進に寄与する」こととなった．これにより食品衛生行政は，警察の手による取締りに基づくものから，専門技術者の食品衛生監視員による指導を主とするものへ移った．その後，食品衛生法は，食を取り巻く環境の変化や食品による健康被害の発生に対応して改正を重ねていった．

1952（昭和27）年には，健康を損なうおそれのある食品の輸入を禁止し，食肉の輸入にあたっては相手国政府発行の証明書の添付を求めた．1956（昭和31）年には，食品の製造過程で使用されるものも食品添加物とみなすこととした．また，新たに食品添加物公定書，食品衛生管理者，食品の表示基準などについての規定も設けた．これらは，不純な食品添加物の使用によって起きた森永ヒ素ミルク中毒事件を受け，食品添加物による健康被害の再発防止を図ったものである．1995（平成7）年には，食品添加物の規制を強化するために食品添加物の指定制度の対象を，従来の化学的合成品だけでなく天然食品添加物にまで拡大した．また，食品の製造施設は所定の製造・加工基準に従う必要があったが，新しい衛生管理システムである総合衛生管理製造過程（HACCP）を導入した施設には，それが免除された．これによって，食品の製造や加工方法の規制緩和が図られた．2002（平成14）年には，特定の国・地域または特定の者によっ

食品添加物
第10章参照．

森永ヒ素ミルク中毒事件
第10章参照．

HACCP
2.8節(p.13)参照．

て生産された特定の食品について，食品衛生上の危害の発生を防止するために必要と認められた場合は，その販売・輸入などを禁止できることとした．これは中国産の冷凍野菜などの残留農薬基準違反が発生したことへの対応である．

2003(平成15)年には，食品衛生法の大幅改正が行われた．この改正の背景には，当時，わが国で初めて発生が確認された BSE(牛海綿状脳症，いわゆる狂牛病)など食の安全を脅かす問題をきっかけにした食の安全に対する国民の不安の高まりがあった．改正ではまず目的自体が変わり，「国民の健康の保護を図ること」を明示した．次に，そのための国，地方公共団体および販売業者などの責務も明確化された．さらに，国などが施策を実施するときは国民の意見を聞いた上で施策にそれを反映させるという原則を示した．また，残留農薬の規制をポジティブリスト制にする，天然食品添加物や新開発食品への規制を強める，食中毒事故への対応策を強める，法違反に対する罰則を強める，などの改正も行われた．この改正とならんで，2003(平成15)年には食品の安全性確保にかかわる基本理念と施策の基本方針を定めた食品安全基本法も制定された．その後，2009(平成21)年には，消費者庁が設置され，食品の表示等に関する業務が厚生労働省から消費者庁に移管された．2015(平成27)年には，食品衛生法，農林物資の規格化等に関する法律(JAS法)，健康増進法によってそれまで個々に規定されていた食品表示の部分がまとめられ，新しく食品表示法として施行された．

2.2 食品衛生法

食品衛生法の目的は，「食品の安全性の確保のために公衆衛生の見地から必

ポジティブリスト制
12.9節参照．

2018(平成30)年の食品衛生法の改正
p.4 Plus One Point 参照．

輸入食品の安全性：食品衛生法違反事例

平成27年度の日本への食品(添加物などを含む)輸入量は，届出件数が約226万件，輸入重量が約3,190万トンである．大豆やトウモロコシ，小麦などの農産食品および野菜や果実の冷凍食品など多くの農産加工食品の輸入重量は約2,153万トンであり，輸入重量の約68%を占めている．

輸入食品に対する消費者の不安は大きい．輸入食品にも国内食品と同様に，食品衛生法の規格規準が適用される．厚生労働省は全国のおもな港や国際空港の検疫所に食品衛生監視部署を設置し，輸入食品の安全確保のための業務を行っている．食品の輸入業者に対しては輸入届けの提出が義務づけられており，検疫所は届けに基づいて審査を行い必要に応じて検査を求める．

また，国内流通後は地方自治体による検査も実施される．これらの検査の平成27年度における実施件数は約19万7000件で，届出件数の8.7%である．このうち発見された違反は858件で，実施件数の0.04%にあたる．違反の内訳は，食品添加物の使用基準違反や農薬の残留基準違反などが569件(63.4%)，病原微生物汚染，カビ毒の付着，有毒魚の混入などが244件(27.2%)，指定外添加物の使用が44件(4.9%)などであった．

要な規制その他の措置を講ずることにより，飲食に起因する衛生上の危害の発生を防止し，国民の健康の保護を図ること」である（第1条）．

ヒトが経口的に摂取するものは，食品と医薬品類である．食品の定義は，食品衛生法において「食品とは，すべての飲食物をいう．ただし，医薬品，医療機器等の品質，有効性および安全性の確保等に関する法律に規定する医薬品，医薬部外品および再生医療等製品は，これを含まない」（第4条1項）と規定されている．医薬品，医薬部外品および再生医療等製品を除いたすべての飲食物が食品であるということで，食品との区別がなされている．

また，食品衛生法で規制対象としているのは「食品，添加物，器具および容器包装」（第4条6項）であり，乳幼児用おもちゃ，食品・食器用洗浄剤も食品に準じて規制される．関連して添加物とは「食品の製造の過程においてまたは食品の加工もしくは保存の目的で，食品に添加，混和，浸潤その他の方法で使用するもの」（食品衛生法では食品添加物は添加物と表記されている），天然香料とは「動植物から得られたものまたは混合物で，食品の着香の目的で使用される添加物」，器具とは「飲食器，割ぽう具その他食品または添加物の採取，製造，加工，調理，貯蔵，運搬，陳列，授受または摂取の用に供され，かつ，食品または添加物に直接接触する機械，器具その他のもの」，容器包装とは「食品または添加物を入れ，または包んでいるもので，食品または添加物を授受する場合そのままで引き渡すもの」をいう（第4条2～5項）．

食品衛生法が定める食品衛生行政の施策には表2.1のようなものがある．

2.3　関連法規

食品衛生行政は，おもに「食品衛生法」をよりどころに厚生労働省が主管省となり展開している．厚生省令（省令）によって，実施にあたって食品衛生法施行規則（省令）が，運用規則として食品衛生法施行令（政令）が定められている．

食品衛生に関連する法規として，乳・乳製品の規格・基準（成分規格，製造・保存方法の基準）が乳及び乳製品の成分規格等に関する省令（乳等省令）で定められている．これは，乳および乳製品を一般食品とは別に取り扱う制度である．

食品衛生法の規定に基づき，厚生労働省告示として，「食品，添加物等の規格基準」が定められている．内容は，食品一般，清涼飲料水，個々の食品について，成分規格，製造・加工・使用・調理・保存基準が具体的に示されている．また，食品添加物の成分規格，器具および容器包装の規格，おもちゃの製造基準，洗浄剤の成分規格などがある．

「食品衛生法」以外にも，食品の安全性確保に関連する法律がある．たとえば，「農薬取締法」，「飼料の安全性の確保および品質の改善に関する法律（飼料安全法）」などによって，農林水産省は食品の生産や製造に携わる営業者を指導し，品質のよい食品が供給されるよう施策を行っている．

医薬品，医療機器等の品質，有効性，および安全性の確保等に関する法律（略称：医薬品医療機器等法，旧薬事法）

器具，容器包装
第11章参照．

2024（令和6）年4月からの食品衛生基準行政の機能強化
・食品等の規格基準の策定その他の食品衛生基準行政に関して，厚生労働大臣から内閣総理大臣（消費者庁）に移管．①科学的知見に裏打ちされた食品安全に関する啓発の推進，②販売現場におけるニーズや消費者行動等を規格・基準策定の議論にタイムリーに反映させること，③国際食品基準（コーデックス）における国際的な議論に消費者庁が一体的に参画することが可能．
・薬事・食品衛生審議会（厚生労働省）の食品衛生監視行政に関して，厚生科学審議会（厚生労働省）に移管．

表 2.1　食品衛生行政の施策

① 腐敗・変敗した食品，有毒・有害物質を含む食品など，人の健康を損なうおそれのあるものを排除する．添加物を指定し，指定外添加物を排除する．必要に応じて食品などの規格・基準を設定し，違反したものを排除する．
- 販売に供する食品や添加物は清潔で衛生的でなければならない（第5条）．
- 腐敗・変敗，有毒・有害物質の含有，病原微生物による汚染，異物の混入など，人の健康を損なうおそれのある食品や添加物の販売などの禁止（第6条）．
- 安全性が未確認の新開発食品で，危害の発生を防止するための販売禁止（第7条）．
- 疾病にかかっている獣畜・家きんの肉類などの販売などの禁止（第10条）．
- 指定外の添加物およびそれを含む食品の販売などの禁止（第12条）．
- 定められた規格・基準に適合しない添加物および食品の販売などの禁止（第13条）．

② 有毒・有害な器具・容器包装などを排除する．
- 器具・容器包装は清潔で衛生的でなければならない（第15条）．
- 有毒・有害な器具・容器包装の販売などの禁止（第16条）．
- 規格・基準に適合しない器具・容器包装の販売などの禁止（第17条）．

③ 必要に応じて食品などの表示基準を設定し，違反したものを排除する．
- 食品，添加物，器具・容器包装について規格・基準に合う表示のないものの販売などの禁止（第19条）．
- 食品，添加物，器具・容器包装に関する虚偽，誇大な表示と広告の禁止（第20条）．

④ 食品添加物公定書を作成する．監視指導を行う．検査を行い違反したものを排除する．
- 添加物の規格・基準は，食品添加物公定書に収録される（第21条）．
- 厚生労働大臣らは，国および都道府県が行う食品衛生に関する監視または指導の実施に関する指針を定める（第22条）．
- 規格・基準が定められ，政令で定められた食品，器具・容器包装については，検査合格の表示のないものの販売を禁止する（第25条）．
- 厚生労働大臣および都道府県知事などに任命された食品衛生監視員に業者，必要な施設への立ち入り，検査用食品の収去，食品衛生に関する指導，輸入食品の監視などを行わせる（第28，30条）．

⑤ 必要な業種について営業施設基準を設定し，これに照らして営業の許可を行うなど，営業施設を規制する．
- 乳製品，添加物，特に衛生上の考慮を必要とする食品または添加物の製造・加工を行う営業者は，その製造・加工を衛生的に管理させるため，専任の食品衛生管理者を置かなければならない（第48条）．

⑥ 食中毒患者の届出を義務づける．
- 食中毒患者を診断した医師に届け出を義務づけ，届け出を受けた保健所に原因などの調査，結果の報告を都道府県知事へ，都道府県知事は厚生労働大臣への報告を義務づける（第63条）．

総合衛生管理製造過程（HACCP）について補足
HACCPに沿った衛生管理の制度化
→第51条

器具・容器包装について補足
合成樹脂は安全が担保されたもののみ使用できる
→第18条

2.4　食品衛生行政組織

　食品衛生法に基づいて実施される食品衛生行政は，食生活における健康被害を未然に防止することを目的とする指導行政と科学的根拠を基盤として行う科学行政に分けられる．食品衛生行政を実施する機関として，中央では厚生労働省（図2.1），地方では都道府県および市町村などがある．

　厚生労働省には，医薬・生活衛生局生活衛生・食品安全部に，企画情報課，基準審査課，監視安全課が設置され，食品などの衛生に関する規格基準に関すること，総合衛生管理製造過程に関すること，食品衛生監視員に関すること，

2.5 食品衛生監視員，食品衛生管理者，食品衛生責任者，食品衛生推進員

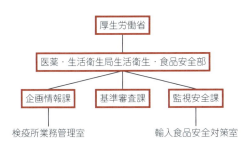

図2.1 食品衛生行政組織

食品などの衛生に関する取り締まりに関すること，農薬含有食品などによる衛生上の危害発生防止に関すること，と畜場などの衛生確保に関すること，その他の業務を行っている．また，企画情報課に検疫所業務管理室が，監視安全課に輸入食品安全対策室が設置されている．付属機関として，食品衛生にかかわる事項を科学的に調査・研究・試験する，国立医薬品食品衛生研究所，国立感染症研究所，独立行政法人国立健康・栄養研究所などが設置されている．全国のおもな空港，海港には検疫所があり，食品衛生監視員が設置され，輸入食品の検査などを行っている．

地方自治体は，営業許可，食品衛生監視・指導，食品の収去・試験，食中毒発生時の調査・報告などの業務を行っている．食品衛生を担当する部課のほか，食品衛生監視員によって監視や業務指導を行う保健所，試験研究を行う衛生研究所などがある．

2.5 食品衛生監視員，食品衛生管理者，食品衛生責任者，食品衛生推進員

(1) 食品衛生監視員

食品衛生法では食品衛生監視員による監視制度を取り入れている．**食品衛生監視員**は，厚生労働大臣によって任命されるもの(国家公務員)と都道府県知事などによって任命されるもの(地方公務員)がある．任命される資格をもつのは，医師・歯科医師・薬剤師・獣医師，大学などで所定の課程(医学・薬学・農芸化学など)を修め卒業した者，食品衛生監視員養成施設の所定の課程を修了した者，栄養士で2年以上食品衛生行政に関する事務に従事した経験を有するものである．

食品衛生監視員による指導は法律的に強制力をもつ措置ではない．しかし，指導の対象となった事態が著しく食品の安全性を損なう場合には直ちに法に基づく行政処分が行われる．食品衛生監視員の職務には，高度の専門的知識と技

食品添加物公定書について補足
国や都道府県等が広域的な食中毒事案の発生や拡大防止のための相互連携や協力を行う．関係者で構成する広域連携協議会を設置する(第21条の2, 3)．

厚生労働省の組織改組
2023(令和5)年9月以降，感染症対応能力を強化するための組織再編が行われた．これに併せて医薬・生活衛生局は「医薬局」になり，別にあった健康局が「健康・生活衛生局」となった．医薬・生活衛生局の生活衛生・食品安全企画課は廃止され，食品基準審査課と食品監視安全課は「健康・生活衛生局」へ移管された．「健康・生活衛生局」には新たに感染症対策部が発足し，医薬・生活衛生局の検疫所業務課は感染症対策部の企画・検疫課へ移管された．生活衛生・食品安全企画課の業務であった食品の安全性の確保に関する国際関係の連絡調整業務は食品基準審査課へ，食品の安全に関するリスクコミュニケーションに関する業務は食品監視安全課へ移管された．2024(令和6)年4月には，食品衛生に関する規格・基準の策定を行っている食品基準審査課は厚生労働省から消費者庁へ移管され，食品添加物の規格・基準の設定，指定添加物の指定，食品添加物公定書の作成，食品中の農薬の残留基準値の設定などを消費者庁が担当することとなった．

術が求められる．

　国の食品衛生監視員：主として輸入食品に関する監視や指導を行う．検疫所において，モニタリング検査，違反食品の廃棄・回収，違反輸入業者に対する指導にあたる．

　地方自治体の食品衛生監視員：おもに保健所に配置され，食品関係営業施設などの監視や指導を行う．食品の監視，立ち入り検査，食品収去検査，施設に対する監視指導，食中毒防止や発生時の迅速な対応などにあたる．

（2）食品衛生管理者，食品衛生責任者，食品衛生推進員

　食品衛生の目的を達成するためには行政側の規制は重要なものであるが，それとともに安全な食品を供給する営業側や消費者の取組みも必要となる．

　食品衛生法では，乳製品，添加物，食肉製品，マーガリンなど，とくに衛生上の考慮を必要とする食品，添加物の製造・加工をする場合，それらを衛生的に管理し，従業員を教育し監督するため，営業者は施設ごとに**食品衛生管理者**を置き，都道府県知事へ届けなければならないことが定められている．総合衛生管理製造過程（HACCP）による承認を受けている施設であっても，食品衛生管理者を置かなければならない．

　食品衛生管理者を置く義務がない食品営業施設には，施設の清潔保持，従業員の衛生教育のために，食品衛生法の規定の準則に基づいて定められる都道府県条例により**食品衛生責任者**を置くことになっている．

　都道府県などは，食中毒の発生防止や地域における食品衛生の向上をはかるため，食品衛生の向上と識見を有するものに食品衛生推進員を委嘱する．職務は食品等事業者からの食品衛生関係の相談に応じること，適切な助言・支援を行うことである．

2.6　食品安全基本法，リスク分析

（1）食品安全基本法

　2000年代に入り国内初のBSE感染牛の発生が確認され，雪印低脂肪乳食中毒事件，食品の原産地偽装表示事件などが次つぎと発生し，国民の食に対する不安が高まった．このような背景のもとに2003（平成15）年に食品安全基本法が施行された．BSE問題への行政的対応を検証するために設置された「BSE問題に関する調査検討委員会」が，食品の安全確保のために包括的な法律を制定し，消費者の健康保護を最優先にする食品安全行政の基本原則を確立するよう提言したことを受けたものである．

　食品安全基本法は，食品の安全性の確保に関する基本理念，国，地方公共団体，食品関連事業者の責務と消費者の役割，食品の安全性を確保する施策の策定にかかわる基本的な方針などを定めている．同法が定める基本理念は，①国民の健康の保護が最も重要であるという認識のもとで，②食品供給行程の各段階において，③国際的動向と国民の意見に配慮するとともに科学的知見

遺伝子組換え食品の安全性：安全性評価と表示

遺伝子組換え食品は，遺伝子組換え農作物を原料とした食品のことである．遺伝子組換え農作物は，遺伝子組換え技術を用いて除草剤に対する耐性や病害虫に対する抵抗性などの性質を導入されたものが多いが，糖，アミノ酸，脂肪酸などの成分組成を変えられたものもある．遺伝子組換え食品の安全性評価は，食品安全委員会によって行われる．具体的には，組み込む遺伝子の安全性，遺伝子を組み換えることで新しくできたタンパク質の安全性，アレルギー誘発性，組み込まれた遺伝子が間接的に有害物質などを作る可能性はないか，食品中の栄養素などが大きく変わらないかなどが確認される．評価の基準は，既存の食品と比べて同じくらい安全なのかどうか（実質的同等性）ということである．姿，形，性質，主要成分がほぼ変わらないことが確認できれば安全とみなされる．2017(平成29)年5月までに審査を通過した遺伝子組換え食品は，じゃがいも，大豆，テンサイ，トウモロコシ，ナタネ，わた，アルファルファ，パパイヤの8作物311品種である．また，α-アミラーゼ，キモシンなどの遺伝子組換え添加物は25品種である．

遺伝子組換え食品の表示は，食品表示基準（食品表示法）に従う．分別生産流通管理が行われた遺伝子組換え農作物を原料とする場合は「遺伝子組換え」，遺伝子組換え農作物と非遺伝子組換え農作物の分別生産流通管理が行われていない農作物を原料とする場合は「遺伝子組換え不分別」の表示が義務づけられている．分別生産流通管理が行われた非遺伝子組換え農作物を原料とする場合は「遺伝子組換えでない」と表示することができる．分別生産流通管理が行われた特定遺伝子組換え農作物（従来のものと組成や栄養価などが著しく異なる農作物）を原料とする場合は「○○○遺伝子組換え」，特定遺伝子組換え農作物と非遺伝子組換え農作物の両方を原料とする場合は「○○○遺伝子組換えのものを混合」の表示が義務づけられている．なお，大豆油，しょうゆ，コーン油などを原料とする食品で，組換えDNAやそれが産生するタンパク質が食品の加工行程で除去・分解され検出されない場合，表示は不要となる．

に基づいて，それぞれ食品の安全性の確保のために必要な措置を講じることとしている．

また同法は，施策の策定にかかわる基本的な方針として，政府に，① 食品健康影響評価を実施すること（リスク評価），② 評価の結果に基づいた施策を実施すること（リスク管理），③ 施策に関する情報提供や意見交換を促進すること（リスクコミュニケーション），などを求めている．従来の食品安全行政ではリスク評価とリスク管理が分離されず，その両方を厚生労働省や農林水産省が担当してきた．食品安全基本法では両者を明確に分離し，リスク評価を一元的に実施する組織として新たに内閣府に食品安全委員会を設置するとともに，リスク管理は厚生労働省と農林水産省が担当することと定めた．

（2） 食品の安全性確保のためのリスク分析

食品は，生物的（食中毒菌，ウイルス，寄生虫），化学的（自然毒，農薬，添加物，汚染物質），物理的（金属，プラスチック，放射性物質）などの多くの危害要因（ハザード）を含む．これらの摂取により健康影響が発生する確率を数量的に表したものが，リスクである．食品の安全性確保のためのリスク分析（リスクアナリシス）は，食品摂取による危害のリスクを評価し，危害の発生を防

リスク管理における食品衛生に関する規格・基準の策定は消費者庁へ移管

2003(平成15)年に制定された食品安全基本法に基づきリスク分析の手法が導入され，食品安全委員会によるリスク評価を踏まえ，厚生労働省等のリスク管理機関によってリスク管理とリスクコミュニケーションが実施されてきた．消費者庁は食品安全行政の総合調整を担う位置付けにあり，リスク管理における食品衛生に関する規格・基準の策定は2024(令和6)年度4月から消費者庁へ移管されることとなった．

止あるいはリスクを最小限にするためのプロセスである．リスク分析は，リスク評価(リスクアセスメント)，リスク管理(リスクマネージメント)，リスクコミュニケーションの3要素からなる．

リスク評価は，多量なら毒になるが少量なら毒ではないということ，つまり「安全かどうかは食べる量の問題である」という考え方をとっている．その上で，危害要因の摂取によって，どのくらいの確率でどの程度の健康影響が起こりうるのかを科学的に評価する．化学物質のリスク評価では，1日あたり，この量以下であれば一生涯にわたって食べ続けたとしても，健康に何ら影響をもたらさないと見なす一日摂取許容量(ADI)を決定する．

> 一日摂取許容量(ADI)
> 第10章参照．

リスク管理は，リスク評価の結果に基づいて，食品の摂取によるリスク低減のための適切な施策や措置を決定し実施する．食品添加物については，ADIをもとに使用の可否や使用基準を決めたり，農薬であれば，農作物からヒトが食べる量の農薬が一日摂取許容量を超えないように残留基準値を決めたりする．このようにして決まった基準値に基づく監視が行われ，超えなければ合法，超えれば違法となる．

リスクコミュニケーションでは，リスク評価とリスク管理の過程において，すべての関係者(リスク評価者・管理者，消費者，事業者，その他関係者)間で，リスクに関する情報を共有し，相互に意見交換を行う．情報公開による透明性の確保，リスク管理施策への国民の意見の反映などにより社会的な合意形成が行われることが重要となる．

2.7 コーデックス

世界各国は消費者保護などを目的として，独自の食品に関する規制・基準を定めているが，逆にその違いが国際貿易の障壁となっている．そのため，消費者の健康を保護するとともに，食品の公正な貿易を促進する目的で，国連食糧農業機関(FAO)と世界保健機関(WHO)によってFAO/WHO合同食品規格委員会(CAC，Codex Alimentarius Commission．通称コーデックス委員会)が1963(昭和38)年に設立され，食品の国際的な統一規格(コーデックス規格)を策定している．現在180か国以上がコーデックス委員会に加盟しているが，約3分の2は開発途上国である．日本は1966(昭和41)年から加盟している．

コーデックス委員会には，食品添加物，食品汚染物質，食品表示など，食品全般に横断的に適用できる規格基準，実施規範などの検討を行う部会，生鮮果実・野菜部会，魚類・水産製品部会などの食品の個別の規格案について検討を行う部会，アフリカ，アジア，欧州などの地域的な食品の規格や管理などに関する問題の議論や提言などを行う部会がある．

食品添加物，汚染物質，動物用医薬品，農薬，有害微生物の安全性の評価(リスク評価)については，コーデックス委員会とは別に，FAOとWHOが合同で運営する専門家会議(FAO/WHO合同専門家会議)にて行う．FAO/WHO合

同食品添加物専門家委員会(JECFA)では，食品添加物，汚染物質および動物用医薬品の安全性評価を行っている．たとえば，食品添加物については世界的に共通性のあるものも多く，食品添加物の安全性に関する試験データを評価し，食品添加物としての使用を認めてもよいと判断したときは必要に応じて ADI を勧告している．評価は，コーデックス委員会が食品に使用できる食品添加物の種類や量を決める場合，各国が行政的な規制を行うときの指針となっている．FAO/WHO 合同残留農薬専門家会議(JMPR)では，食品に残留する農薬の毒性評価を行い，残留基準の設定を行っている．FAO/WHO 合同微生物学的リスク評価専門家会議(JEMRA)では，有害微生物についてのリスク評価を行う．

2.8 HACCP

(1) HACCP

従来，食品工業では製品の安全確認は種々の規格基準を設定し，最終製品の検査を行うことに依存していた．しかし，食品中の汚染微生物の分布が均一でない場合が多いこと，検査結果の信頼性，結果を得るまでに時間を要するなどの問題があった．そこで，米国では1970年代から最終製品に頼らずに安全を確保することを目的とした食品製造の際の衛生管理システムが開発されてきた．それが危害分析重要管理点(HACCP, Hazard Analysis and Critical Control Point, ハサップ)である．HACCP は 1993（平成 5）年にコーデックス委員会から発表された後，各国で導入されており，現在，日本も含めて義務づけが拡大している．

総合衛生管理製造過程は，HACCP を取り入れた食品衛生管理システムの考え方に基づく食品衛生法上の制度であり，1995（平成 7）年に導入された．システムでは，製造の途上で発生する危害の種類と行程をあらかじめ把握しておき，そこを計画的に監視・管理することによって最終製品の安全を確保する．総合衛生管理製造過程の承認を得た施設では，定められた製造基準などに従う義務が免除される．

(2) HACCP に関する 7 原則，12 手順

HACCP による衛生管理システムには，導入前の 5 つの手順と，危害要因分析と重要管理点の設定を中心とする 7 つの原則が必要となる．これらは HACCP 導入のための 12 の手順といわれる．表 2.2 にその概略を記す．

(3) 一般的衛生管理事項

HACCP による衛生管理においても一般的衛生管理が基礎としてあり，適性製造基準にあった作業環境の衛生を確保することが前提条件となる．一般的衛生管理のプログラムとしては次のようなものがある．① 施設設備の洗浄や殺菌による衛生管理，② 施設設備，機械器具の保守点検，③ 鼠族（ネズミ），昆虫などの衛生害虫の駆除，④ 使用水，排水，廃棄物の衛生管理，⑤ 手洗い施設の衛生管理，⑥ 従業員の衛生教育，衛生管理，⑦ 原材料の受け入れ，食品

HACCP に沿った衛生管理の制度化（2018（平成 30）年の食品衛生法改正等の一部を改正する法律）

原則として，すべての食品等事業者に，一般衛生管理に加え，HACCP に沿った衛生管理の実施を求めた．ただし，規模や業種等を考慮した一定の営業者については，取り扱う食品の特性等に応じた衛生管理とした．

表 2.2 HACCP 導入のための 12 の手順

HACCP 導入前の 5 つの手順

手順 1　HACCP チームの編成
　計画をつくり衛生管理を実施する専門家チームを編成する．

手順 2　製品・原材料の明確化
　製品の名称，種類，原材料，添加物，容器包装など製品の安全管理上の特徴を把握する．これによって，製品の危害分析を実施するための製品の情報を整理する．

手順 3　用途・対象者の確認
　製品は，いつ，だれが，どこでどのようにして食べるのか，それらの使用用途を明確にする．これによって喫食可能日数，保存方法など製品の使用方法を確認する．

手順 4　製造工程図の作成
　原材料の受け入れから製品の出荷までの製造工程図（フローダイアグラム），施設設備の構造などを記載した施設図，機械や器具の性能・作業の手順など，構造上の衛生管理項目を記載した標準作業書（SSOP）を作成する．

手順 5　製造工程図の現場確認
　図面や標準作業書が，作業現場と一致しているか確認する．

HACCP の 7 つの原則

手順 6　原則 1　危害分析
　原材料の生産段階から製品が生産され消費者に届くまでのすべての段階で起こりうる生物的・化学的・物理的危害を明らかにする．原材料の微生物による汚染，添加物の純度，異物混入，器具や容器包装の破損など．

手順 7　原則 2　重要管理点（CCP）の決定
　原則 1 で明らかにされた危害の発生をなくし，発生の可能性を最小限に抑えるために必要な重点管理点（CCP）を決定する．熱処理の温度と時間，冷蔵の温度，pH，塩蔵の食塩濃度など．

手順 8　原則 3　管理基準の設定
　管理基準を設定し，危害が生じないようにする．病原微生物が殺滅される温度と時間，発育してくる冷蔵の温度などの限界．

手順 9　原則 4　管理基準の監視方法の設定
　管理基準が守られているか監視方法を確立しておく．連続記録計による監視（モニタリング）など．

手順 10　原則 5　改善措置の設定
　管理基準が守られなかった場合の改善措置をあらかじめ決めておく．停電など機械のトラブルの場合，製品を廃棄あるいは再加熱で安全を保証して出荷するなど．

手順 11　原則 6　検証方法の設定
　HACCP による衛生管理システムが正しく実施されていることを確認するための検証方法を設定する．定期的な製品の試験検査，モニタリング機器の校正など．

手順 12　原則 7　記録の保管の確立
　HACCP にかかわるすべての手段，記録に関する文書保管システムを確立しておく．一連の製造過程，モニタリング実施状況，改善措置，一般的衛生管理と検証の実施状況の記録の保存など．

などの衛生的取扱い，⑧ 製品の回収手段の設定，⑨ 製品の試験検査に用いる機械器具の保守点検，⑩ 実施方法や記録を文書として作成・保管するなど．

2.9　国際的な食品安全規格 ISO22000

　国際標準化機構（International Organization for Standardization）は ISO と呼ばれる．工業分野での国際規格を定める民間の非営利団体である．ISO により策定された国際規格として環境関係の ISO14000 シリーズなどがある．ISO9000 シリーズは，「企業などにおける品質マネジメントシステム」に関する一連の国際規格であり，顧客の求める製品（サービス）を安定的に供給するため，

設計，製造から検査までの一連の流れにおける品質管理能力の確立，さらにそれを継続的に維持，発展させるために必要な要求事項の標準を規定することにより，これを認証するための規格とされている．

ISO22000 シリーズは，「食品安全マネジメントシステム—フードチェーンに関わる組織に対する要求事項」に関する国際規格であり，HACCP を，ISO9001 をもとにして運用し，安全な食品の生産・製造から流通，販売における必要な要求事項を規定し認証するものである．HACCP は個別の製品ごとに承認される食品製造過程の衛生管理を中心とした安全管理であるのに対して，ISO22000 は経営者や事務など組織全体のマネジメントシステムを対象とする．そのため，認証の範囲は HACCP のように製造・加工業に限らず，農業，流通，小売に至るまで，フードチェーンに直接的，間接的に関わる業種を対象として要求事項を規定することにより認証が可能となる．食品が安全なマネジメントのもとで製造されていることを国際的な基準によって示されることから，食品の輸出入の条件になることがある．

2.10 食中毒の発生状況

（1）食中毒とは

食中毒とは，食品衛生法第 58 条「中毒に関する届出，調査及び報告」で，食品，添加物，器具や包装容器などによって起こる中毒と定義されている．食中毒患者またはその疑いのある者を診断した医師は，直ちに(24 時間以内)最寄りの保健所長に届け出ることになっている．「食中毒患者等届出表」を保健所に提出する場合もある．その後，保健所による調査→原因施設，原因食品，病因物質を特定→営業禁止や停止，原因食品の回収，施設の衛生指導などの対策が取られる．原因が特定されたら，都道府県などを通じて，厚生労働省食中毒被害情報管理室に報告され，全国の状況を集約することになっている（図 2.2）．

（2）食中毒の病因物質

厚生労働省では，図 2.2 のように届け出された情報をもとに，毎年食中毒発生状況や食中毒発生事例をまとめて公表している．食中毒統計資料における食中毒の病因物質を表 2.3 に示した．食中毒は病因物質により大きく，微生物性（細菌性，ウイルス性）食中毒，化学性食中毒，自然毒食中毒に分けられる．

1997（平成 9）年 5 月，食品衛生法施行規則の一部改正により，食中毒統計の病因物質に「小型球形ウイルス」と「その他のウイルス」が追加され，さらに「病原大腸菌」から「腸管出血性大腸菌」を分離した．その後 2003（平成 15）年 8 月，同法施行規則の一部改正により，「小型球形ウイルス」が「ノロウイルス」に名称変更された．1998（平成 10）年 4 月，「感染症の予防及び感染症の患者に対する医療に関する法律（感染症法）」の施行を踏まえ，本法に記載されている病原体について，飲食に起因する健康被害については食中毒としても扱うことを明確にするため，1999（平成 11）年 12 月の食品衛生法施行規則の一部改正により，「コ

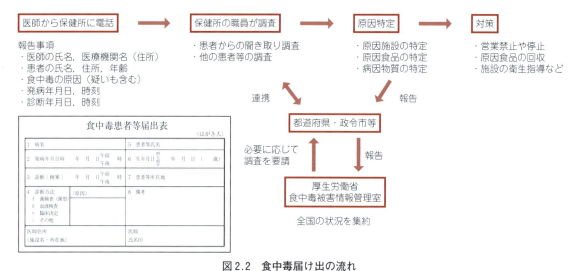

図2.2　食中毒届け出の流れ
厚生労働省,「食中毒を疑ったときには～医師・医療機関向け～」（平成21年3月）をもとに作成.

表2.3　食中毒の病因物質

分類	病因物質
細菌	サルモネラ属菌, ぶどう球菌, ボツリヌス菌, 腸炎ビブリオ, 腸管出血性大腸菌(VT産生), その他の病原大腸菌, ウエルシュ菌, セレウス菌, エルシニア・エンテロコリチカ, カンピロバクター・ジェジュニ／コリ, ナグビブリオ, コレラ菌, 赤痢菌, チフス菌, パラチフスA菌, その他の細菌
ウイルス	ノロウイルス, その他のウイルス
寄生虫	クドア, サルコシスティス, アニサキス, その他の寄生虫
化学物質	メタノール, 重金属, 農薬, 界面活性剤, ヒスタミンなど
自然毒	植物性自然毒, 動物性自然毒
その他	上記以外
不明	病因物質が特定できない場合

レラ菌」,「赤痢菌」,「チフス菌」,「パラチフスA菌」の4菌が病因物質に追加された．さらに，2012(平成24)年12月の同法施行規則の一部改正により,「クドア」,「サルコシスティス」,「アニサキス」,「その他の寄生虫」が追加された．

(3) 食中毒の発生状況

(a) 年次別発生状況

1996(平成8)年以降20年間の食中毒事件数，患者数および死者数を図2.3に示した．事件数は1998年をピークに減少傾向にある．患者数は1996年，1998(平成10)年，2000(平成12)年，2006(平成18)年に非常に多かったが，近年は横ばいの傾向にある．1996年および1998年はサルモネラ属菌，病原大腸菌（腸管出血性大腸菌を含む），腸炎ビブリオなどの細菌性食中毒により，2000年はブドウ球菌および小型球形ウイルス（ノロウイルス），2006年はノロウイルスによる患者が多かった．おもに学校や事業場などの給食を提供する施設や，

2.10 食中毒の発生状況

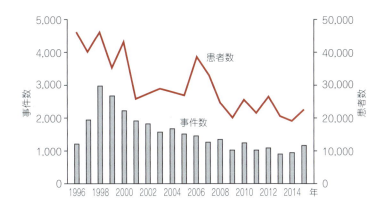

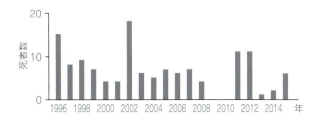

図 2.3　食中毒の年次別発生状況（1996 〜 2015 年）
厚生労働省，「食中毒統計調査」の結果をもとに作成．

旅館，飲食店，仕出屋など大量調理を行う施設での患者数が多い．食中毒による死者数は，医療設備や治療法の進歩により減少している．

（b）季節別発生状況

ⅰ）事件数

　2006（平成 18）年〜 2015（平成 27）年の 10 年間における月別の平均事件数を，図 2.4（左）に示した．気温が上昇し始める 4 月頃から細菌性食中毒が増加し始め，8 月頃にピークとなり，その後は減少する．一方，ウイルス性食中毒は 11 月頃から増加し始め，12 月，1 月にピークとなり，その後減少する．したがって，夏季は細菌が増殖しやすいために細菌性食中毒の件数が多く，冬季はウイルス性食中毒の件数が多い傾向がある．その他の特徴として，自然毒食中毒は秋季に件数が多い傾向があり，内訳をみると植物性自然毒によるものが多い．

ⅱ）患者数

　2006（平成 18）年〜 2015（平成 27）年の 10 年間における月別の平均患者数を，図 2.4（右）に示した．細菌性食中毒では 5 月頃から患者数が増加し始め，7 〜 9 月にピークになり，その後は減少する．7 月および 8 月はサルモネラ属菌，カンピロバクター・ジェジュニ／コリ，ブドウ球菌による患者が多く，9 月はサルモネラ属菌，カンピロバクター・ジェジュニ／コリ，ウエルシュ菌による患者が多い．一方，ウイルス性食中毒は 12 月，1 月に患者数が多く，ノロウイルスによる患者がほとんどを占めている．

（c）病因物質別発生状況

　2006（平成 18）年〜 2015（平成 27）年の 10 年間における病因物質別の事件数

17

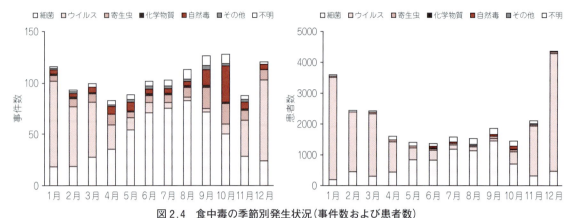

図2.4 食中毒の季節別発生状況(事件数および患者数)
厚生労働省,「食中毒統計調査」の結果をもとに,2006～2015年の10年間の各月の平均を算出して作成.

および患者数を図2.5に示した.事件数については,細菌性食中毒では2009(平成21)年以降減少傾向にあるが,ウイルス性食中毒では増加傾向にある.他の病因物質では,事件数はほぼ横ばいである.患者数については,細菌性食中毒では減少傾向にあるが,ウイルス性食中毒では増減をくり返す傾向にある.他の病因物質はほぼ横ばいである.2015(平成27)年の食中毒発生状況では,事件数ではウイルス,細菌,寄生虫による食中毒の割合が高かった.患者数では,ウイルス性食中毒が約70％を占め,細菌が約25％を占めた(図2.6).

(d) 原因施設別発生状況

2006(平成18)年～2015(平成27)年の10年間における原因施設別事件数を図2.7に示した.「飲食店」での事件数が増加傾向にあり,1位を占めている.「不明」を除くと2位は「家庭」で発生している.「飲食店」では,病因物質として,ウイルス,カンピロバクター・ジェジュニ／コリ,寄生虫が多くを占め,「家庭」では,自然毒,寄生虫で約90％を占めている(図2.8).

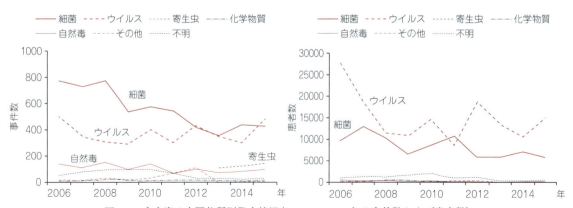

図2.5 食中毒の病因物質別発生状況(2006～2015年の事件数および患者数)
厚生労働省,「食中毒統計調査」の結果をもとに作成.

2.10 食中毒の発生状況

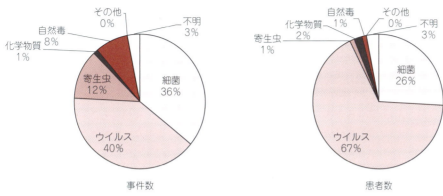

図 2.6 食中毒の病因物質別発生状況 (2015 年事件数および患者数)
厚生労働省, 「食中毒統計調査」の結果をもとに作成.

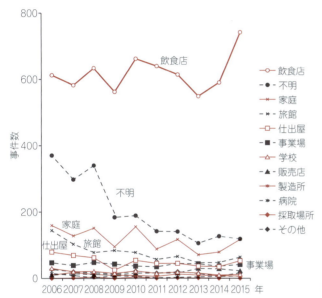

図 2.7 原因施設別事件数 (2006 〜 2015 年)
厚生労働省, 「食中毒統計調査」の結果をもとに作成.

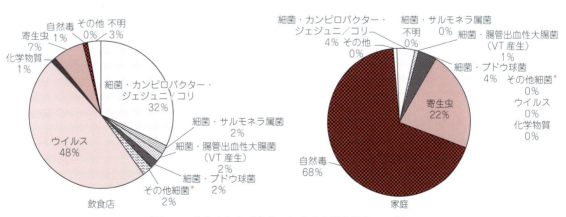

図 2.8 飲食店および家庭における病因物質 (2015 年)
＊その他細菌：サルモネラ属菌, 腸管出血性大腸菌 (VT 産生), ブドウ球菌, カンピロバクター・ジェジュニ / コリ以外の細菌.
厚生労働省, 「食中毒統計調査」の結果をもとに作成.

■出題傾向と対策■
この分野はほぼ毎年出題されている．出題ポイントを整理し，理解しておこう．

練習問題

次の文を読み，正しいものには○，誤っているものには×をつけなさい．

重要 （1）食品衛生法は，国民の健康の増進を図るための措置を講じ，もって国民保健の向上を図ることを目的としている．

重要 （2）食品衛生法では，食品とは医薬品・医薬部外品を含めたすべての飲食物をいう．
重要 （3）食品衛生法では，食品のみでなく，添加物，器具なども規制対象としている．

（4）食品衛生法の規定に基づき，食品や添加物などについての規格基準が厚生労働省告示によって定められている．

重要 （5）国の食品衛生監視員の職務は，おもに食品関係営業施設などの監視や指導を行うことである．

重要 （6）食品衛生管理者は当該施設地の都道府県知事に届け出る必要がある．
重要 （7）食品安全委員会は食品安全基本法に基づき内閣府に設置されている．
重要 （8）食品の安全確保のためのリスク分析におけるリスク評価は，厚生労働省と農水省が行う．

（9）コーデックス委員会は，食品の国際的な統一規格であるコーデックス規格を定めている．

（10）HACCPによる衛生管理システムでは，管理基準が適正に機能しているかを断片的に監視することで安全性を確保する．

（11）ISO 22000 シリーズは，「食品安全マネジメントシステム—フードチェーンに関わる組織に対する要求事項」に関する国際規格である．

（12）食中毒患者またはその疑いのある者を診断した医師は，48 時間以内に最寄りの保健所長に届け出ることになっている．

（13）近年の食中毒の発生事件数は，1998（平成 10）年をピークに減少傾向にある．

重要 （14）夏季は，細菌性食中毒の発生件数が多い．

（15）2006（平成 18）年以降の食中毒の病因物質別発生状況における患者数は，細菌によるものが多い．

重要 （16）家庭での食中毒において，病因物質として最も多いのは，ウイルスである．

3 細菌性食中毒

3.1 細菌の基礎知識
(1) 細菌の大きさ，形態，配列
細菌の大きさはおよそ0.5～10 μmで，光学顕微鏡で観察することができる．形状から，球菌，桿菌，らせん菌に大きく分けられる(表3.1)．

球菌には正円型，ランセット型，ソラマメ型などがある．配列は，菌体が2個ずつ対になる双球状，ブドウの房のような配列であるブドウ状，数珠状に連なる連鎖(レンサ)状，四連球状，八連球状などがある．桿菌は，菌端が丸みを帯びたまたは直角の棒状の形をしている．配列は，個々の菌体がバラバラに存在するものや長軸方向に長く連なった配列(連鎖状)のものもある．らせん菌は，菌の長軸にそって菌体を回転させてらせん状になっており，菌種によって回転数がほぼ決まっている．

(2) 細菌細胞の構造
細菌は，核膜をもたず，ミトコンドリア，小胞体，ゴルジ体など膜に包まれ

表 3.1 細菌の形態

形態	形状	例	
球菌 ●	球状	双球状 ⚭ 肺炎球菌など	連鎖状 ○○○○○ 化膿性連鎖球菌など
		ブドウ状 黄色ブドウ球菌など	
桿菌 ▬	棒状	病原大腸菌，サルモネラ属など ▭ セレウス菌など ▭▭▭	
らせん菌 〜	らせん状	回転数 1回程度 2～3回程度 5回以上	ビブリオ属 カンピロバクター属 ヘリコバクター属 スピリルム スピロヘータ

た細胞小器官ももたない原核細胞である（図3.1）．どの細菌にも共通する細胞の基本構造は，核様体，細胞質，細胞膜，細胞壁，リボソームである．プラスミド，線毛，鞭毛，莢膜はもつ菌ともたない菌がある．

細胞壁，鞭毛および莢膜には抗原性（ヒトや動物の体内で異物と認識される性質）があり，それぞれO抗原，H抗原，K抗原という．これらの抗原には多様性があり，抗血清を用いて血清型別をすることにより細菌をより細かく分類できる

（3）グラム染色

細菌を観察するときには染色をするのが一般的である．細菌の染色法の1つとしてグラム染色があり，この染色法によって細菌は，紫色または青色に染まるグラム陽性菌と赤色に染まるグラム陰性菌に大別される（図3.2）．

> **グラム染色**
> デンマークの細菌学者ハンス・クリスチャン・グラム（Hans Christian Joachim Gram）により考案された細菌の染色法．一般的に次の4つのステップで染色する．
> 1. クリスタルバイオレットなどの塩基性の紫色色素液で細菌を染色．
> 2. ルゴール液（ヨウ素－ヨウ化カリウム溶液）で紫色色素を不溶化．
> 3. アルコールで脱色．この段階でグラム陽性菌は脱色されないが，グラム陰性菌は脱色されるので無色になる．
> 4. サフラニンなどの赤色色素で染色（対比染色）．

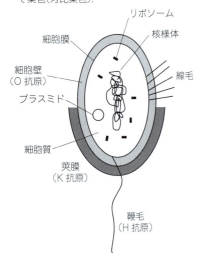

	名称	機能など
共通構造	核様体	線維状の塊となった染色体DNAで核膜に包まれていない
	細胞質	細胞膜で囲まれた部分
	細胞膜	物質の細胞内への輸送 代謝産物の排出 エネルギー産生などの機能をもつ
	細胞壁 （O抗原）	菌体を一定の形に維持する 多糖とペプチドからなるペプチドグリカンを主成分とする グラム陰性菌では，細胞壁の表層にあるリポ多糖が抗原性を示し，O抗原と呼ばれている
	リボソーム	タンパク質合成の場
菌により異なる構造	プラスミド	小さな環状DNA 薬剤耐性，病原因子，代謝酵素などの遺伝子が乗っている
	線毛	直線的な構造をしており，組織の表面に付着するための器官
	鞭毛 （H抗原）	タンパク質からなる運動器官でH抗原と呼ばれている．鞭毛を回転させながら移動している
	莢膜 （K抗原）	細胞壁の外側を包み込み，おもに多糖体でできている．抗原性があり，K抗原と呼ばれている

図3.1　細菌細胞の構造

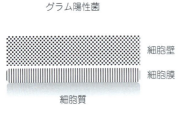

グラム陽性菌の細胞壁は，多糖，タイコ酸，ペプチドグリカン，タンパク質からなる．

グラム陰性菌の細胞壁は，外膜とペプチドグリカンからなる．外膜はリポ多糖，リン脂質，リポタンパク質からなる．

図3.2　グラム陽性菌と陰性菌の細胞壁の違い

平松啓一ほか編，『標準微生物学　第7版』，医学書院（1999），p.65を参考に，著者作成．

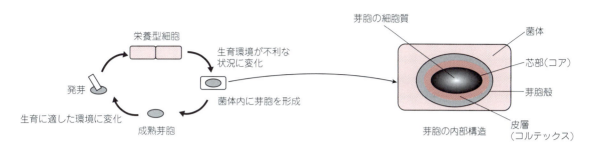

図 3.3　芽胞形成菌の生活環と芽胞の構造芯部(コア)の記入,皮層

グラム染色の染め分けの原理は，細菌の細胞壁の構成成分である**ペプチドグリカン層**の厚さの違いを利用したものである．グラム陽性菌ではペプチドグリカン層が幾層にも結合して約 50〜80 nm の厚さに達するといわれており，グラム陰性菌では 1 層〜数層である．

(4) 芽胞

グラム陽性菌の一部の細菌(バシラス属，クロストリジウム属など)では，生育に不利な環境になると菌体内に芽胞を形成して生命維持をはかる(図 3.3)．**芽胞**は"休眠型(耐久型)"の細胞で，二分裂をして増殖ができる通常の細胞を"栄養型"と呼ぶ．菌体の水分含量を 30% 程度(栄養型細胞は 80% 程度)にして菌体内の成分を凝縮させ，皮層，芽胞殻という 2 種類の厚い層を形成して包み込む．この 2 種類の厚い層によって，乾燥・熱・消毒薬などの薬品に強い抵抗性を示す．

芽胞を完全に死滅させるには，121℃，2 気圧，15〜20 分間の高圧蒸気滅菌が必要となる．なお，芽胞を死滅させる条件が**滅菌**の条件である．芽胞は生育に有利な環境になると発芽して栄養型細胞にもどる．熱，摩耗などの刺激によっても発芽が促される．

(5) 細菌の増殖

(a) 栄養素

食中毒細菌は一般に**従属栄養細菌**(生育に無機物質のほかに有機物質が必要)であり，生育にはグルコースなどの炭素源，アンモニウム塩，亜硝酸塩，硝酸塩などの窒素源，リン，イオウ，ナトリウム，カリウムなどの無機塩類が必要である．食物は細菌にとって重要な栄養素を含んでいる．

(b) 水分

細菌は菌体の 75〜85% が水分であり，細胞内のさまざまな化学反応は水分の存在下で行われるため，細菌の増殖には十分な水分が必要である．なお，微生物が利用する水は食品成分から遊離した自由水である．

食品の保存方法の 1 つとして干物や乾物などを乾燥させることがあるが，乾燥状態では栄養素があっても細菌は増殖することができない．ただし，死滅しているとは限らない．このほか，食品の保存性の向上のために，食塩や砂糖の

ペプチドグリカン

細菌の細胞壁の主要な構成成分で，多糖とペプチドからなる化合物である．N-アセチルムラミン酸と N-アセチルグルコサミンが交互に連なった糖鎖に，3〜4 個のペプチド鎖が結合する．糖鎖を横糸，ペプチド鎖を縦糸に例えると，網目状の層状構造をしている．

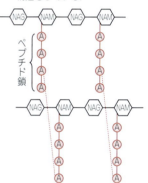

NAG：N-アセチルグルコサミン
NAM：N-アセチルムラミン酸
A：アミノ酸

独立栄養細菌

従属栄養細菌に対して，発育に有機物質を必要とせず無機物質だけで増殖できる細菌をいう．

自由水

第 9 章，水分活性(p.98)を参照．

大量添加を行うことによる，水分の減少（水分活性の低下）を利用した塩蔵法や糖蔵法がある．

（c）温度

細菌の増殖には一定の温度が必要である．細菌の発育・増殖に最も適した温度を至適温度といい，発育・増殖が起こりうる温度域を発育温度域という．食中毒細菌の多くは中温細菌である．

たとえば，大腸菌の至適温度は 35～37℃，発育温度域は 10～42℃といわれている．食品の冷蔵保存は 10℃以下で行うが，細菌の増殖速度が遅くなるだけのことが多く，また −15℃以下の冷凍保存でも増殖が抑えられるだけであり，細菌を死滅させることはできない．一般に 63℃，30 分の低温加熱によって死滅する菌が多い．

（d）水素イオン濃度(pH)

細菌の培養には一定の pH が必要である．細菌の発育・増殖に最も適した pH を至適 pH といい，発育・増殖が可能な pH 域を発育 pH 域という．食中毒細菌の多くは好中性菌であり，中性から弱アルカリ性付近に至適 pH がある．

食品の pH をコントロールすることにより微生物制御を行うことができる．例として，酢漬けは食品の pH を酸性に下げることによって有害微生物の増殖制御を行い，保存性を高める方法である．

（e）酸素

細菌の増殖と酸素の要求性（生育や増殖にどの程度酸素が必要か）から次のように分類できる．

① 好気性菌（偏性好気性菌）

増殖に酸素を必要とする細菌で，呼吸によりエネルギー代謝を行う．真空包装や脱酸素剤を使用することで好気性菌の増殖を抑制できる．

② 嫌気性菌（偏性嫌気性菌）

酸素のない条件下でしか増殖できない細菌で，発酵によりエネルギー代謝を行う．酸素が存在すると細菌は死滅するか増殖が抑制される．真空包装された食品，缶詰・瓶詰でも嫌気性菌は増殖できるので，気をつける必要がある．

③ 通性嫌気性菌（通性菌）

酸素の有無にかかわらず増殖できる細菌で，酸素が存在しないときは発酵により，酸素が存在するときは呼吸によりエネルギー代謝を行う．

④ 微好気性菌

増殖に少しの酸素を必要とし，同時に高濃度の二酸化炭素を必要とする．食中毒細菌の 1 つであるカンピロバクターでは，酸素濃度 5％程度，二酸化炭素濃度 10％程度の条件で培養する．

（f）食塩

食中毒細菌の多くは非好塩性菌であり，上述のように食塩の添加により水分が減少し生育が阻害される．一方で，適度の濃度の食塩下でよく生育する腸炎

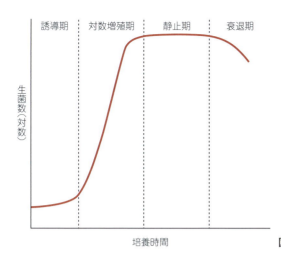

図 3.4　細菌の増殖曲線

ビブリオのような好塩菌や，ある程度の食塩濃度まで添加しないと生育を抑えきれない黄色ブドウ球菌のような耐塩菌もいる．

（g）細菌の分類

細菌はグラム染色性，酸素の要求性，形状，芽胞形成などの性質を使って表現することで，大まかな分類をすることができる．

（例）　グラム陽性・(偏性)嫌気性・芽胞形成・桿菌
　　　　グラム陰性・通性嫌気性・らせん菌　　など

（h）細菌の増殖曲線

細菌を培養するには，細菌の増殖に必要な栄養分を含む"培地"を用いる．試験管やフラスコを用いて液体培地を作成し，細菌を接種して培養したとする．このような閉鎖系での培養では，培養時間と生菌数との間に図 3.4 のようなグラフを描くことができる．これを増殖曲線という．この増殖曲線から，細菌の増殖を次の 4 期に分けることができる．

① 誘導期

細菌を新しい培地に接種後，細菌が増殖しない一定の時期をいう．細菌が新しい環境に適応する時期で，増殖を開始するための準備期間である．

② 対数増殖期

細菌が盛んに二分裂を繰り返して活発に増殖する時期である．生菌数を対数目盛で表すと増殖は直線を示す．菌数が 2 倍になる時間を世代時間という．世代時間は菌種や培養条件によって異なる．培養条件が整えば，大腸菌は 20 分，腸炎ビブリオは 8 ～ 10 分といわれている．

③ 静止期(定常期)

対数増殖期が進むと環境内の栄養分が少なくなり，さらに代謝産物によるpH の低下や老廃物の蓄積により細菌の増殖速度が低下する．二分裂をする菌と死滅する菌が存在し，みかけ上生菌数が一定に保たれる時期である．

血清型

細菌細胞の抗原構造(O 抗原，H 抗原，K 抗原)の違いに基づき，その抗血清に対応した細菌の型のこと．血清型により菌種をさらに細分することができる．

④ 衰退期(死滅期)
死滅する菌が増殖する菌の数を上回り，生菌数が減少する時期である．

3.2　細菌性食中毒：病因物質別食中毒

細菌性食中毒は，表3.2のように大きく感染型食中毒と毒素型食中毒に分類される．感染型食中毒はさらに感染侵入型と感染毒素型(生体内毒素型)に分類される．セレウス菌のように，感染型と毒素型の両方に分類される細菌もある．

（1）サルモネラ属

【細菌学的特徴】

腸内細菌科に属するグラム陰性・通性嫌気性・桿菌で，周毛性の鞭毛をもつ（図3.5）．サルモネラ属は *Salmonella enterica* と *Salmonella bongori* の2菌種であり，*Salmonella enterica* には6つの亜種(*enterica, salamae, arizonae,*

> **サルモネラ属の命名**
> 食中毒の原因となるサルモネラ・エンティリティディスの正式名称は，菌種，亜種，血清型により，*Salmonella enterica* subsp. *enterica* serovar Enteritidis となるが，通常 *Salmonella* Enteritidis と表記されることが多い．なお血清型は最初の文字を大文字にし，イタリック表記しない．

表3.2　細菌性食中毒の分類と原因菌の例

	例
感染型食中毒 食品中で細菌が増殖し，食品とともに細菌を摂取することにより起こる食中毒で，以下の2つの型に分類される	
感染侵入型 腸管に到達した細菌が腸管の細胞に侵入し，細胞障害を起こすことによって起こる食中毒	サルモネラ属菌 カンピロバクター　など
感染毒素型(生体内毒素型) 腸管に到達した細菌が腸管内で毒素を産生し，その毒素により起こる食中毒	腸炎ビブリオ ウエルシュ菌 セレウス菌（下痢型） など
毒素型食中毒(食品内毒素型) 細菌が食品中で毒素を産生し，その毒素を食品とともに摂取することによって起こる食中毒	セレウス菌（嘔吐型） 黄色ブドウ球菌 ボツリヌス菌　など

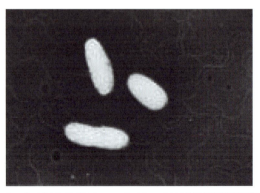

図3.5　サルモネラ(*Salmonella* Enteritidis)の電子顕微鏡写真
国立感染症研究所
https://www.niid.go.jp/niid/jp/kansennohanashi/409-salmonella.html

diarizonae, houtenae, indica)がある．さらに O 抗原と H 抗原の組み合わせ（血清型）により約 2,500 種類以上が報告されている．ヒトに食中毒を起こすのは，おもにサルモネラ・エンテリティディス（*Salmonella* Enteritidis，以下 SE と表記）である．

　サルモネラは動物の腸管に棲息している腸内細菌で，河川，湖などの自然界にも広く分布している．家畜，家禽，ネズミなどが保有し，保有動物の排泄物を介して広く自然環境を汚染している．食肉・鶏卵やその加工食品，乳製品，飲料水などが感染源となる．愛玩動物のミドリガメなどからの感染も報告されている．

　鶏卵のサルモネラ汚染は，おもに SE による．卵殻表面に付着したニワトリの糞便などに存在する SE が卵内部に侵入する場合〔卵上（on egg）汚染〕と，感染鶏の卵巣や卵管に保菌されている SE が卵の形成過程で内部に取り込まれる場合〔卵内（in egg）汚染〕の 2 つの汚染経路がある．

【原因食品と中毒症状】

　サルモネラ食中毒は仕出し弁当や惣菜などの複合調理食品が原因食品となることが最も多く，発生件数に対して患者数が多いのが特徴である．次に鶏卵およびその加工品，菓子類，肉類およびその加工品が原因となる場合が多い．菓子類ではプリン，ティラミス，ババロアなど卵を使用するものが多い．

　中毒は $10^6 \sim 10^7$ 個の生菌を摂取して発症する．潜伏期は 8 〜 72 時間で，激しい腹痛，下痢，嘔吐などの急性胃腸炎が主症状であり，発熱（場合によっては 38 〜 40 ℃）を伴う．水様性下痢を起こし，重症の場合には粘血便がみられることもある．通常は 3 〜 4 日の経過で軽快する．

【食中毒の予防】

・加熱による殺菌：汚染された可能性のある食品（鶏卵，食肉）は中心温度 75 ℃以上，1 分以上，十分に加熱をする．
・食品の低温管理：ほとんどのサルモネラは 7 ℃未満で発育が不可なことから，鶏卵や食肉を低温で保存することは有効な手段であるが，消費期限を守ることが大切である．
・二次汚染の防止：鶏卵や食肉を扱った調理器具，手指は速やかに洗浄する．

（2）カンピロバクター

【細菌学的特徴】

　カンピロバクターは微好気性のグラム陰性らせん菌である．菌体の両端に 1 本ずつ鞭毛をもつ．本菌の発育には微好気条件（酸素濃度：5 〜 10%）が必須で，発育温度域は 34 〜 43 ℃，食塩濃度 0.5 % 前後を至適とした好塩性を有する．また乾燥に弱い．本菌はウシ，ブタ，ニワトリなどの家畜・家禽やイヌ，ネコなどの愛玩動物，野鳥など動物の腸管内に広く常在菌として保菌されている．

　ヒトでは，保菌動物の糞便に汚染された食品を生や加熱不十分で摂取することにより食中毒が起こる．ヒトに食中毒を起こすのはカンピロバクター・ジェ

イカ菓子による食中毒

1999（平成 11）年にイカ菓子による全国規模の食中毒が発生した．このイカ菓子は青森県で加工され，埼玉県の小分け業者を経由して全国各地に配送され販売された．原因菌はサルモネラ・オラニエンブルグ（*Salmonella* Oranienbrug）であった．嘔吐，水様性下痢，発熱，腹痛の症状のほか，重症例として後腹膜膿瘍や化膿性脊椎炎を起こした症例報告があった．

ジュニ (*Campylobacter jejuni*) とカンピロバクター・コリ (*Campylobacter coli*) であるが，両菌の性状がほぼ同じであることから，カンピロバクター・ジェジュニ/コリとして扱われる．ニワトリとウシはおもにカンピロバクター・ジェジュニを，ブタはおもにカンピロバクター・コリを保菌しているといわれている．

【原因食品と中毒症状】

本菌による食中毒は増加傾向にあり，細菌性食中毒では事件数が最も多く，患者数は年間 1,500～2,000 人くらいである．本菌による食中毒のおもな原因食品として，鶏肉およびその加工品や牛レバーがあげられる．加熱不十分な鶏肉，豚肉，牛肉や加熱処理不十分な牛乳，生肉処理後の調理器具から生野菜への二次汚染，飲み水，愛玩動物との接触による感染経路がある．

本菌に感染すると，比較的少ない菌数（数百個程度）でも腸炎を発症する．潜伏期は 2～5 日であり，発熱，倦怠感，頭痛，吐き気，腹痛，腐敗臭を伴う水様性の下痢，ときには粘血便の場合もある．まれに感染後に神経疾患であるギラン・バレー症候群を発症することがある．

【食中毒の予防】

・食肉の十分な加熱：本菌は 65 ℃，1 分の加熱で容易に死滅するため，食肉の加熱の際には 65 ℃以上で数分間，食肉の中心部の色が変わるまで加熱をする．

・二次汚染の防止：生の食肉などを取り扱ったことにより，本菌が他の食品や調理器具へ付着することを防ぐ．調理器具や食器は，熱湯消毒し，乾燥させる．また食肉を触った後は手洗いをする．

・食品の保管：生の食肉と野菜・果物などが接触しないように保管する．

本菌による食中毒は，2006（平成 18）年～2015（平成 27）年の 10 年間で 1 年あたりの事件数の平均が 352 件であり，患者数の平均も 2,213 人と多い．しかし 1 事件あたりの患者数は 6 人程度である．また原因施設が特定された中では飲食店が 9 割以上を占めており，さらに原因施設が不明の事例が非常に多いことが特徴である．

（3）腸炎ビブリオ

【細菌学的特徴】

腸炎ビブリオ（ビブリオ・パラヘモリティカス，*Vibrio parahaemolyticas*）は，ビブリオ科ビブリオ属に属する通性嫌気性・グラム陰性桿菌であり，鞭毛をもつ．菌体がやや湾曲しておりコンマ状の形態をしている（**図 3.6**）．

腸炎ビブリオは，海水と同程度である 3 %程度の食塩濃度を好む好塩菌である．また弱アルカリ性（pH 8～9）の環境を好む．夏になり海水温が上昇すると増殖して魚介類を汚染する．そのため本菌による食中毒は 7～9 月に多発する．栄養や温度などの条件がそろえば増殖速度は大腸菌などと比較すると速く，8～10 分で分裂・増殖する．10 ℃以下の低温では増殖せず，熱にも弱い．

本菌のほとんどの株は易熱性溶血毒（TLH）を産生するが，患者由来株では

ギラン・バレー症候群

カンピロバクターが同症候群を誘発する要因の 1 つとして考えられている．典型的な例では下肢の方から麻痺が起こり，だんだんと上方に向かって麻痺がみられ，歩行困難となる．四肢の運動麻痺のほかに呼吸筋麻痺，脳神経麻痺による顔面神経麻痺，複視，嚥下障害がみられる．運動麻痺のほかに，一過性の高血圧や頻脈，不整脈，多汗，排尿障害などを伴うこともある．予後は良好で，数週間後に回復し始め，機能も回復する．ただし，呼吸麻痺が進行して死亡することも稀でない．

溶血性

赤血球が崩壊してヘモグロビンが血球外に溶出する現象．

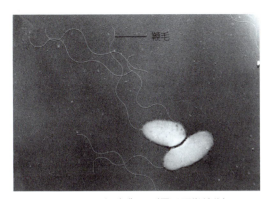

図 3.6　腸炎ビブリオ（電子顕微鏡像）
国立感染症研究所
https://idsc.niid.go.jp/idwr/kansen/k04/k04_10/kansen03-1.jpg

耐熱性溶血毒（TDH）を産生する．下痢の原因となる毒素は TDH と考えられている．また TDH が心臓毒であるため，本菌による食中毒で死者が出ることがある．TDH によって起こる溶血性を示す現象を神奈川現象と呼ぶ．

【原因食品と中毒症状】
本菌に汚染された海産魚介類の生食（刺身や寿司など）や，不十分な加熱調理による食品が原因となる．また，魚介類を下処理したまな板や包丁などからの二次汚染による食中毒もある．過去に発生した中毒事例として，"シラス干し中毒"〔1950（昭和 25）年〕があり，シラスから本菌が分離された．

中毒は 10^6 個以上の生菌を摂取し，6〜24 時間の潜伏期を経て，下痢・腹痛を主症状として発症し，発熱を伴うこともある．水様性下痢を起こし，ときに粘血便になることもある．多くの場合 2〜3 日で回復する．

【食中毒の予防】
- 魚介類の洗浄：腸炎ビブリオは真水に弱いため，魚介類を水道水でよく洗う．
- 温度管理：生鮮魚介類，刺身などは冷蔵庫に入れるなど，低温による温度管理を行う．
- 食品の保管：生鮮魚介類と生野菜や調理した食品とが触れないように，冷蔵保管する．
- 二次汚染の防止：魚専用のまな板を準備するなど調理器具を使い分け，使用後は十分に洗浄と消毒をする．
- pH を下げる調理：腸炎ビブリオは pH 4.5〜5.0 では増殖が阻止され，pH 4.0 以下では死滅するので，魚介類を酢漬けにする．

本菌による食中毒の最近の 20 年間の動向は図 3.7 のように，事件数，患者数ともに 1998（平成 10）年をピークに 1999（平成 11）年以降減少し，2015（平成 27）年では発生件数が 3 件，患者数が 224 人となった．厚生労働省では 2001（平成 13）年に食品衛生法施行規則の一部を改正し，生食用鮮魚介類などについて表示基準，成分規格，加工基準および保存基準を設けた．具体的には魚介類を

神奈川現象
我妻培地という特殊な血液寒天培地上で腸炎ビブリオを培養すると，TLH の産生が抑えられ，TDH のみが産生されてコロニーの周囲に透明な溶血環ができる現象をいう．

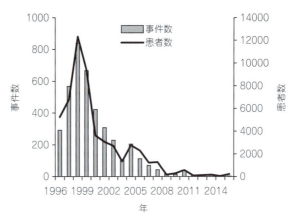

図3.7 腸炎ビブリオ食中毒における事件数と患者数の動向(1996〜2015年)
厚生労働省「食中毒統計」より筆者作成.

洗浄・加工する際は，殺菌海水，人工海水または飲料水を用いる，魚介類の流通・保管時の温度を10℃以下(できれば4℃以下)にする，魚介類中の腸炎ビブリオ汚染の有無および菌数を衛生指標とした成分規格の設定，消費の段階で喫食までの時間を具体的に示すなどの基準を設定した．このような行政の食中毒防止対策によって食品衛生上の改善がなされている．

(4) ウエルシュ菌

【細菌学的特徴】

ウエルシュ菌は発見者であるWilliam Henry Welchにちなんだ通称で，かつてはクロストリジウム・ウェルチ(*Clostridium welchii*)という学名がつけられていたが，現在の学名はクロストリジウム・パーフリンゲンス(*Clostridium perfringens*)である．偏性嫌気性のグラム陽性桿菌で，莢膜を形成する．また，耐熱性の芽胞を形成する．

本菌はヒト，ウシ，ブタ，ニワトリなどの動物の腸管に広く棲息する腸内常在菌であり，土壌や海底の泥中にも広く分布するため，食肉や魚介類の汚染率が高い．腸管毒(エンテロトキシン)を産生し，感染型食中毒のうち，感染毒素型(生体内毒素型)の食中毒を起こす．本菌に汚染された食物中で発芽・増殖した栄養型菌が食品とともに摂取され腸管に到達する．腸管内で栄養型菌が芽胞を形成するときに腸管毒が産生され，菌体が壊れて芽胞が放出されると同時に腸管毒も腸管内に放出される．この毒素により下痢が引き起こされる．

本菌は一般細菌よりも発育温度域が20〜50℃と広く，発育至適温度域も一般細菌より高く43〜47℃である．増殖速度が速く，分裂時間は45℃で約10分といわれている(**表3.3**).

【原因食品と中毒症状】

本菌による食中毒は，カレーやシチューなどの煮込み料理，煮物などの加熱調理品を使った仕出し弁当や給食施設での大量調理食品が原因になることが多

表 3.3 クロストリジウム属細菌による食中毒のまとめ

	ウエルシュ菌	ボツリヌス菌
食中毒の型	感染型(生体内毒素型)	毒素型(食品内毒素型)
毒素	腸管毒(エンテロトキシン)	神経毒(ニューロトキシン)
原因食品	煮込み料理,大量調理食品	缶詰,瓶詰,真空パック食品
菌の特徴	発育至適温度域が高い (43〜47℃) 増殖速度が速い 芽胞形成時に毒素を産生する	神経毒は熱に弱い

い．本菌による食中毒のポイントとして以下のことがあげられる．

- 加熱調理による脱気(酸素が追い出される)により，鍋の底部では嫌気的な状態になり，本菌の生育に好都合な環境になる．
- 芽胞は耐熱性であり，100℃の加熱調理に耐える．
- 芽胞は加熱刺激(ヒートショック)により発芽しやすくなり，栄養型菌体へと変化する．
- 調理後の食品が室温で放置されると，発育至適温度域を徐々に通過することになる．他の細菌と比べ増殖速度が速いことから，調理後の食品が冷める間に菌数は爆発的に増加する．

本菌による食中毒の潜伏期は通常6〜18時間で，喫食後24時間以降に発病することはほとんどない．おもな症状は腹痛と下痢である．下痢の回数は1日1〜3回程度のものが多く，おもに水様便と軟便である．腹部膨満感が生じることもあるが，嘔吐や発熱などの症状はきわめて少なく，症状は一般的に軽くて1〜2日で回復する．

【食中毒の予防】

- 調理後から喫食までの時間を短くする：調理済み食品中での本菌の増殖を防ぐ．
- 調理済み食品の冷却：大量調理や煮込み料理を冷ますときは，発育温度域をなるべく短時間で通過させる．
- 食品の保存温度：10℃以下または50℃以上にする．

本菌による食中毒は，2006(平成18)年〜2015(平成27)年の10年間で事件数の年間平均が14件であるが，患者数の平均は1,728人であり，1事件あたりの患者数が123名と非常に多い．また原因施設は飲食店が4割以上を占めることが特徴である．

(5) 黄色ブドウ球菌

【細菌学的特徴】

ブドウ球菌は，ヒトを取り巻く環境や哺乳動物，鳥類などに広く分布している．とくに健康人の鼻，咽頭，腸管などに分布し，健康人の本菌の保有率は20〜30％であるとされている．ブドウ球菌のうち食中毒の原因となるのは，

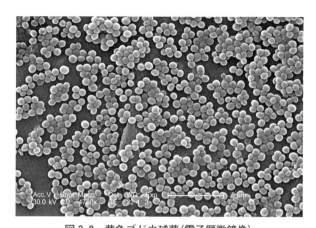

図 3.8 黄色ブドウ球菌(電子顕微鏡像)
Content Providers: CDC/ Janice Carr/ Deepak Mandhalapu, M.H.S.

黄色ブドウ球菌による食中毒事例

2000(平成12)年に,乳業メーカーの加工乳(低脂肪乳など)によって14,780人が吐き気,嘔吐,腹痛,下痢などの症状を起こした大規模な食中毒が発生した.患者が喫食した低脂肪乳から本菌のエンテロトキシンA型が検出され,黄色ブドウ球菌による食中毒と断定された.原因食品である低脂肪乳から菌は検出されなかったが,原料の脱脂粉乳から同じ毒素が検出された.脱脂粉乳の製造工場を調査した結果,工場内で停電事故があり,停電復旧後,脱脂粉乳の加工ラインに残っていた生乳を廃棄せずに製造を続けたことが原因で,クリーム分離工程や濃縮工程に滞留した生乳中で本菌が増殖し,毒素の産生につながったと考えられている.

黄色ブドウ球菌(スタフィロコッカス・アウレウス,*Staphylococcus aureus*)である.黄色ブドウ球菌は,通性嫌気性のグラム陽性球菌である.ブドウの房状の配列を示す(図3.8).高濃度の食塩(7〜10%程度)に耐性(耐塩性)である.食中毒は,本菌が食品中で単純タンパク質の腸管毒(エンテロトキシン:分子量約34,000,A〜Eの5型)を産生し,産生された腸管毒を食品とともに摂取することにより起こる毒素型食中毒である.腸管毒は耐熱性(100℃,30分の加熱でも失活しない)であるため,食品を加熱しても食中毒を防ぐことができない.

【原因食品と中毒症状】

おにぎり,仕出し弁当,和菓子など炭水化物を多く含む食品での食中毒が多い.また本菌による乳房炎を発症したウシから搾乳された牛乳や,それを原料にした乳製品なども原因食品になる.本菌はヒトの化膿巣を形成することから,化膿した手指を介して食品を汚染し,食中毒を起こす場合がある.

潜伏期は1〜3時間で,産生された腸管毒とともに食品を喫食すると,激しい嘔気・嘔吐,腹痛,下痢を伴う急性胃腸炎症状を発する.また腸管毒は嘔吐を促す.一般的には予後は良好で,死亡することはほとんどなく,通常1日か2日間で回復する.

【食中毒の予防】

・調理に携わるときの注意事項
　手指などに切り傷や化膿巣のある人は,食品に直接触れたり,調理をしたりしない.
　手指の洗浄・消毒を十分に行う.
　帽子やマスクを着用する.
・食品の温度管理:食品は10℃以下で保存し,菌が増えるのを防ぐこと.

（6）ボツリヌス菌

【細菌学的特徴】

ボツリヌス菌（クロストリジウム・ボツリヌム, *Clostridium botulinum*）は，偏性嫌気性のグラム陽性の大型桿菌で，周毛性の鞭毛をもつ．また，端在性の芽胞を形成する．土壌，河川，湖沼など自然界に広く分布している．自然界では芽胞の状態で土壌中に存在し，野菜，魚介類，肉類などを汚染する．本菌は食品中でボツリヌス毒素（神経毒，ニューロトキシン）を産生し，食中毒はこの毒素とともに食品を摂取することによって起こる毒素型食中毒である．

産生する毒素の種類によりA～G型菌に分類され，ヒトに食中毒を起こすのはおもにA型，B型，E型，F型の毒素を産生する菌である．日本ではE型毒素産生菌による食中毒が多い．ボツリヌス毒素は単純タンパク質であるため，80℃，20分または100℃，2分の加熱で不活化されるといわれている．また地上最強の生物毒素の1つであり，ヒトにおける最小致死量は0.1～0.5 ng/kg（静脈内投与）と算定されている（表3.3）．

【原因食品と中毒症状】

ソーセージ，くん製，真空パック食品，缶詰，瓶詰など，加工過程で嫌気的な状態になる食品中で芽胞が発芽して栄養型菌になり，ボツリヌス毒素を産生する．過去の食中毒事例では，いずし，輸入キャビア瓶詰，真空パック辛子レンコン，パックされたあずきばっとうが原因食品になった．とくに辛子レンコンを原因とする大規模な中毒〔1984（昭和59）年〕では，患者36人中11人の死者をだした．

潜伏期は数時間～10日（18～36時間が多い）であり，悪心，嘔吐，下痢，便秘，物が二重に見える（複視），瞼が垂れ下がる（眼瞼下垂），光に対する反応が遅れるなどの視神経障害が起こる．ボツリヌス毒素は，腸管で吸収された後，血液，リンパ液を通じて末梢の神経筋接合部に到達する．その後，シナプス終末内に毒素が侵入することから，筋肉の弛緩性麻痺が起こる．弛緩性麻痺が進むと呼吸筋が麻痺し，心停止になることがある．

【食中毒の予防】

- 新鮮な食品の使用と材料の十分な洗浄：魚介類や野菜などの生鮮食品は本菌の芽胞に汚染されている可能性が高いので，新鮮な食品を用いるとともに十分に洗浄する．
- 本菌の増殖を抑制する：真空パック食品，缶詰，瓶詰などは120℃，4分以上の加熱処理がされているか，ハム，ソーセージなどの食品は10℃以下の低温で保存し，「要冷蔵」とはっきりと表示されていなければならない．家庭においては，「要冷蔵」「10℃以下で保存」といった表示のある食品は必ず冷蔵保存する*．
- 食品の容器の形状，臭いに注意：真空パックや缶詰が膨張していたり，食品に異臭（酪酸臭）があるときには絶対に食べない．

ボツリヌス症
ボツリヌス症は食餌性ボツリヌス症，乳児ボツリヌス症，創傷ボツリヌス症，成人腸管定着ボツリヌス症に分類される．

あずきばっとう
岩手県の伝統的な郷土料理．小豆汁にうどんが入っている．

＊真空パック詰食品のボツリヌス食中毒対策
http://www.mhlw.go.jp/seisakunitsuite/bunya/kenkou_iryou/shokuhin/syokuchu/03-4.html

酪酸臭
不快な酸敗臭．

・喫食前の食品の十分な加熱：ボツリヌス毒素は比較的熱に弱いため，食べる直前に十分に加熱をする．

【乳児ボツリヌス症】

生後2週から6か月の乳児で発症する．食中毒（食餌性ボツリヌス症）は毒素の経口摂取によって起こるが，本症は芽胞の経口摂取による．芽胞を経口的に摂取した後，腸管で芽胞が発芽して栄養型菌になって増殖し，ボツリヌス毒素を産生することによる（表3.3）．便秘，全身の筋力が低下して脱力状態となり，哺乳力の低下，長時間眠り続ける，よだれが目立つ，首のすわりが悪くなるなどの症状が出る．

原因食品の1つとしてハチミツがあげられており，1歳未満の乳児にはハチミツを与えないようにする〔1987（昭和62）年厚生省通知〕．1歳を過ぎると腸内細菌叢の形成により発症しなくなる．

（7）セレウス菌

【細菌学的特徴】

セレウス菌（バシラス・セレウス，*Bacillus cereus*）は，通性嫌気性のグラム陽性桿菌で，周毛性の鞭毛をもつ．また，芽胞を形成する．土壌，河川，湖沼，海水など自然界に広く分布しているため，農作物や家畜が汚染される可能性が高い．本菌の芽胞は，100℃，30分の加熱にも耐えることができる．

【原因食品と中毒症状】

セレウス菌による食中毒は，おもな症状により下痢型と嘔吐型に分けられる．下痢型は感染型食中毒，嘔吐型は毒素型食中毒に分類される．それぞれの特徴を表3.4に示した．下痢型の食中毒は欧米に多く，日本では嘔吐型の食中毒が主である．嘔吐毒素（セレウリド）は酸や消化酵素にも強いため，胃酸の影響をほとんど受けない．

下痢型は，食肉製品や野菜，これらを使用したスープなどが原因食品となる．潜伏期は8～16時間で，腹痛，水様性下痢が起こる．ウエルシュ菌の食中毒症状と似ている．

表3.4　セレウス菌食中毒の概要

	下痢型	嘔吐型
食中毒の型	感染型 （生体内毒素型）	毒素型 （食品内毒素型）
毒素	下痢毒素 腸管毒（エンテロトキシン）	嘔吐毒素 （セレウリド）
毒素の本体と特徴	タンパク質 分子量約50,000 熱に弱い （60℃で失活）	環状ペプチド 分子量約5,000 耐熱性 脂溶性
おもな原因食品	食肉製品，野菜	炒飯，スパゲティなど炭水化物を多く含み，油で調理された食品

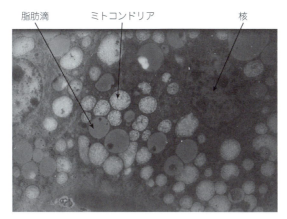

図3.9 セレウリドを腹腔内注射したマウス肝細胞の電子顕微鏡写真
著者提供.

　嘔吐型は，炒飯，スパゲティなど炭水化物を多く含む食品を油で加熱した料理などが原因食品となる．嘔吐毒素（セレウリド）は耐熱性，脂溶性であるため，加熱調理では毒素は失活せず，また毒素が油に溶けて腸管から吸収されやすくなる．潜伏期は0.5～6時間で，悪心，嘔吐がみられ，まれに下痢を伴うことがある．黄色ブドウ球菌の食中毒症状と似ている．

　嘔吐型の食中毒は，まれに急性の肝障害を起こし，死亡することがある．マウスに嘔吐毒素（セレウリド）を腹腔内注射すると，図3.9のように肝細胞内のミトコンドリアの膨張と多数の脂肪滴（空胞変性）が観察され，脂質代謝異常が引き起こされることにより肝障害が起こる．

【食中毒の予防】
・食品の洗浄：本菌が土壌などに分布していることから，食品に付着した土などをよく洗い流すことで菌をある程度除去できる．
・食品の保管：加熱前の下ごしらえ済み食品および加熱後の食品は長時間の放置を避け，冷蔵（10℃以下）で保管する．
・調理後の速やかな喫食．
・炒飯やスパゲティなどを，翌日再調理して食べることは避ける．

（8）病原大腸菌

　大腸菌（エシュリキア・コリ，*Escherichia coli*）は，腸内細菌科大腸菌属に属する通性嫌気性のグラム陰性桿菌で，ヒトや動物の腸管内の常在菌である．水や食品汚染の指標菌として扱われている．大腸菌は現在，O抗原184種類，H抗原53種類の型があるといわれている．病原大腸菌の生化学的性状は非病原性の大腸菌と区別できないため，O抗原とH抗原の特異性で分類している．

　ある特殊な型で，ヒトや動物の組織への定着因子や細胞内への侵入因子，毒素の産生に関係した遺伝子を獲得した結果，下痢を起こすようになったこれらの大腸菌をとくに下痢原性大腸菌と呼んでいる．病原大腸菌は，髄膜炎や尿路

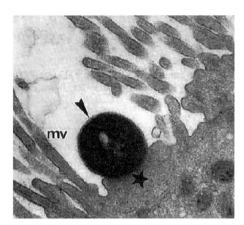

図 3.10　腸管粘膜上皮に付着する腸管病原性大腸菌
腸管上皮細胞の微絨毛(microvilli; mv)が消失し，腸管病原性大腸菌が付着している像がみられる．この付着様式を attaching and effacing adherence(A/E付着)という．
L. R. Trabulsi. ら, *Emerg. Infect. Dis.*, **8**, 503(2002).

感染など腸管以外の部位に感染を起こすものも含めての総称である．
　現在，下痢原性大腸菌は病原性から次の5つに分類されている．

ⅰ) **腸管病原性大腸菌**(*Enteropathogenic Escherichia coli*，EPEC)
　主として小児の腸炎の原因菌であり，サルモネラとよく似た急性胃腸炎を起こす．症状は，発熱，嘔吐，水様性下痢(まれに粘血便)がみられる．**図 3.10** のような特有の定着様式により腸管粘膜上皮に定着し，上皮を障害する．

ⅱ) **腸管組織侵入性大腸菌**(*Enteroinvasive Escherichia coli*，EIEC)
　赤痢菌とよく似た腸炎を起こす．本菌は腸管粘膜上皮細胞に侵入し，細胞内で増殖後，細胞を破壊する．発熱，腹痛，水様性下痢を起こし，粘血便がみられる．赤痢菌より酸に対する抵抗性が弱く，感染には多量の菌を必要とする．

ⅲ) **腸管毒素原性大腸菌**(*Enterotoxigenic Escherichia coli*，ETEC)
　コレラとよく似た下痢症を引き起こす．本菌は易熱性腸管毒(LT)と耐熱性腸管毒(ST)を産生し，LTがコレラ毒素に類似している．旅行者下痢症のおもな病原体として知られているが，稀に食中毒の原因菌になることもある．

ⅳ) **腸管出血性大腸菌**(*Enterohaemorrhagic Escherichia coli*，EHEC)
　強い腹痛と血性下痢を特徴とする症状を示す．本菌はウシにおける保菌率が高く，牛肉や牛乳の汚染やウシの排泄物による農場や河川の汚染により野菜や井戸水などが汚染されることがあり，感染源となる．本菌も EPEC 同様，A/E付着により大腸に定着して増殖する．検出頻度が高い O 抗原の型は O157 であり，ほかに O26，O111，O165 などがある．志賀毒素(Shiga toxin; Stx)［またはベロ毒素(Vero toxin，VT)ともいう］1型および2型を産生する．志賀毒素は，細胞のタンパク質合成を阻害する．毒素の標的器官は大腸，腎臓，脳であるため，出血性大腸炎，溶血性尿毒症症候群(HUS)，急性脳症を引き起こす．
　本菌は 10 ～ 100 程度の少量の菌数で感染が成立するといわれている．潜伏

期は4〜8日である．ヒト-ヒト感染が起こることがあるため，大量調理施設衛生管理マニュアルには「定期的な健康診断及び月に1回以上の検便を受けさせること，検便検査には腸管出血性大腸菌を含めること」と記載されており，調理従事者には定期的な検便が義務づけられている．本菌の検出が認められた場合には，感染症法(3類感染症に分類)に基づき就業制限が課せられ，保菌していないことが確認されるまで業務に従事できない．

近年のわが国での集団感染事例としては，1990(平成2)年の埼玉県浦和市での幼稚園児を中心とした集団下痢症である．感染源は給水源である井戸水であった．1996(平成8)年には大阪府堺市でカイワレ大根，2011年の富山県を中心とした焼肉チェーン店での集団食中毒などがあげられ，2012(平成24)年7月より食品衛生法に基づき牛レバーを生食用として販売・提供することが禁止された．2014(平成26)年には静岡県静岡市で「冷やしキュウリ」による集団食中毒が発生した．

これらの事例のように本菌は食肉，野菜，井戸水など，感染源はさまざまであり，食中毒予防のためには食品は中心温度75℃以上，1分以上の加熱，井戸水は沸騰させて用いるなどの注意が必要である．また，二次感染の拡大を防ぐためには，調理器具，食器などの熱湯消毒，手洗い(流水・石けんで洗う→逆性石けん・消毒用アルコールで消毒)やトイレのドアノブなどの消毒，患者の着衣や食器は漂白剤で洗浄することが必要となる．

ⅴ) 腸管凝集付着性大腸菌(*Enteroaggregative Escherichia coli*, EAggEC)

小児の慢性下痢の原因とされており，水様性下痢，嘔吐，発熱，血便などの症状を引き起こす．細菌が凝集塊となって(自発凝集)腸管上皮細胞に付着する性質をもつ．耐熱性腸管毒を産生することが知られている．

(9) ナグビブリオ

ナグビブリオは，ビブリオ科ビブリオ属に属する通性嫌気性のグラム陰性桿菌で，鞭毛をもち，湾曲した形をしている．コレラ菌(ビブリオ・コレレ，

ナグビブリオ
以前は非O1コレラ菌(non-O1ビブリオ)と称されていたが，1992(平成4)年10月，インド南部でコレラ毒素産生性の新しい血清型O139のナグビブリオによるコレラ様の大流行が起こり，瞬く間にインド全土に広がった．WHO(世界保健機関)ではO1コレラ菌と同様にO139をコレラの病原体として定義した．

抗生物質と薬剤抵抗性

抗生物質とはカビや細菌が産生する物質で，ヒトや動物の細菌感染症の治療薬として，また動物では成長促進剤としても使用されている．近年，抗生物質が効かない細菌が増加してきており「薬剤耐性菌」と呼ばれている．

薬剤耐性遺伝子は細菌の染色体DNAやプラスミド上に存在している．食中毒細菌が抗生物質に耐性をもつと，有効な治療薬がなくなってしまう．薬剤耐性菌は抗生物質が使用される場所(病院，家畜の生産現場，養殖現場)で生じるとされてきたが，広く自然環境(海水，河川水，土壌など)から検出されている．食品では食肉，野菜などから検出され，さらに抗生物質による治療を受けたことがない健康なヒトの糞便中からも薬剤耐性菌が分離されており，ヒトの体内への侵入ルートとして食品が考えられている．

Vibrio cholerae)には200種類以上のO抗原が知られており，ヒトにコレラを起こすのはO1抗原とO139抗原をもつコレラ菌である．O1およびO139抗血清を用いて細菌の凝集反応を行うと，凝集の起こらないコレラ菌がある．そこで，O1またはO139抗血清に凝集が起こらない菌を**非凝集性ビブリオ**〔non-agglutinable Vibrio，ナグ（NAG）ビブリオ〕と呼んでいる．本菌は海水よりも塩分濃度の低い（1～2％程度）下水や河川水が流入する汽水域（河口付近）に生息し，水温が上昇する夏季には増殖が盛んになり魚介類を汚染する．コレラ毒素を産生する場合がある．

本菌による食中毒の原因食品として，刺身などの生食，輸入冷凍魚介類があげられる．コレラ様の水様性下痢，粘血性下痢，嘔吐，腹痛，発熱などの症状がでる．本菌は熱に弱いので，輸入冷凍魚介類を十分に加熱する．また解凍した水からの二次汚染に気をつける．

なお，O1コレラ菌およびO139コレラ菌の中でもコレラ毒素を産生しない株は，食中毒菌として扱われる．

3.3　家庭における衛生管理
（1）細菌性食中毒の予防

食中毒予防の原則として，食中毒菌を「つけない，増やさない，殺す」の3つがあげられている．すなわち，細菌による汚染を防止すること，細菌の増殖を防ぐこと，細菌を死滅させることである．厚生労働省は食品の購入から食するまでの過程で食中毒予防の三原則を実践してもらうため，「家庭でできる食中毒予防6つのポイント」として，図3.11に示したリーフレットと内容の詳細をホームページに掲載し，一般向けに普及啓発を行っている．「食品の購入」，「家庭での保存」，「下準備」，「調理」，「食事」，「残った食品」の6項目に分け，それぞれについてポイントをあげている．その概要を表3.5にまとめた．

（2）洗浄，殺菌
（a）洗浄

洗浄は，対象物に付着した汚れや異物を除去すると同時に農薬や有害微生物を除去でき，食中毒のリスクを減らすための方法の1つである．洗浄は，物理的に菌を除くことから微生物制御の用語では除菌に相当する．

洗浄をする際，洗剤を用いることがある．洗剤は固体表面に付着している汚れを洗浄するために使用される薬剤であり，家庭では合成洗剤，石けん，磨き粉などが使用される．合成洗剤や石けんには界面活性剤が含まれており，細菌の除去や殺菌に関与している．界面活性剤の殺菌メカニズムは明らかになっていないが，界面活性剤と細菌の細胞膜との結合による菌体の破壊，細菌の細胞膜に存在する酵素の不活化，タンパク質の変性作用などが考えられている．

（b）殺菌

殺菌は，物質中または物質に付着している有害微生物を死滅させることであ

家庭でできる食中毒予防6つのポイント
http://www1.mhlw.go.jp/houdou/0903/h0331-1.html

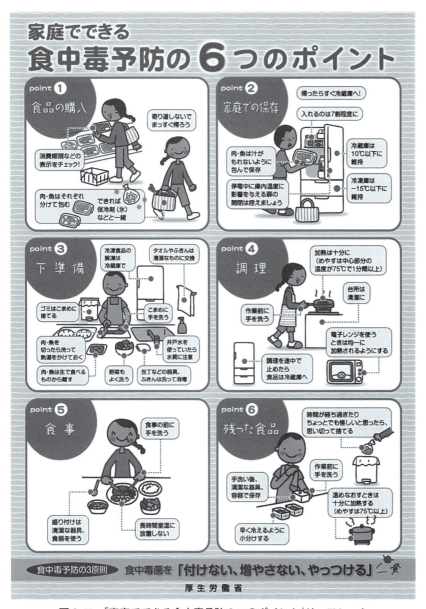

図 3.11　「家庭でできる食中毒予防 6 つのポイント」リーフレット
厚生労働省ホームページ．http://www.mhlw.go.jp/topics/syokuchu/dl/point0709.pdf

り，有害微生物の数を減らすことが目的であるため，無害な微生物が生き残っていてもよい．殺菌は殺菌消毒という言葉があるように消毒と同意である．また滅菌と間違えられることがあるが，滅菌は物質中または物質に付着している微生物を完全に死滅させることである．殺菌には消毒剤を用いる化学的殺菌と紫外線などを用いる物理的殺菌がある．

滅菌

滅菌は，微生物を完全に殺すことであるが，具体的には微生物が生き残っている確率を 100 万分の 1 以下にさせることである．

表3.5　家庭でできる食中毒予防6つのポイントの概要

	概　　要
ポイント1 食品の購入	・消費期限を確認する ・肉や魚などの生鮮食品や冷凍食品は最後に買う ・肉や魚などの汁が他の食品につかないように，分けてビニール袋に入れる ・寄り道をしないで，すぐに帰る
ポイント2 家庭での保存	・冷蔵や冷凍の必要な食品は，もち帰ったらすぐに冷蔵庫や冷凍庫に保管する ・肉や魚はビニール袋や容器に入れ，他の食品に肉汁などがかからないようにする ・肉，魚，卵などを取り扱うときは，取り扱う前と後に必ず手指を洗う ・冷蔵庫は10℃以下，冷凍庫は−15℃以下に保つ ・冷蔵庫や冷凍庫に詰めすぎない
ポイント3 下準備	・調理の前に石けんで丁寧に手を洗う ・野菜などの食品を流水できれいに洗う（カット野菜もよく洗う） ・生肉や魚などの汁が，果物やサラダなど生で食べるものや調理の済んだものにかからないようにする ・生肉や魚，卵を触ったら手を洗う ・包丁やまな板は肉用，魚用，野菜用と別々にそろえて使い分けると安全 ・冷凍食品の解凍には冷蔵庫や電子レンジを利用し，自然解凍は避ける ・冷凍食品は使う分だけを解凍し，冷凍や解凍を繰り返さない ・使用後のふきんやタオルは熱湯で煮沸した後，十分に乾燥させる ・使用後の調理器具は洗った後，熱湯をかけて殺菌する（とくに生肉や魚を切ったまな板や包丁） 　台所用殺菌剤の使用も効果的
ポイント4 調理	・調理の前に手を洗う ・肉や魚は十分に加熱．中心部を75℃で1分間以上の加熱が目安
ポイント5 食事	・食べる前に石けんで手を洗う ・清潔な食器を使う ・作った料理は，長時間，室温に放置しない
ポイント6 残った食品	・残った食品を扱う前にも手を洗う ・清潔な容器に保存する

政府広報オンライン http://www.gov-online.go.jp/featured/201106_02/

ppm (parts per million)
濃度を表すために用いられる単位で百万分率（100万分のいくつ）を表す．たとえば1ppmの場合は百分率に換算すると0.0001％になる．

次亜塩素酸ナトリウムを用いた殺菌
「大量調理施設衛生管理マニュアル」では，別添2「標準作業書」（原材料等の保管管理マニュアル）1，野菜・果物において，200 mg/L（200 ppm）で5分間または100 mg/L（100 ppm）で10分間の次亜塩素酸ナトリウム溶液での殺菌が記載されている．

【化学的殺菌】

① 次亜塩素酸ナトリウム（NaOCl）

家庭用漂白剤として市販されている．次亜塩素酸ナトリウムは水で希釈して50〜200 ppmで使用することが多い．水中で次亜塩素酸HOClまたは次亜塩素酸イオンOCl$^-$となり，殺菌効果はこれらの酸化力による．次亜塩素酸ナトリウムは芽胞には効かないが，栄養型の細菌やウイルスには効果がある．酸との混合によって塩素ガスを発生するため，取り扱いに注意する．

② 過酸化水素（H_2O_2）

過酸化水素自身がもつ酸化力によって殺菌作用を示す．3％水溶液がオキシドールとして市販されている．

③ エタノール（エチルアルコール C_2H_5OH）

70〜80％の水溶液が用いられる．微生物の細胞膜の破壊やタンパク質の凝固による不活化などにより殺菌作用を示す．芽胞やエンベロープをもたないウイルス（例　ノロウイルスなど）には無効とされる．

④ 塩化ベンザルコニウム（逆性石けん）

　日常よく使用する石けん（普通石けん）は水に溶けるとアンモニウム塩を含む部分が陰性に荷電しているが，塩化ベンザルコニウムはこの部分が陽性に荷電しているため，逆性石けんと呼ばれている．微生物のタンパク質を変性させることにより殺菌作用を示す．芽胞には効果がない．手洗いの際，普通石けんと逆性石けんを使用する場合は，普通石けんで汚れなどを除去した後，流水でよく洗い流し，ペーパータオルなどで水気を拭き取った後，逆性石けんを使用する．普通石けんが残っていると電荷を打ち消して殺菌効果がなくなる．

【物理的殺菌】

① 紫外線

　波長が 260 nm 付近の紫外線は核酸に吸収され，主としてピリミジン塩基に作用して二量体を形成し核酸を傷害するため強い殺菌効果がある．調理施設などの空中の微生物の殺菌に用いられる．紫外線ランプから離れるにつれて殺菌効果は低下し，陰になったところは効果がないなどの欠点がある．

② 放射線

　病原細菌，腐敗菌などの生細胞において，放射線の作用によって細胞内の水がイオン化され，その結果フリーラジカルである OH・や H・が発生し，DNA に対して作用することにより細胞死が起こることを利用した殺菌方法である．日本では食品への使用としてジャガイモの発芽防止にのみ使用されており，熱に弱く紫外線で劣化するプラスチック製品の殺菌などにも使用されている．

強酸性電解水
大量調理施設や医療機関で使用されている消毒剤で，0.1％以下の食塩水を電気分解することによって，陽極側に生じる pH 2.2～2.7 の電解水である．次亜塩素酸が主成分であり，殺菌力が強く，安全性も高いが，長期保存ができないことが欠点である．

練 習 問 題

次の文を読み，正しいものには○，誤っているものには×をつけなさい．

(1) 細菌は，核膜をもつ真核生物である．
(2) 芽胞は一部のグラム陰性菌が形成し，熱，紫外線，薬剤に抵抗性をもつ．
(3) 通性嫌気性菌は，酸素があると生育・増殖できない菌である．
(4) 細菌の増殖曲線は，誘導期，対数増殖期，静止期，衰退期の4期に分けられる．
(5) 毒素型食中毒は，食品中で増殖した細菌を食品とともに摂取し，腸管に到達した細菌が毒素を産生することで食中毒になることをいう．
(6) 感染型食中毒を起こす病因物質として，サルモネラや腸炎ビブリオがあげられる．
(7) 毒素型食中毒は感染型食中毒よりも潜伏期は短い．
(8) カンピロバクターによる食中毒のおもな原因食品として，鶏卵があげられる．
(9) カンピロバクターによる食中毒は，細菌性食中毒の中で事件数，患者数ともに上位を占める．
(10) 腸炎ビブリオは，海水に生息するため，真水には弱い性質をもつ．

■出題傾向と対策■
この分野は毎年出題されている．感染型と毒素型の違い，食中毒菌の特徴などを理解しておこう．

重要
重要
重要
重要
重要

(11) ウエルシュ菌は，芽胞を形成するときに腸管毒を産生する．

重要 👉 (12) ウエルシュ菌による食中毒の原因施設の4割は家庭である．

重要 👉 (13) 黄色ブドウ球菌は，100℃，30分の加熱でも死滅しない．

(14) 黄色ブドウ球菌による食中毒の原因食品は，炭水化物を多く含む食品が原因となることが多い．

重要 👉 (15) ボツリヌス菌が産生する毒素は，神経毒である．

(16) ボツリヌス菌による食中毒の原因食品は，カレーなどの煮込み料理である．

重要 👉 (17) セレウス菌の食中毒には下痢型と嘔吐型があり，下痢型は毒素型食中毒，嘔吐型は感染型食中毒に分類される．

(18) セレウス菌の嘔吐型食中毒の原因食品は，炭水化物を多く含み，油で調理されたものが多い．

(19) サルモネラとよく似た急性の胃腸炎を起こす下痢原性大腸菌は，腸管病原性大腸菌である．

重要 👉 (20) 腸管出血性大腸菌が産生する志賀毒素の標的器官は，胃，大腸，脳である．

(21) 「殺菌」と「除菌」は同じ意味で用いられる用語である．

重要 👉 (22) 滅菌とは，対象物に存在する微生物をすべて殺すことである．

(23) 次亜塩素酸ナトリウムは，ウイルスに有効な消毒剤である．

重要 👉 (24) 殺菌効果が高いエタノール濃度は100%である．

(25) 波長が260 nm付近の紫外線は核酸に吸収され，主としてプリン塩基に作用して二量体を形成し核酸を傷害する．

4 食品媒介感染症

4.1 ウイルス性食中毒・感染症
(1) ウイルスの基礎知識
(a) 大きさと特徴

ウイルスは細菌ろ過器を通り抜ける病原体として発見され，その大きさは，直径が20〜300 nmと多彩である．大きさが非常に小さいため光学顕微鏡では観察ができない．ウイルスの基本構造は図4.1に示したように，DNAまたはRNAのどちらか一方の核酸とカプシドと呼ばれるタンパク質でできた殻からなっており，細胞構造をもたず，ミトコンドリア，小胞体，リボソームなどの細胞小器官ももたない．このため，多くの抗生物質が作用する部位（たとえばリボソームや細胞壁など）がないため，抗生物質はウイルスに対しては無効である．

ウイルスのなかにはエンベロープと呼ばれる宿主細胞（ウイルスが感染した細胞）由来の細胞膜を被っているものがある．ウイルスは遺伝情報をもっているが，タンパク質の合成系がないため，生きた細胞の代謝系や合成系を利用して増殖（ウイルスの複製ともいう）を行う．このようにウイルスは生きた細胞の中でしか増殖できず，細胞外では増殖能力がないのが特徴である．

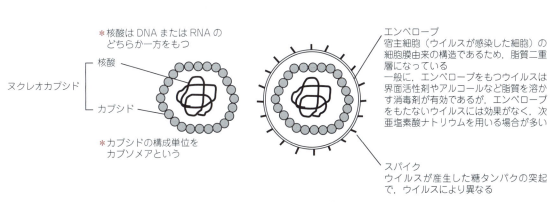

図4.1 ウイルスの基本構造

（b）ウイルスの増殖

ウイルスの増殖過程を図4.2に示した．ウイルスの増殖には以下に示す6つの過程がある．

① 宿主細胞への吸着：宿主細胞の表面にある受容体（レセプター）と結合する．
② 宿主細胞への侵入：エンベロープのないウイルスは，宿主細胞の**エンドサイトーシス**によるウイルスの取り込みにより，エンベロープをもつウイルスは，宿主細胞の細胞膜とエンベロープとの融合により細胞内へ侵入する．
③ 脱殻：宿主細胞内へ侵入したカプシドからウイルス核酸が外に出る．
④ 素材の合成：ウイルス核酸の複製が行われ，この核酸の遺伝情報をもとにカプシドを形成するための構造タンパク質などが産生される．
⑤ 成熟：複製されたウイルス核酸とカプシドなどが組み合わさってウイルスの形になる．
⑥ 放出：ウイルスが宿主細胞の外に出ていく過程である．エンベロープをもたないウイルスは，宿主細胞が崩壊して外に放出される．エンベロープを獲得するウイルスは，宿主細胞を崩壊することなく，出芽によって細胞外へ放出される．

（2）食中毒・食品媒介性感染症を起こすウイルス

（a）ノロウイルス

ノロウイルスはカリシウイルス科ノロウイルス属に属するRNAウイルスで，その粒子はウイルスのなかでも小さく，直径30〜40 nm前後の正20面体でエンベロープをもたない．ヒト以外には感染せず，小腸上皮細胞でのみウイルスの増殖が可能である．患者の糞便1g中には約20億個，嘔吐物1g中に約2,000万個の多量のノロウイルスが含まれているため，ヒトの糞便や吐物が感染源となる．感染力がきわめて強く，10〜100個の少量のウイルスで感染が起こるとされている．

エンドサイトーシス
細胞が異物や養分を細胞内に取り込む現象．取り込む物質によって食作用（ファゴサイトーシス）と飲作用（ピノサイトーシス）に分けられる．

ノロウイルスによる大規模食中毒事例
2014（平成26）年1月14日，浜松市内の小学校等で提供された学校給食によって患者数1,200人を超える大規模食中毒が発生した．原因食品はノロウイルスに汚染された給食用食パンと断定され，病因物質としてノロウイルスが検出された．製パン工場では，食パンをスライスした後，1枚ずつ手にとって異物混入を確認する検品作業を行っていたが，この作業により食パンがウイルスに汚染された可能性が高い．この工場では基本的な衛生対策はとられていたが，従事者の中に不顕性感染者が存在し，トイレのスリッパや作業着からもウイルスが検出された．不顕性感染者が作業に従事することによってウイルス汚染が拡大した結果，食パンも汚染された可能性が考えられている．

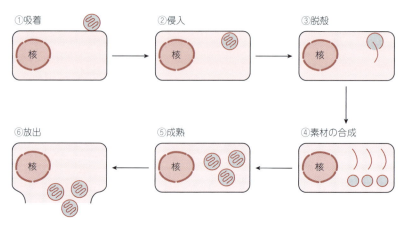

図4.2 ウイルスの増殖過程（エンベロープをもたないウイルスの場合）

4.1 ウイルス性食中毒・感染症

【感染経路，症状】

潜伏期は1～2日で，激しい下痢と嘔吐を主症状とする．このほか吐き気，腹痛，発熱，倦怠感を伴う．2～3日で回復する．

おもな感染経路は，経口感染，接触感染，飛沫感染，空気感染(塵埃感染)である．具体的な感染経路などを表4.1に示した．また感染経路のイメージ図を図4.3に示した．

表4.1 ノロウイルスの感染経路

疾病や法律等	感染経路	具体的な感染経路の例
ヒト→ヒトへの感染 感染性胃腸炎 感染症法 5類感染症	飛沫感染	患者の糞便や嘔吐物の処理中に，飛沫によってウイルスが直接ヒトの体内に入る場合
	経口感染	患者の糞便や嘔吐物の処理中に，ヒトの手にウイルスが付着し，経口的に二次感染が起こる場合
	空気感染 塵埃感染	患者の糞便や嘔吐物が完全に除去されなかったことで，残りが乾燥して空中などを漂い，これを吸い込むことにより感染する場合
	接触感染	患者が用便後などに触れた箇所を介して他の人の手指が汚染されて，感染する場合
食品・水→ヒトへの感染 ウイルス性食中毒 食品衛生法	経口感染	食品取扱者(食品の製造などに従事する者，飲食店における調理従事者，家庭で調理を行う者など)が感染しており，その者を介してウイルスに汚染された食品を食べた場合
	経口感染	ウイルスに汚染された二枚貝を，生あるいは十分に加熱調理をしないで食べた場合
	経口感染	ウイルスに汚染された井戸水や簡易水道を，消毒不十分で摂取した場合

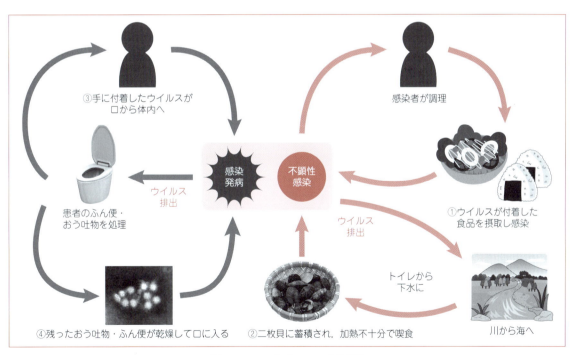

図4.3 ノロウイルスの感染経路
参考：東京都福祉保健局，「防ごう！ ノロウイルス感染」都民向け．
④ノロウイルス(電子顕微鏡像)：埼玉県衛生研究所篠原先生撮影．

45

ノロウイルスの食中毒は，図 4.4 のように 11 月〜3 月の冬季に発生件数が多く，患者数も多い．

ノロウイルスは，カキなどの二枚貝の中腸腺に濃縮される．生カキや加熱不十分なカキなどの二枚貝が中毒の原因食品になりやすい．

【予防】

感染予防のポイントとして，エンベロープをもたないウイルスであるため，界面活性剤やアルコール消毒はほとんど効果がない．ノロウイルスに汚染されている可能性のある調理器具や患者の嘔吐物や糞便による汚染場所では，次亜塩素酸ナトリウム溶液を用いることが推奨されている．

大量調理施設衛生管理マニュアル（厚生労働省）では，ノロウイルスによる食中毒を防止するため，重要管理事項「2. 加熱調理食品の加熱温度管理」に「二枚貝等ノロウイルス汚染のおそれのある食品の場合は 85〜90 ℃で 90 秒間以上加熱する」と記載している．また，「5. その他」の「(4) 調理従事者等の衛生管理」において，調理従事者等の手洗いの励行，体調管理，定期的な健康診断および月 1 回以上の検便検査の受診，必要に応じ 10 月〜3 月の検便にノロウイルスの検査を含めること，下痢や嘔吐などの症状がある調理従事者に関する処置などについて記載されている．

(b) ロタウイルス

ロタウイルスは，レオウイルス科ロタウイルス属に分類され，直径約 70 nm でエンベロープをもたない RNA ウイルスである．50 ℃，30 分間の加熱で感染力が 99 % 減少し，pH 3.0 未満または pH 10.0 以上で感染力が急速に消失するといわれている．10〜100 個のウイルスで感染が成立するとされており，感染力がきわめて高い．

【感染経路，症状】

おもな感染経路は経口感染であり，下痢便や下痢便に汚染された器物を介し

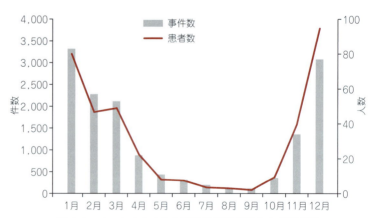

図 4.4 ノロウイルス食中毒の月別事件数および患者数
2006〜2015 年の 10 年間の月別事件数および患者数について月ごとに平均値を算出しグラフ化した．

て，手指から口へと感染する糞口感染である．下痢，嘔吐が主症状であるが，発熱，吐き気，腹痛を伴うことが多い．感冒様の上気道症状を起こす場合もある．下痢便では水様便が多いが，米のとぎ汁様の白色便を排泄することがある．食品媒介性と特定される事例は少ないが，国内の過去の事例では，ちらし寿司，にぎり寿しなどが原因食品として報告されている．

（c）肝炎ウイルス

肝炎ウイルスは，肝細胞を標的細胞として感染し，急性および慢性の肝炎を起こすウイルスの総称である．A〜E型の5種類の肝炎ウイルスがあるが，ここでは経口的に感染するA型とE型肝炎ウイルスについて解説する．

【感染経路，症状】

A型とE型肝炎ウイルスは，食品や水などとともに経口的に感染した後，腸管上皮から血行性に肝臓に達して肝細胞で増殖し，胆管を通って糞便とともに環境中へ排出される．下水を介して河川水，沿岸付近の海水や土壌を汚染する．E型肝炎ウイルスは，ブタ，イノシシ，シカなどの動物からも分離され，人獣(畜)共通感染症(4.3節参照)を起こす．それぞれのウイルスの特徴を表4.2にまとめた．

4.2 3類感染症に分類される食中毒

「感染症の予防及び感染症の患者に対する医療に関する法律」(感染症法)では，感染力や罹患した場合の重篤性などに基づき，感染症を危険性が高い順に1〜5類に分類している．

感染力・重篤度・危険性は高くはないが，特定職業への就業によって集団発生を起こす3類感染症に，腸管出血性大腸菌感染症，コレラ，細菌性赤痢，腸チフス，パラチフスが分類されている．これらはおもに経口感染により発症する．ヒト同士の感染はないが，動物・飲食物などを介してヒトに感染する4類感染症に，E型肝炎，A型肝炎，ボツリヌス症，炭疽，ブルセラ症などがある．国民・医療関係者・機関に情報を提供し，発生や拡大を防止する必要がある5類感染症に，上水道汚染により集団感染を起こすクリプトスポリジウム感染症，アメーバ赤痢などがある．

（1）コレラ

コレラ菌(*Vibrio cholera*)はグラム陰性桿菌で，コンマ状に湾曲した形状をしており，1本の鞭毛をもつ．病原体は血清学的にO1抗原をもつコレラ菌(*V. cholera* O1)とされていたが，最近O139抗原をもつO139ベンガル型コレラ(*V. cholera* O139 Bengal)も知られている．コレラ菌は生物学的性状からアジア型(古典型)とエルトール型に分けられる．アジア型は歴史的に古くから世界的な大流行(パンデミック)を起こしている．日本が鎖国をしていた江戸時代にも，長崎に来航するオランダ船，あるいは米国艦船によってコレラ菌がもち込まれ，多くの患者や死者をだし，"3日コロリ"と恐れられた．現在は，1961(昭和36)

人獣(畜)共通感染症

ヒトの健康問題という視点から「動物由来感染症」という言葉を使う場合もある．動物を宿主とする病原体がヒトに感染して病気を起こす場合をいう．例として，狂犬病，サルモネラ症，オウム病，クリプトコッカス症など多数の感染症が知られている．

Plus One Point

感染症法

感染症法は，1998(平成10)年に従来の「伝染病予防法」，「性病予防法」，「エイズ予防法」の3つの法律を統合して制定され，1999(平成11)年4月に施行された．さらに2007(平成19)年4月「結核予防法」が廃止され，感染症法に統合された．また，「コレラ菌」，「赤痢菌」，「チフス菌」，「パラチフスA菌」は「伝染病予防法」では法定伝染病に指定されていた．この4菌は，感染症法制定後は，感染力，罹患した場合の重篤性などに基づく総合的な観点からみた危険性が高い「2類感染症」に分類されていた．

しかし2006(平成18)年同法の一部改正により，「3類感染症」に分類変更された．

表 4.2 A 型および E 型肝炎ウイルスの特徴

	A 型肝炎ウイルス	E 型肝炎ウイルス
分類	ピコルナウイルス科ヘパトウイルス属	ヘペウイルス科ヘペウイルス属
核酸	RNA	RNA
エンベロープ	なし	なし
ウイルスの不活化	85℃,1分以上の加熱が必要	85℃,1分以上の加熱が必要
特徴	pH 3 でも不活化されず耐酸性 環境中や食品中では増殖できないが,感染力を保ったまま残存する	環境中や食品中では増殖できないが,感染力を保ったまま残存する 人獣共通感染症を起こす
感染源 原因食品	二枚貝,井戸水	ブタ,イノシシ,シカなどの食肉およびレバーの生食または加熱不十分な状態での摂食 ウイルスに汚染された水
感染経路	経口感染,糞口感染	経口感染,糞口感染
潜伏期間	約1か月	12〜50日間(平均6週間)
症状	発熱,嘔吐,黄疸,肝腫大など 幼児期に感染した場合はほとんどが不顕性感染であるが,年齢とともに顕性感染の割合が増加する.発症した場合,加齢とともに重症化(劇症肝炎,死亡)する傾向にある	倦怠感,黄疸,悪心,食欲不振,腹痛,褐色尿など 多くの場合不顕性感染である
予後	一般に予後は良好で慢性化することはない 治癒後に終生免疫が成立する	免疫不全状態の人が感染すると慢性化することがある.妊婦が感染して発症した場合には重症化(劇症肝炎,死亡)する確率が高い 終生免疫が成立するかどうかは不明である
感染症法 予防のポイント	4 類感染症 用便後,調理前や食事前に十分な手洗いと消毒を行う よく加熱した食品を食べる A 型肝炎の常在地域となっている国や地域では,生水を飲まない.また,生水でつくった氷などにも注意する	4 類感染症 用便後,調理前や食事前に十分な手洗いと消毒を行う よく加熱した食品を食べる.野生鳥獣肉は中心温度が75℃で1分間以上加熱して食する E 型肝炎の常在地域となっている国や地域では,生水を飲まない.また非加熱の貝類,自分自身で皮をむかない非調理の果物・野菜を摂らない

年にインドネシアで発生したエルトール型が世界中に広がって,流行を繰り返している第 7 次流行である.

わが国では1970年代後半から集団発生がみられ,1995(平成 7)年に患者・保菌者合わせて296人に達した事例もある.最近は年間10人程度の患者が発生している.患者の多くはコレラ常在地の東南アジアやインドへの海外渡航者であるが,海外渡航歴のない患者もでている.感染症法の改正に伴う検疫法の改正によってコレラが検疫対象疾患から外され,入国者や輸入食品のコレラ菌検査が実施されていないこともあり,熱帯,亜熱帯への旅行者のコレラへの感染,生鮮輸入食品の汚染などに注意を払う必要がある.

【感染経路,症状】

患者や保菌者が発生した場合,糞便や吐物が感染源になり,接触感染もある.早期発見をして,状況に応じて入院させ,感染経路を断つことが重要である.コレラ菌は酸にきわめて弱く胃でほとんど殺菌されるが,残ったコレラ菌は小腸粘膜上皮細胞に定着して増殖し,コレラ毒素を産生する.典型的なコレラの

症状は，1〜5日の潜伏期を経て，米のとぎ汁様の激しい下痢や嘔吐を起こす．発熱はほとんどない．脱水と電解質欠乏により虚脱などの状態に陥るので，治療には補液や点滴が必要となる．アジア型は一般的に重症例が多く，治療が行われずに放置されると約半数は死亡するといわれている．

【予防】

菌は熱に弱いので食品や飲料水を加熱することが大切である．コレラ流行地域では，生水，非加熱食品の摂取は避け，加熱調理食品でも冷めたものを摂らないようにする．

（2）細菌性赤痢

赤痢菌属（*Shigella*）は腸内細菌科に属する非運動性のグラム陰性桿菌で，志賀赤痢菌（*S. dysenteriae*），フレキシナー赤痢菌（*S. flexneri*），ボイド赤痢菌（*S. boydii*），ソンネ赤痢菌（*S. sonnei*）の4群に分けられる．現在の流行菌型は，ソンネ赤痢菌，フレキシナー赤痢菌の順である．

わが国では，ピーク時の1952（昭和27）年には約11万人の患者が発生したが，栄養状態や生活環境の改善とともに減少し，現在では年間1000人以下の患者数になっている．しかし，海外渡航者の増加に伴い，細菌性赤痢に加えてアメーバ赤痢が増加傾向にある．患者の約70％は，おもに東南アジアからの帰国者で輸入感染症である．

【感染経路，症状】

細菌性赤痢の主要な症状は発熱，腹痛，下痢であり，潜伏期は1〜5日である．赤痢菌は大腸上皮細胞に侵入して増殖し，細胞を変性・破壊し，腸管にびらん，潰瘍を形成して，重症の場合膿粘血性（粘液，血液含む）の下痢を起こす．また，しぶり腹（ひんぱんに便意をもよおすが，便はでない）もみられる．志賀赤痢菌によるものは重症になりやすい．菌は強力な毒素（志賀毒素）を産生するが，毒素は腸管出血性大腸菌が産生する1型ベロ毒素と同一のものである．細菌性赤痢は，患者または保菌者の糞便，あるいは汚染された手指，食品，飲料水，食器，トイレのドアノブ，タオルを介して感染する．

【予防】

赤痢菌は熱に弱いので食品や飲料水は加熱する．食品の取り扱い場所を清潔に保つことや，手洗いの励行が大切である．東南アジアなど赤痢常在地では，生水，生ものの飲食を避ける．

（3）腸チフス，パラチフス

腸内細菌科サルモネラ属（*Salmonella*）のチフス菌（*S.* Typhi）は腸チフス，パラチフスA菌（*S.* Paratyphi A）はパラチフスの原因菌で，ヒトにだけ菌血症を特徴とする病気を起こす．

わが国では，腸チフスとパラチフスの患者は昭和20年代に数万人の発生をみたが，それ以降は急速に減少した．現在では年間数十人の患者数である．しかし，患者の約60％は海外での感染で輸入感染症である．アジアやアフリカ

では患者が多数発生している.

【感染経路,症状】

チフス菌は小腸上皮細胞から侵入後増殖し,腸管膜リンパ節を経て肝臓や脾臓に運ばれさらに増殖する.潜伏期は1〜2週間で,血中に多量の菌が放出されて菌血症になる.そのため,38℃以上の高熱が長く続き,脾臓肥大を起こし,胸や腹部に発疹(バラ疹:ピンク色の斑点)がみられる.重症例では菌が腸粘膜に再侵入して腸出血や腸穿孔が起こることがあり,死に至る.完治してもチフス菌の排菌が続き,永続保菌者が存在する場合もあるため,保菌者の排菌状況の監視は重要である.なお,パラチフスは腸チフスより軽症である.

【予防】

チフス菌は保菌者の糞便,尿,血液,発疹部から検出され,感染源となる.感染力が強く接触感染に気をつける.汚染された飲料水や食品によっても感染するので,加熱することが予防に重要である.

> **菌血症と敗血症**
> 細菌が血液に侵入している状態を菌血症といい,細菌の感染によって全身性の炎症が起きている状態を敗血症という.

4.3　人獣(畜)共通感染症

ヒトとそれ以外の脊椎動物の両方に感染または寄生する病原体により生じる感染症を,**人獣(畜)共通感染症**という.病原体は,細菌,ウイルス,寄生虫などさまざまである.獣畜や家禽が病原体をもっている場合,加熱せずに食べてヒトが感染することがある.炭疽,ブルセラ症,結核,リステリア症などは食べ物と関係が深い.病気あるいは病死した動物は食べてはいけない.予防にはと畜場での食肉検査が重要である.

(1) 炭疽

炭疽の病原体は**炭疽菌**(*Bacillus anthracis*)で,グラム陽性の大桿菌である.好気性で芽胞を形成するため抵抗性は非常に強く,土壌汚染した芽胞は長期間生存し,家畜の飼料を汚染する.菌によって,ウシ,ウマ,ヒツジ,ブタ,ウサギが発症する.ヒトは創傷感染,呼吸器感染,経口感染し,皮膚炭疽病,肺炭疽病,腸炭疽病を起こす.食肉を介した腸炭疽は出血性腸炎であり,重症である.

(2) ブルセラ症

ブルセラ症の病原体の**ブルセラ菌**(*Brucella*)は,グラム陰性の球形に近い短桿菌(球桿菌)である.乳牛やブタの流産の原因となるブルセラ菌があり,それらに汚染された乳や肉をヒトが摂取すると感染する.かぜ様の倦怠感,悪寒,全身疼痛などの症状がみられ,発熱をくり返す波状熱を起こす.

(3) 結核

ヒトに結核を起こす結核菌は,**ヒト型結核菌**(*Mycobacterium tuberculosis*),**ウシ型結核菌**(*M. bovis*)などである.食品によって媒介される結核の原因となるのはウシ型結核菌である.罹患したウシは乳汁に排菌しており,未殺菌乳や汚染乳から作った乳製品を摂取することでヒトが感染する.ウシ型結核菌は,

肺以外の臓器を侵すことが多い．結核菌は熱に弱く，70〜80℃の数分加熱で死滅する．わが国では感染乳牛はみられず，市販牛乳は殺菌されているため，ヒトへの感染はほとんどない．

（4）リステリア症

リステリア症を起こすリステリア菌（*Listeria monocytogenes*）は，グラム陽性の通性嫌気性桿菌であり，周毛性の鞭毛をもつ．菌は4℃以下の低温でも増殖し，乾燥にも強い．菌は，ウシ，ブタ，ニワトリなどの家畜，土壌，河川など自然界に広く分布しており，ナチュラルチーズなどの乳製品，生ハムなどの食肉製品，野菜などが汚染される．

ヒトでは妊婦，乳幼児，高齢者など免疫機能が低いもので感染がみられる．感染すると髄膜炎や敗血症を起こす場合もある．妊婦の場合は流産の原因にもなる．わが国では2001（平成13）年に，ナチュラルチーズを原因食品とする集団事例（患者数19人）の1事例のみ確認されている．リステリア菌は熱に弱く，乳製品などの製造方法の基準の63℃，30分の加熱で殺菌できる．

（5）BSE

BSE（Bovine Spongiform Encephalopathy, 牛海綿状脳症，いわゆる狂牛病）はウシの脳症で，脳の組織が海綿状（スポンジ状）に変化し，音への過剰反応，ふらつき，起立不可能，興奮状態をもたらす．BSE発生は1986（昭和61）年に英国で最初に報告され，その後世界に急速に広まった．ヒツジにおいてもかゆみ，ふるえ，運動失調，麻痺などを起こすスクレイピーが古くから知られていた．BSEの原因として，スクレイピーに感染したヒツジの肉骨粉をタンパク源として牛の飼料に添加したためと考えられている．

（a）クロイツフェルト・ヤコブ病，変異型クロイツフェルト・ヤコブ病

ヒトにおいてもBSEと同様の病理所見などがみられるクロイツフェルト・ヤコブ病（CJD, Creutzfeldt-Jakob Disease）があるが，発症の原因は不明である．神経難病の1つで，抑うつ，不安などの精神症状で始まり，進行性認知症，運動失調などを呈し，発症から1〜2年で全身衰弱・呼吸不全・肺炎などで死亡する．ヒトがBSE感染牛を摂取すると，変異型クロイツフェルト・ヤコブ病（vCJD, variant Creutzfeldt-Jakob Disease）に感染する可能性がある．vCJDは，初発症状として，うつ状態，不安，自閉や異常行動などが起こるようになる（運動障害や記憶障害が起こることもある）．1年程度で運動できなくなり，周りに反応せず，完全に無言になる．発病するのは若年者であることが多く，発症して死亡するまでの平均期間は平均18か月である．

（b）異常プリオン

BSEの病原体は異常プリオンと呼ばれるタンパク質で，異常プリオンは正常プリオンの構造が変化した（立体構造が違う）ものである．正常プリオンはいろいろな種類の組織，とくに脳には多量に存在し，異常プリオンと接触すると異常プリオンへ変換され，組織に蓄積される．ウシの頭部（舌・ほほ肉を除く），

脊髄，脊柱（背根神経節を含む），回腸遠位部に異常プリオンが集中して貯まることから，これらを特定危険部位（SRM）と呼び，各国でこの部位の除去を義務づけている．

（c）BSE の発生状況と安全対策

世界では英国を中心に 18 万頭を超えるウシに BSE が発生し，200 人以上に vCJD が発生している．わが国では 2001（平成 13）年に初めて BSE の発生が 1 頭確認され，2009（平成 21）までに 36 頭の発生が報告されている．vCJD 患者の確認は，2005（平成 17）年に英国滞在歴のある 1 人のみである．

2001（平成 13）年に厚生労働省は，生後 12 か月以上のウシの SRM の除去を法令上義務化し，食用として処理されるすべてのウシを対象とした BSE 全頭検査を開始するとともに，BSE 発生国からの牛肉の輸入を禁止する安全対策を講じた．2003（平成 15）年に牛肉トレーサビリティ法（ウシの個体識別のための情報の管理および伝達に関する特別措置法）が施行され，国内牛肉生産・流通の履歴情報が管理・公開され，問題が発生した場合に迅速な対応ができるようになった．ウシの脳や脊髄などの組織を家畜の餌に混ぜないといった規制によって，その後のわが国および海外では BSE の発生が激減した．

わが国の安全対策は段階的に見直され，2015（平成 27）年には，30 か月齢以下であれば扁桃・回腸遠位部以外は食用可とし，BSE 検査対象の月齢を 30 か月齢超へ引き上げ，これまで以上に輸入を再開できる国を拡大した．そして，2017（平成 29）年には，健康牛の BSE 検査を廃止した．安全性の評価を行った食品安全委員会は，見直しを行った場合のリスクの差はあったとしても非常に小さくヒトへの健康影響は無視できるとしている．

> **健康牛の BSE 検査の廃止**
> 健康牛の BSE 検査は廃止したが，24 か月齢以上のウシのうち，生体検査において神経症状が疑われるものおよび全身症状を呈するものについては検査を実施．

4.4 寄生虫症

病気を引き起こす寄生虫は，単細胞性の原虫と多細胞性の蠕虫に分類される．蠕虫はさらに線虫類と扁平動物に分けられ，扁平動物には条虫類と吸虫類が含まれる（図 4.5）．

線虫類は，線状，円柱状で細長い糸のような形態をもち，消化器系，運動系，生殖系器官が備わっている．一方，扁平動物では条虫類はきしめんのような長く扁平な体をもち，多数の体節に分かれている．体節には消化器系などはなく，数千から数十万個の虫卵が詰まっている．吸虫類は吸盤を使って組織や臓器に

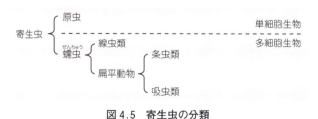

図 4.5 寄生虫の分類

吸着する.

　これら寄生虫の虫卵，完熟幼虫包蔵卵(感染能力をもつ幼虫が入っている卵)，幼虫を経口摂取したり，これらに汚染した水，野菜，肉類，魚介類を摂食することにより感染が成立し，食中毒が発症する．かつては，屎尿肥料により栽培された野菜などを介した回虫の感染率は70〜80％もあった．しかし，化学肥料の使用，屎尿処理施設の完備，社会衛生観念の向上から1970年代には回虫，鞭虫，鉤虫の感染率は1％以下まで激減した．しかし，それと平行して，冷凍技術の発達とグルメブームの高まりにより，それまでは生で食べることができなかった食品が生食されるようになり，それに起因する新しい寄生虫症(アニサキス，肺吸虫，旋尾線虫，旋毛虫，日本海裂頭条虫など)が問題になってきた．また，有機農産物の人気の高まりや発展途上国出身者の増加に伴い，一時は激減した回虫症が再び増加している．このように食品を介する寄生虫症は，食生活や社会環境の変化に応じて復活，新興を果たしており，撲滅されたわけではない．

　寄生虫症を理解するには，寄生虫の性質や生活環に基づく感染経路を把握する必要がある．経口感染の寄生虫を図4.6に示した．以下では，おもに食品を

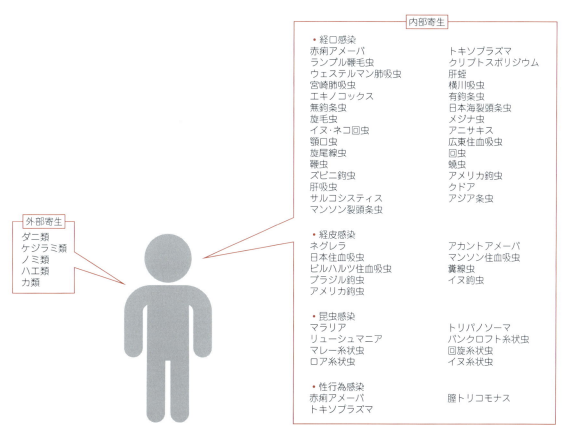

図4.6　寄生虫の感染経路

表 4.3　寄生虫症予防の基本

① 食品は十分に火を通して，生のまま食べない
② 魚介類，生肉は －20℃以下で保存する
③ 生ものは室温で放置しない

介する寄生虫症について解説する．また，寄生虫症の予防の基本を表4.3に示す．

(1) 野菜や水から感染

(a) ヒト回虫 (Ascaris lumbricoides)

ヒト回虫はヒトの小腸に寄生する線虫(体長 15～35 cm)である．1匹の雌は1回に20万～40万個の受精卵を産む．糞便とともに排泄された受精卵は土中で1～2週間で完熟幼虫包蔵卵となる．この包蔵卵が手指あるいは野菜などに付着して，経口的にヒトへ感染する．小腸で孵化した幼虫は腹腔，胸腔を経て肺に移動し，さらに気管支・気管を経て，再度小腸に来て成虫となる．このように成長に伴って身体内を移動することから「回る虫＝回虫」の名が由来した．

【感染経路，症状】

症状は腹痛，下痢などの消化器障害，頭痛，吐き気，めまいなどの神経症状である．成虫が胆囊や膵管，虫様突起などへ入り重篤な症状を起こすことがある．
イヌやネコに寄生するイヌ回虫(Toxocara canis)ならびにネコ回虫(T. cati)の幼虫によっても感染する．

【予防】

成熟卵は約1年間の感染能力をもっており，抵抗性は強いが加熱には弱い．

(b) 鞭虫 (Trichuris trichiura)

鞭虫は細い体前半部を盲腸内の組織に挿入して寄生する線虫である(体長 30～50 mm)．

【感染経路，症状】

感染は完熟幼虫包蔵卵に汚染された食品による経口感染，または虫卵による塵埃感染による．幼児に多く，腸管の組織破壊のため腹痛，下痢，貧血などがみられる．

【予防】

野菜類を加熱して食べることが効果的な予防方法である．

(c) 鉤虫 (Hookworm)

鉤虫は線虫類に属し，アメリカ鉤虫(Necator americanus)とズビニ鉤虫(Ancylostoma duodenale)などが含まれる．

【感染経路，症状】

糞便とともに排泄された虫卵から孵化した幼虫により感染する．成虫はヒトの小腸に寄生し，体長は雌雄ともに約10 mmである．腸粘膜に咬着し吸血するので貧血，めまい，息切れ，食欲減退などの症状が現れる．

4.4 寄生虫症

【予防】

鉤虫は幼虫に汚染した野菜や生野菜を食べることで感染するので，野菜類を加熱して食べるか，よく洗って食べることが効果的な予防方法である．しかし，鉤虫は経皮感染することも知られているので，鉤虫がいる場所を素足でいることは避けるべきである．

（d） 蟯虫（ぎょうちゅう）(*Enterobius vermicularis*)

線虫類に属する寄生虫である．

【感染経路，症状】

成虫（雌2～13 mm）はおもにヒト盲腸に寄生し，就寝中に肛門周囲に移動し，産卵する．このときに蟯虫の動きや虫卵成分により強い搔痒感（そうよう）が引き起こされ，無意識に肛門周囲をかきむしることにより，手指に虫卵が付着する．手指を介して虫卵が口に入ることで自己再感染が引き起こされるとともに，他者への感染原因となる．先進国では乳児・児童とその家族に感染者が多い．このように蟯虫症はヒト－ヒト感染が成立することから，現代でも感染率は必ずしも低下していない．ヒトは蟯虫の固有宿主であることから，蟯虫に感染しても顕著な健康被害が引き起こされることはない．駆虫剤が利用できる．

（e） 肝蛭（かんてつ）(*Fasciola hepatica*)

草食動物（ウシ，ヒツジ，ヤギなど）の胆管に寄生する吸虫である（長径20～35 mm, 短径8～13 mm）．

【感染経路，症状】

排泄された虫卵から成長した有尾幼虫（ミラシジウム）がヒメモノアラガイ（中間宿主）に侵入し，その体内で幼虫（セルカリア）になり，次いで水中へ移行し，水草，木片その他の器物に付着し，被囊幼虫（メタセルカリア）となる．被囊幼虫で汚染された水や野菜（せり，みょうが，パセリ，クレソンなど）の摂取により感染する．また，感染したウシやヒツジの肝臓を生食することなどでも感染する．激しい腹痛，発熱，肝機能障害が現れる．野菜に付着した被囊幼虫（メタセルカリア）は水洗い，あるいは洗剤などで洗っても除去できない．

（f） ランブル鞭毛虫 (*Giardia intestinalis*)

熱帯，亜熱帯域に多く，わが国にも存在する原虫である．海外旅行者が感染する寄生虫症として最も一般的である．

【感染経路，症状】

十二指腸，胆囊，胆管に寄生し，激しい腹痛，下痢を起こす．感染源はシスト（厚い膜に包まれた休眠状態の原虫）で汚染した水や野菜である．

（g） クリプトスポリジウム (*Cryptosporidium parvum*)

原虫に属する寄生虫である．

【感染経路，症状】

ウシ，ウマ，ブタ，ネコなどの小腸で形成されたオーシストが糞便とともに排泄され，糞便によって汚染された水，食品などを介して経口感染する．症状

固有宿主

寄生虫が寄生する生物を宿主（しゅくしゅ）と呼び，とくに寄生虫が最終的に成虫に成育し，有性生殖を行って産卵する宿主を固有宿主（または終宿主）と呼ぶ．寄生虫が宿主に深刻な健康被害を引き起こすと，宿主が死んでしまいかねず，その場合寄生虫も死ぬことになる．したがって，一般に寄生虫は産卵を行う固有宿主にはよく適応しており，固有宿主に顕著な健康被害を及ぼさないことが多い（ただし，そうでない場合も多い）．

は急性の下痢である．

【予防】

汚染食品の摂取を避けることで，とくに生水の摂取は避ける．塩素処理に抵抗性があり，水道水が原因とみられる集団感染が報告されている．原水の浄水化などの対策が急がれている．

（h）サイクロスポラ（*Cyclospora cayetanensis*）

胞子虫類に属する原虫であり世界中に広く分布している．その固有宿主はヒトを含む霊長類だと考えられ，腸管上皮細胞に寄生する．

【感染経路，症状】

糞便とともに排出された未熟なオーシストは自然環境中で成熟し，それが付着した生鮮食品，水を摂取することで感染する．症状は頑固な（1日5〜10回に及ぶ）水様下痢である．米国・カナダでは，グアテマラから輸入されたラズベリーにより数百人の食中毒が引き起こされた事例があった．

【予防】

熱帯・亜熱帯地方では生もの，生水を控え，よく加熱することが予防である．

（i）赤痢アメーバ（*Entamoeba histolytica*）

ヒトを含む霊長類を固有宿主とする原虫である．世界中に分布しているが，感染例の多くは熱帯地方であり，外国で生水を飲んだことによる下痢の多くは赤痢アメーバが原因だと考えられている．

【感染経路，症状】

赤痢アメーバのシストに汚染した水や食品を摂取すると，成熟したアメーバが大腸で増殖し，細胞や赤血球を壊しながら潰瘍を形成する．その結果，赤痢のような粘血便が生じる．また，一部のアメーバは血流に侵入し，肝・肺・脳に腫瘍を形成することもある．

【予防】

赤痢アメーバのシストは乾燥に弱い．水中では煮沸1分以上で死滅するが，水道水の塩素濃度程度では死なない．

（2）魚介類から感染

（a）顎口虫類（*Gnathostoma* spp.）

顎口虫は線虫類に属する寄生虫であり，日本では有棘顎口虫（*G. spinigerum*），ドロレス顎口虫（*G. dorolesi*），日本顎口虫（*G. nipponicum*），剛棘顎口虫（*G. hispidum*）の4種類が存在する．有棘顎口虫は戦時中に中国大陸からライギョに付着して輸入され，おもに関東以南に分布している．

【感染経路，症状】

成虫はネコ，イヌ，ブタ，イノシシ，イタチなどに寄生し，糞便とともに虫卵が排出され，幼虫に発育して，第一中間宿主のケンミジンコ類に寄生する．これが第二中間宿主のライギョ，ナマズ，ヤマメ，ドジョウ，カエル，シラウオなどに食べられた後，筋肉その他の組織内で被嚢幼虫となる．ヒトへの感染

はこれら第二中間宿主を生食することで成立する．感染すると，筋肉または皮下に寄生し，かゆみと痛みを伴ったみみず腫れを起こす．また幼虫は内臓，眼球，脳，肺に移行し，障害（上腹部痛，嘔吐，失明，てんかん様発作，血痰・喀血など）をもたらすことがある．

【予防】

特効的駆虫薬はなく，治療はおもに外科的切除か自然治癒のみである．

（b）アニサキス（*Anisakis*）

線虫類に属する寄生虫である.

【感染経路，症状】

虫卵は海水中で孵化し，第一中間宿主であるオキアミ類に摂取され，オキアミが第二中間宿主である海産魚（ニシン，タラ，サバ，イカなど）に摂取された後，内臓や筋肉中に移動し，成長する（体長 2～3 cm）．これら海産魚類の生食により摂取された幼虫がヒト胃壁や腸壁に寄生し，急激な腹痛，吐き気，嘔吐を起こす．しかし，人体内では成虫とはならない．幼虫はやがて胃壁や腸壁に肉芽腫を残して死滅するが，この肉芽腫は胃がん，胃潰瘍と誤診されることがある．

【予防】

海産魚の生食を避けることである．幼虫は熱処理（60 ℃で 1 分，70 ℃以上で瞬時）あるいは低温処理（－20 ℃以下 24 時間以上）で死滅する．

（c）旋尾線虫（正式な学術名は未命名）

ホタルイカ，スルメイカ，ハタハタ，スケソウダラなどに寄生する線虫類であるが，食中毒の原因として問題になるのはホタルイカである．

【感染経路，症状】

ホタルイカを生食（踊り食い）することで幼虫が体内に入り，腹痛や嘔吐が起きる．また，幼虫が皮膚に移行し，皮下を這い回ることで皮膚にみみず腫れが生じることがある（皮膚爬行症）．

【予防】

旋尾線虫は冷凍には比較的強く，一般家庭にある冷凍庫（－20 ℃）では死滅しない．ホタルイカを生食しないことが予防法である．謎の多い寄生虫であるが，近年ツチクジラを固有宿主としているらしいことがわかった．

（d）肝吸虫（*Clonorchis sinensis*）

肝吸虫は日本，中国，台湾，朝鮮半島などに広く分布している吸虫である．

【感染経路，症状】

第一中間宿主（マメタニシ）に摂取された虫卵は孵化した後，有尾幼虫（セルカリア）まで発育する．水中に遊出した有尾幼虫（セルカリア）は第二中間宿主であるコイ科魚類（モツゴ，タナゴ，モロコ，ウグイ，コイ，フナなど）に経皮感染し，筋肉内で被嚢幼虫（メタセルカリア）となる．これら淡水魚の生食により感染する．少数寄生の場合は無症状であるが，濃厚寄生の場合は腹部膨満感，

食欲不振，下痢，胆管周囲炎症，肝臓肥大，肝硬変を起こす．

【予防】

感染防止には淡水魚の生食（刺身，あらい，ぬたなど）を避けること，マメタニシの駆除が有効である．

（e）横川吸虫（*Metagonimus yokogawai*）

吸虫類に属する寄生虫であり，わが国全土に分布している．

【感染経路，症状】

第一中間宿主であるカワニナ（貝）を経て，第二中間宿主のアユ，フナ，モロコなどの淡水魚内で被嚢幼虫（メタセルカリア）となる．これらの魚の生食により感染する．感染すれば一般に腹痛や下痢を起こす．

【予防】

感染予防は淡水魚の生食を避けることである．

（f）ウェステルマン肺吸虫（*Paragonimus westermanii*）

【感染経路，症状】

ウェステルマン肺吸虫の幼虫は第二中間宿主であるモクズガニ，サワガニ，アメリカザリガニのエラや筋肉に寄生しており，これらを生食することでヒトに感染する．自覚症状は感染初期の成虫の移行に伴う腹痛，胸部異常感，軽い胸痛や咳であり，1cm近くの虫体が肺実質に虫囊をつくって寄生するため，喀痰を排出したり，X線撮影で肺結核と間違われたりすることがある．虫体が脳内に移行した場合，てんかん様発作あるいは脳腫瘍様症状，半身麻痺，失明，言語障害などを起こす．

【予防】

モクズガニを生食しないこと，モクズガニを調理した手指や調理器具を十分に洗うことが予防法である．また，イノシシはモクズガニやサワガニを餌にすることからウェステルマン肺吸虫に感染していることがあるので，イノシシ肉の生食は避けるべきである．

（g）宮崎肺吸虫（*Paragonimus miyazakii*）

【感染経路，症状】

宮崎肺吸虫の第一中間宿主はアキヨシホラアナミジンニナ（貝）で，第二中間宿主がサワガニである．これらサワガニを生食したり，サワガニを食したイノシシ肉を生食することで感染する．感染した幼若虫は肺に移動し，気胸を起こしたり，浸出液が胸腔にたまって呼吸困難を起こす．

【予防】

予防法は淡水産カニ類を生食しないことである．

（h）日本海裂頭条虫（*Diphyllobothrium nihonkaiense*）

日本海裂頭条虫は，条虫類に属する大型の寄生虫で長さは10mに達することもある．いわゆるサナダムシである．

【感染経路，症状】

　第一中間宿主はケンミジンコ，第二中間宿主はサケ，ニジマス，ベニマスである．第二中間宿主を経由してヒト体内に取り込まれた幼虫は小腸で成虫となり，数年間産卵を続ける．感染すると悪心，食欲不振，腹痛，下痢などの消化器障害がみられるが，深刻な健康被害を引き起こすことはなく，千切れた成虫の片節（条虫の体節）が肛門から排泄されるまで感染に気がつかないケースもある．

【予防】

　幼虫は高温や低温に弱いので，サケ，マスの生食を避け，十分に加熱することで予防できる．

（i）クドア（*Kudoa septempunctata*）

　クドアは魚類に寄生する原虫である．魚介類の筋肉をゼリー状にしてしまい，商品価値を低下させる原因として従来から知られていたが，食中毒の原因としては考えられていなかった．しかし，近年ヒラメに寄生する *Kudoa septempunctata* による食中毒が報告され，新興寄生虫症として認められるようになった．

【感染経路，症状】

　K. septempunctata に高濃度に感染したヒラメを生食することで感染し，喫食後数時間後に下痢や嘔吐が起こる．1〜2日以内には症状は治まり，予後は良好である．

【予防】

　ヒラメの生食を避けることが予防法である．

（3）獣肉から感染

（a）旋毛虫（*Trichinella spiralis*）

　線虫類に属する寄生虫である．

【感染経路，症状】

　旋毛虫症（トリヒナ症）は世界的には豚肉からの感染が多いが，わが国ではクマ肉の生食による発症がほとんどである．ブタ，クマなどの筋肉内に存在する幼虫を摂取すると，幼虫は腸管内で成虫となり多数の幼虫を産出する．幼虫は腸壁に侵入し，血管またはリンパ管を通って全身の横紋筋に移行し，筋肉内で被嚢する．幼虫の体内移動（幼虫移行症）に伴い，筋肉痛や発熱浮腫が起こる．幼虫被嚢時に衰弱，貧血，心臓衰弱を起こして死亡することがある．

【予防】

　豚肉，クマ肉を生食しないことである．また，加熱（55℃以上30〜35分），冷凍（−15℃，20日間）で幼虫を死滅させることができる．

（b）有鉤条虫（*Taenia solium*）

　条虫類に属する寄生虫である．

【感染経路，症状】

虫卵はブタに摂取され，孵化して，筋肉内で大豆大の有鉤囊虫となる．豚肉とともに摂食された囊虫はヒトの小腸内で体長2～3m，体節数800～900の成虫となり，腹痛，下痢などの消化器障害を起こす．虫体の体節(片節)が腸内で切断され，肛門周囲に現れて這い回ることがある．少数感染では一般的に無症状である．しかし，囊虫ではなく，虫卵を摂取した場合(虫卵が付着した野菜などの経口摂取など)は危険である．人体内で孵化した囊虫は，筋肉，皮下組織，脳，心筋，肝臓などに移行し，そこで囊虫が形成される(有鉤囊虫症)．とくに心筋や脳に囊虫ができると，心臓障害やてんかん様発作が起きる．

【予防】

囊虫に感染しても有効な化学療法は存在しないことから，豚肉の生食を避け，加熱することが最も重要である．

　　（c）無鉤条虫(*Taenia saginata*)

条虫類に属する寄生虫である．

【感染経路，症状】

虫卵はウシに摂取されると腸壁を破って血行とともに筋肉内に入り，無鉤囊虫となる．牛肉の生食によってヒト体内に取り込まれた無鉤囊虫は小腸上部に寄生して成虫(体長4～5m，幅1.5～2cm，体節数約1,200)となり，腹痛，消化不良，食欲異常などの消化器障害をもたらす．虫体の一部が切断されて，睡眠あるいは歩行中，肛門周囲に出てくることがある．

【予防】

牛肉は十分に加熱し，生食しないことである．

　　（d）マンソン裂頭条虫(*Spirometra erinaceiuropaei*)

条虫類に属する寄生虫である．

【感染経路，症状】

成虫(体長60cm～1m)は，イヌ，ネコを最終宿主とする．第一中間宿主はケンミジンコ，第二中間宿主はヘビ，カエル，ニワトリである．ヒトは第二中間宿主を生食することで感染する．感染後，皮下組織に無痛の局限性の腫瘤を形成する(マンソン孤虫症)．眼部や心臓内に寄生すれば，失明や心臓障害などが起こる．

【予防】

ヘビやカエルを生食しないことである．

　　（e）アジア条虫(*Taenia asiatica*)

条虫類に属する寄生虫であり，わが国では最近報告されるようになった新興寄生虫症を引き起こす．

【感染経路，症状】

幼虫はブタの肝臓に寄生しており，この肝臓を生食(レバ刺し)，または加熱不十分な調理により感染する．感染しても，寄生虫の片節(体節)が排泄される

ことによる精神的な不快感・不安感，軽微な下痢以外は顕著な症状を引き起こすことはなく，このことからヒトはアジア条虫の最終宿主とされている．

【予防】

ブタ肝臓の生食は避け，よく焼いて食べることが予防法である．

（f）トキソプラズマ（*Toxoplasma gondii*）

トキソプラズマはネコ科動物に寄生する原虫である．

【感染経路，症状】

腸管内で形成されたオーシストは糞便とともに排泄され，これを摂食したブタ，ウシ，ヤギ，ヒツジ肉を生食することで感染する．また，ペットのネコを介した感染も報告されており，ネコ糞便中のオーシストが付着した手指，塵埃，食品を介して経口感染が成立する．不顕性感染者が多いが，妊婦が感染した場合，胎児に脳水腫，小頭症，精神・身体発達障害などを起こすことがある．

【予防】

獣肉の生食を避けること，ネコの排泄物を衛生的に処理することである．

（g）サルコシスティス（住肉胞子虫）（*Sarcocystis* spp.）

ウシ，ブタ，ウマ，ヒツジなどの草食動物の筋肉に寄生する原虫類であり，馬肉に寄生する *Sarcocystis fayeri* による食中毒が報告された新興寄生虫症の一つである．

【感染経路，症状】

これら肉類の生食（馬刺し，牛刺し）や加熱不十分な調理により感染し，感染後数時間から1日程度で下痢，腹痛，嘔吐，倦怠感などの症状が現れる．

【予防】

化学療法による治療法は確立されておらず，対症療法を施しながら自然寛解を待つことが現状である．

練 習 問 題

次の文を読み，正しいものには○，誤っているものには×をつけなさい．

(1) ウイルスの基本的な構造は，核酸とカプシドからなり，細胞構造をもたない．
(2) ウイルスは，宿主細胞への吸着→侵入→脱殻→複製→素材の合成→成熟→放出という流れで増殖する．
(3) ノロウイルスは，二枚貝の体内で増殖できる．
(4) エンベロープをもたないウイルスには，アルコール消毒が有効である．
(5) A型肝炎ウイルスを不活化するためには，食品の中心温度が75℃，1分間以上の加熱が必要である．
(6) E型肝炎ウイルスは，妊婦が感染し発症すると，劇症化する確率が高くなる．
(7) コレラはコレラウイルスの感染によって起こる．

■出題傾向と対策■
ノロウイルスの特徴を理解しておこう．

■出題傾向と対策■
人獣共通感染症の出題は少ないが，牛海綿状脳症（BSE）を中心にまとめておこう．

重要

■出題傾向と対策■
冷凍技術，輸送手段の発達により，新しい寄生虫（アニサキス，旋毛虫，クドア，サルコシスティスなど）による食中毒が報告されるようになった．とくに，アニサキスは近年マスコミで盛んに取り上げられており，これらをしっかり整理，把握しておく必要がある．

（8）赤痢の潜伏期は黄色ブドウ球菌食中毒より長い．
（9）腸チフスの症状は高熱を伴う．
（10）炭疽は感染動物との接触によっても感染する．
（11）ブルセラ症は感染動物由来の乳などの摂取によって感染する．
（12）結核に罹患した牛は，牛型結核菌を乳汁に排菌しているため，未殺菌乳の摂取によって感染する．
（13）リステリア症はリステリア菌に汚染されたチーズなどが原因となる．
（14）牛海綿状脳症（BSE）感染牛からヒトへの感染はない．
（15）原虫類は，多細胞からなる寄生虫である．
（16）条虫類には，生殖系のほかに消化器系，筋肉系が備わっている．
（17）人糞を肥料に用いた有機野菜にはヒト回虫感染の危険性がある．
（18）先進国の衛生状態が改善したため，蟯虫症は激減した．
（19）−20℃で1〜2時間処理すれば，アニサキスは死滅させることができる．
（20）アニサキスは，線虫類に属する寄生虫である．
（21）食中毒を防ぐには野生獣肉（ジビエ）を生食することは避けるべきであるが，家畜肉を生食することは問題はない．
（22）サナダムシ（日本海裂頭条虫）の感染を防ぐには，サケ，マスの生食は避けることが重要である．
（23）−20℃で死滅しない寄生虫が存在する．

5 動物性自然毒食中毒：魚介類の毒

海に囲まれた日本では，タンパク源として魚介類を摂取しており，食生活が大きく変化している現代においても，魚介類は穀類および肉類，乳製品とならんで主要なタンパク源である．したがって，魚介類による食中毒は，食品衛生上重要課題の1つといえる．

ここでは，わが国で発生したおもな魚介類の毒（図5.1）による食中毒を紹介し，その特性や中毒症状，生物の毒化メカニズムなどについて紹介する．

5.1 フグ中毒

フグは，縄文時代の貝塚から骨が多数出土するなど，数千年以上前から食べられていたようである．江戸時代には，フグに関係する川柳や俳句が頻繁に詠われ，庶民の間に普及していたことがうかがえる．

(1) フグ毒，テトロドトキシン

フグ毒である<u>テトロドトキシン</u>(tetrodotoxin，<u>TTX</u>)（図5.1）は，卵巣および肝臓に高濃度に蓄積しており，それ以外の部位にも分布していることが知られている．フグの種類と危険部位との関係を**表5.1**に示す．フグの毒性には，著しい季節差および個体差があるという特徴がある．フグが最も毒性をもつ時期は，抱卵期（12月から6月）であることが知られている．また，すべてのフグが毒化しているわけではなく，産卵期においても毒化していない個体もあるなど，実に幅広い個体差がある．

TTXは弱塩基性物質である．また，水ならびにすべての有機溶媒に不溶であり，酸性の水には可溶である．しかし，フグ組織からは容易に水で抽出できる．TTXの化学的な安定性については，熱に対して中性あるいは有機酸酸性でかなり安定であるが，アルカリ性溶液中ではきわめて速やかに，塩酸酸性下ではしだいに消失する．

TTXによる中毒症状は，摂取した量によって多少時間は前後するが，一般的に次のような経過をたどる．食後20分から6時間で発症し，唇や舌のしびれに始まり，手足のしびれが続く．しびれはしだいに麻痺に変わり，感覚麻痺，

> **Plus One Point**
> フグを詠んだ俳句
>
> あら何ともなきや
> きのふは過ぎて ふくと汁
> （松尾芭蕉）
>
> 河豚食わぬ 奴には 見せな
> 不二（富士）の山
> （小林一茶）

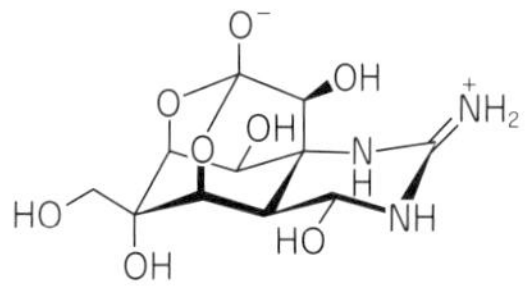

5章■動物性自然毒食中毒：魚介類の毒

テトロドトキシン

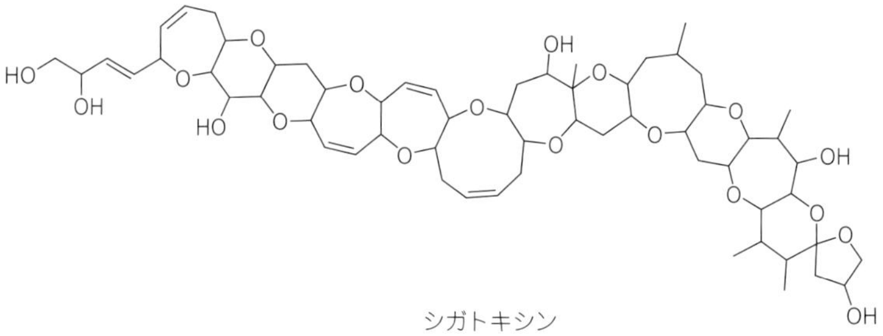

シガトキシン

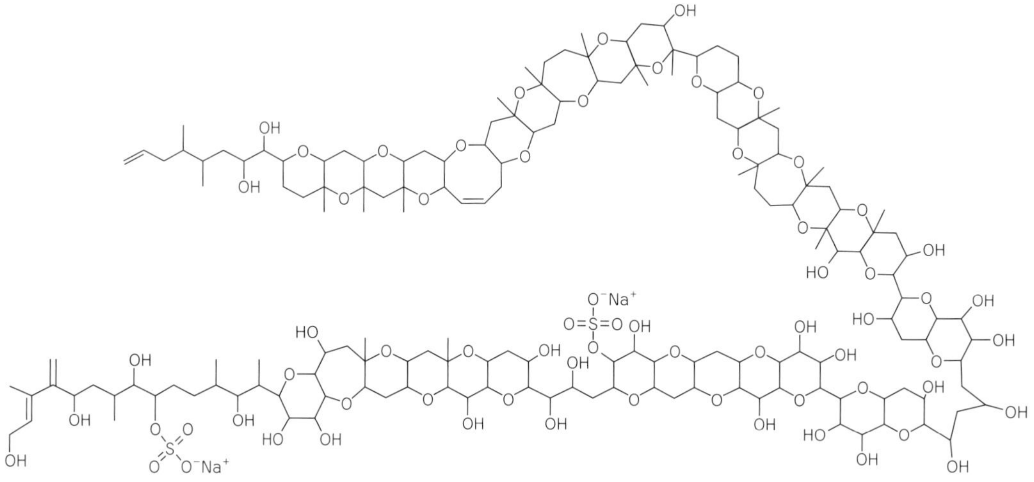

マイトトキシン

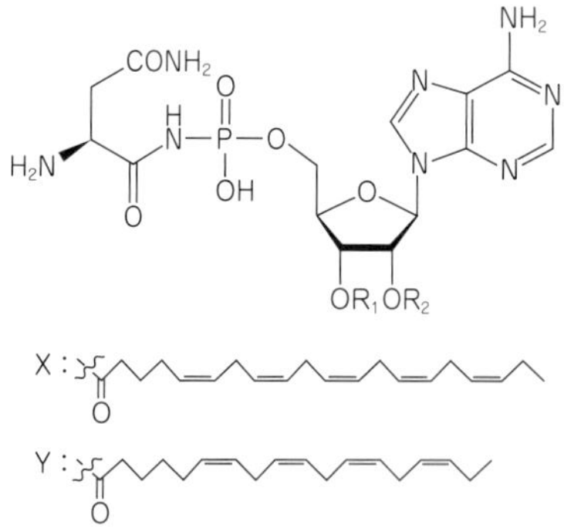

ジノグネリン

A : R₁=X, R₂=H　B : R₁=H, R₂=X
C : R₁=Y, R₂=H　D : R₁=H, R₂=Y

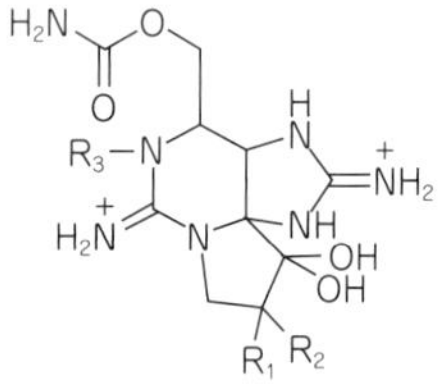

	R₁	R₂	R₃
サキシトキシン	H	H	H
ゴニオトキシン-1	H	OSO₃⁻	OH
ゴニオトキシン-2	H	OSO₃⁻	H
ゴニオトキシン-3	OSO₃⁻	H	H
ゴニオトキシン-4	OSO₃⁻	H	OH

図5.1　魚介類の毒

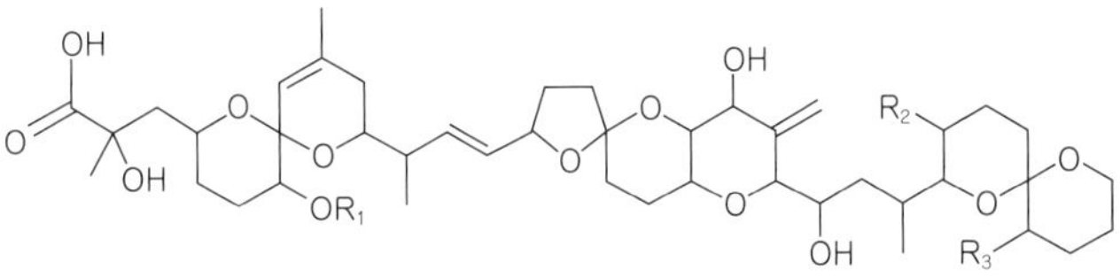

5.1 フグ中毒

	R_1	R_2	R_3
オカダ酸	H	CH_3	H
ジノフィシストキシン-1	H	CH_3	CH_3
ジノフィシストキシン-2	H	H	CH_3
ジノフィシストキシン-3	アシル基	CH_3	CH_3

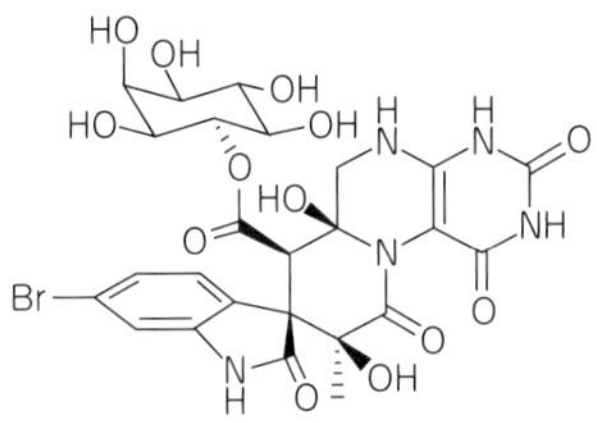

スルガトキシン

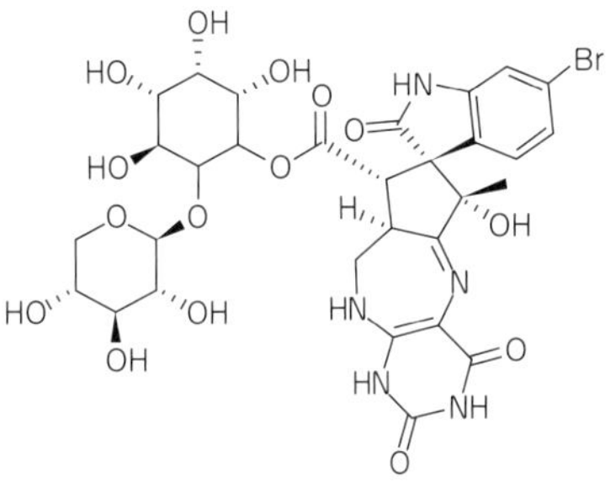

ネオスルガトキシン

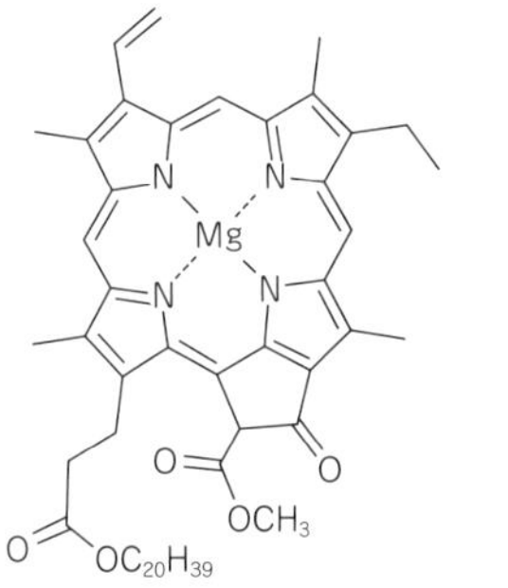

クロロフィル α

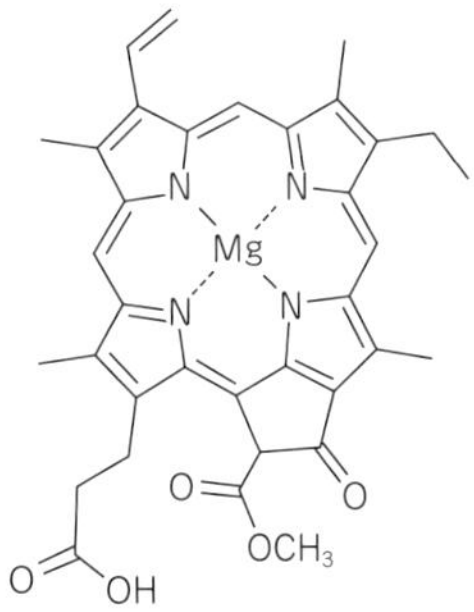

クロロフィリド α

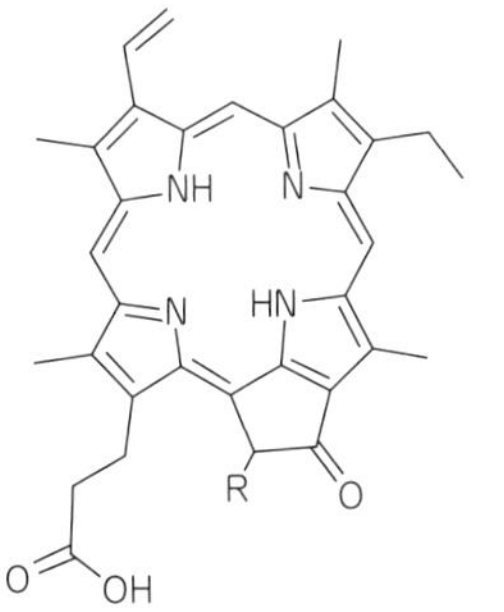

ピロフェオホルバイド α R=H
フェオホルバイド α   R=$COOCH_3$

表5.1 日本産フグの毒力表

科名	種類	卵巣	精巣	肝臓	皮	腸	肉	血液
マフグ	クサフグ	●	○	●	◎	●	○	
	コモンフグ	●	◎	●	◎	◎	○	
	ヒガンフグ	●	○	●	◎	◎	×	×
	ショウサイフグ	●	×	●	◎	◎	○	
	マフグ	●	×	●	◎	◎	×	
	メフグ	●	×	◎	◎	◎	×	
	アカメフグ	◎	○	◎	◎	○	×	×
	トラフグ	◎	×	◎	×	◎	×	×
	シマフグ	◎	×	◎	×	○	×	
	ゴマフグ	◎	×	◎	○	×	×	
	カナフグ	×	×	◎	×	×	×	
	サバフグ	×	×	×	×	×	×	
	カワフグ	×	×	×	×	×	×	
	キタマクラ	×		○	◎	○	×	
ハリセンボン	ハリセンボン	×		×	×	×	×	
	イシガキフグ	×		×	×	×	×	
ハコフグ	ハコフグ	×	×	×	×	×	×	
	ウミスズメ	×	×	×	×	×	×	
	イトマキフグ	×	×	×	×	×	×	

すべて最強の毒力を示す．● 猛毒 10 g 以下で致死的．◎ 強毒 10 g 以下では致命的でない．○ 弱毒 100 g 以下では致命的でない．× 無毒 1000 g 以下では致命的でない．
谷 巖，日本産フグの中毒学的研究，帝国図書社(1945)，p.31〜35．

嚥下(えんげ)困難，言語障害，血圧降下が起こる．骨格筋が完全に麻痺し"全身綿のようになる"といわれる状態になる．呼吸困難になり，最終的に死に至る．この麻痺は，TTXが神経の興奮にかかわるナトリウムチャネル（細胞内へのナトリウムの流入）を阻害し，脱分極が妨げられ興奮伝達が抑制されることに起因する．

フグの毒化に関して非常に興味深いのは，外界から隔離した環境で飼育したフグはフグ毒をもたないということである．したがって，フグ毒はフグが産生するのではなく，外部起源であり，現在のところ，海洋細菌の *Vibrio* 属および *Alteromonas* 属がTTXを産生し食物連鎖を介してフグに蓄積しているものと考えられている．事実，TTXはフグに固有の毒でなく，ツムギハゼ，ヒョウモンダコ，スベスベマンジュウガニなどの海洋生物や陸生のある種のイモリ，カエルからも発見されている．

（2）フグ中毒の予防

フグ毒は化学的にきわめて安定であるため，調理によって無毒化できないことからフグの危険部位を喫食しないことが最大の予防策である．フグ毒の有無を素人が判断するのはきわめて危険である．たとえば，高級食材であるトラフグ（図5.2）の皮は無毒であるが，容易に致死量に達する種類のフグもいる（表5.1）．したがって，フグの調理師の免許や資格（都道府県条令に基づいて認定）

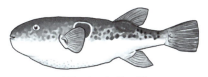

図 5.2　トラフグ

をもつものが責任をもって調理し，また，危険部位を厳重に管理・破棄することが肝要である．

毒の強さは，<u>マウスユニット</u>(mouse unit)で表される．ヒトでの最小致死量は 10,000 MU と推定されている．

5.2　シガテラ中毒

<u>シガテラ</u>(ciguatera)は，熱帯および亜熱帯地域のサンゴ礁の周りに生息する毒魚によって生じる死亡率の低い食中毒の総称とされている．わが国でも沖縄や鹿児島で散発する．現在では，主要な毒成分である<u>シガトキシン</u>(ciguatoxin)およびその関連毒(<u>マイトトキシン</u>，maitotoxin)など(図 5.1)によって起こる食中毒を含めて称される．

シガテラを引き起こすおもな魚には，<u>オニカマス</u>(<u>ドクカマス</u>)，<u>バラハタ</u>，<u>バラフエダイ</u>(図 5.3)などがあり，普通は無毒とされる魚が毒化する．毒性にはフグ毒同様に著しい部位差，個体差，地域差ならびに年変化があるといわれている．部位差については，筋肉よりも内臓(とくに肝臓)に多く，精巣にも分

マウスユニット
1 MU＝体重 20 g 前後のマウスに腹腔内投与し，30 分で死亡させる毒量．
フグ毒では 30 分，麻痺性貝毒では 15 分，下痢性貝毒では 24 時間で死亡させる毒の量．p.70, 71 も参照．

フグ毒の化学構造決定の歴史

わが国のフグ毒研究は，明治初期のころから始まった．最初の研究は，毒成分のフグ体内分布および実験動物に対する毒作用の解析が中心であった．フグ毒の化学的研究を最初に始めたのは田原良純博士(日本初の薬学博士)であった．1909(明治 42)年に田原は，フグの卵巣から純度 0.2 ％程度の粗毒を抽出し，マフグ科の学名(*tetraodontidae*)にちなんでテトロドトキシン(tetrodotoxin)と命名した．

その後，さまざまな研究が実施されたが，田原の発表からおよそ 40 年後の 1950(昭和 25)年，横尾がトラフグの卵巣から最初の結晶を単離・精製した．その後，津田ら〔1952(昭和 27)年〕および荒川ら〔1956(昭和 31)年〕，平田ら〔1956(昭和 31)年〕が相次いで単離に成功した．異なる種類のフグからまったく同一構造の結晶が単離されたことから，フグの種類によって毒に違いはないということが明らかとなった．

化学構造研究は，TTX が特異な構造をしていたため難航したが，津田〔1967(昭和 42)年〕および Woodward〔1964(昭和 39)年〕，平田〔1964(昭和 39)年〕の各グループが X 線結晶解析により TTX の構造を明らかとした．その後，岸ら〔1970(昭和 45)年〕によってフグ毒の完全合成に成功したのは，田原の発表からおよそ 60 年後のことである．

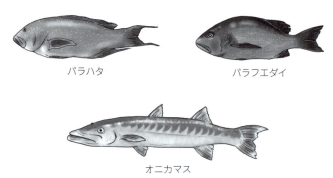

図5.3 シガテラを引き起こす魚

布している.

中毒症状としては，摂取後12時間以内に発症する場合が多い．回復は一般的に遅く，数週間から数か月かかることもある．下痢および嘔吐などの胃腸障害のほか，シガトキシンの特徴的な症状には四肢や口周辺の感覚異常（ドライアイスセンセーション）がある．この温度感覚異常は，シガトキシンによるナトリウムチャネルの活性化（過剰な神経の興奮）に起因する．一方，マイトトキシンは，低濃度で心筋の収縮力を増強する．これは，心筋のカルシウムチャネルの活性化に起因するとされている．

シガテラ毒魚が毒化していく原因については，ラン藻や石灰藻に付着した有毒渦鞭毛藻（プランクトン）が毒を産生し，これを食べた草食魚がまず毒化する．次いで，毒化した草食魚を捕食した肉食魚に高濃度の毒が蓄積するという，食物連鎖説が有力である.

5.3 魚の特異的成分による中毒
（1）イシナギの肝臓摂取によるビタミンAの過剰摂取

イシナギ（図5.4）のほか，サメおよびマグロなどの大型魚の肝臓を摂取すると，頭痛および皮膚の剥離を伴う特有の食中毒が発生する．これらの魚の肝臓には，ビタミンAが著しく高濃度含有されていること，および皮膚剥離という特徴的な症状がビタミンA過剰症の急性症状に酷似していることから，本中毒はビタミンA過剰症と考えられるに至った．

中毒症状は，摂取後30分から12時間で現れ，発病率は高い．激しい頭痛，嘔吐，発熱，顔面浮腫が起こり，2日目には最も特徴的な皮膚の落屑が現れる．1960（昭和35）年にイシナギの肝臓の食用が禁止された.

（2）ナガズカの卵巣摂取

ナガズカ（図5.4）は北海道が主要な産地であり，おもに肉が練りもの製品に使用されている．道内では，卵巣に毒性があることがよく知られていたため食

ドライアイスセンセーション
ドライアイスに触った感覚．冷たいものを飲んだり触れたりすると，電気ショックのような刺激を受ける症状.

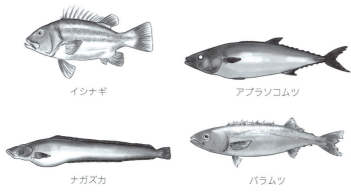

図 5.4　特異的な成分によって中毒を起こす魚

中毒は稀であったが，本州に出荷されるのに伴い，中毒が発生した．

おもな中毒症状は，成熟卵を食べると嘔吐，腹痛，下痢などの胃腸障害を起こすことだが，死亡することはない．原因物質としては，ジノグネリン(dinogunellin)(図 5.1)というアデノシン部分を有する特殊なリン脂質であることが報告されている．

（3）深海魚の筋肉摂取

沖縄など太平洋岸の深海に棲息するアブラソコムツおよびバラムツ(図 5.4)は，クロタチカマス科に属し，摂取することにより下痢を引き起こす．これらの魚の筋肉には，ヒトが代謝できない脂質成分のワックスエステル(ワックス)が高濃度に含まれており，これを摂取すると下痢症状を呈する．

1970(昭和 45)年にバラムツ，1981(昭和 56)年にアブラソコムツが食用禁止になったが，バラムツは，海外では white tuna(白マグロ)という名称で流通しているケースもあり，寿司文化が広く浸透している昨今，食中毒の危険性が懸念される．ボラの卵巣にもワックスエステルが含まれる．しかし，その塩蔵乾燥品のカラスミは摂取量が少ないので中毒はない．

5.4　貝の毒

（1）アサリ毒（ベネルピン）中毒

アサリによる中毒は 1889(明治 22)年に神奈川県長井で初めて記録され，1950(昭和 25)年に浜名湖で報告されて以来，発生していない．きわめて稀な食中毒である．中毒による死亡率は高く，およそ 30％とされている．

中毒症状としては，摂食後 24 〜 48 時間で現れるが，もっと遅れることもある．食欲減退，腹痛，全身倦怠，吐気，嘔吐などが現れ，特徴的な症状として皮下出血斑がみられる．2 〜 3 日経つと口，歯茎，鼻粘膜に出血が起こる(特徴的な口臭を呈する)．さらに，肝肥大，精神錯乱，昏睡となり，約 1 週間以内に死亡する．

食中毒が観察された期間が限られているため，毒に関する情報はきわめて限定的だが，毒化するのはアサリおよびカキ，カガミガイに限定され，その毒成分ベネルピン（venerupin）は中腸腺に蓄積する．毒化した貝を正常な地域に移すことにより毒性が低減されることから，毒をもつプランクトンから蓄積したことは間違いと考えられるが，毒成分の特定およびその構造については不明なままである．

（２）麻痺性貝毒中毒

麻痺性貝毒中毒は，毒化したムラサキイガイおよびホタテガイ，アサリ（図5.5）などの二枚貝が引き起こす食中毒で，北アメリカおよびイギリス，北海沿岸において夏季に発生した．この食中毒の特徴は，フグ毒による食中毒と共通点が多いことである．毒成分に関しては，1962（昭和37）年，Rapoportらによって純粋に単離され，サキシトキシン（saxitoxin，STX）と命名された（図5.1）．類縁の毒として，ゴニオトキシン（gonyautoxin，図5.1）が報告されている．

中毒症状は，食後30分で唇および舌，顔面にしびれるような感覚が現れる．やがて，しびれ感が首および腕，四肢の麻痺として広がり，嘔吐および頭痛，流涎，発汗を伴う．意識は比較的最後まではっきりしている．全身に広がった麻痺は呼吸麻痺となり，多くの場合，12時間以内で死亡する．この時間を過ぎれば，しだいに快方に向かうとされている．STXによる麻痺は，TTXと同様に神経のナトリウムチャネルを阻害し，神経伝達を遮断することである．

二枚貝の毒化は，毒を産生する渦鞭毛藻（プランクトン）を摂取することでSTXが中腸腺に蓄積されることに起因する．

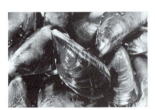
ムラサキイガイ

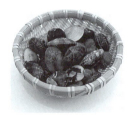
アサリ

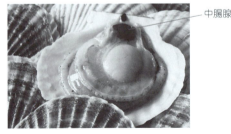
ホタテガイ

図5.5 麻痺性貝毒中毒を引き起こす貝

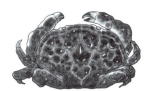 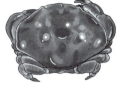

図 5.6　毒をもつウモレオウギガニ，スベスベマンジュウガニ

毒の強さは，マウスユニット（mouse unit）で表される．毒化に関して現在は監視体制がとられ，4 MU/g が出荷規制の基準である．

麻痺性貝毒の毒の強さ
1 MU ＝体重 20 g 前後のマウスに腹腔内投与し，15 分で死亡させる毒量．

（3）毒ガニによる食中毒

奄美大島，石垣島などの毒ガニによる食中毒は，毒化したウモレオウギガニ（図 5.6）およびツブヒラアシオウギガニ，スベスベマンジュウガニ（図 5.6）を喫食することで発生する．当初は腐敗による食中毒とも疑われたが，麻痺性貝毒である STX が原因であることが判明した．毒ガニはプランクトンを食べないので，毒化の機序は不明である．

STX の分布は，胴の部分よりも付属肢の方が高い．ウモレオウギガニには，鋏（はさみ）の身を 0.5 g 摂取するだけでヒトが死に至るほど毒性の強いものもあった．

（4）下痢性貝毒中毒

下痢性貝毒中毒は，毒化したムラサキガイおよびホタテガイ，アカザラガイ，カキなどの二枚貝により引き起こされる食中毒である．中毒の発生は，6 月から 8 月に集中している．有毒渦鞭毛藻を摂取することによる食物連鎖が毒化の原因とされ，毒は中腸腺に蓄積する．毒成分としては，オカダ酸およびジノフィシストキシン（図 5.1），ペクテノトキシン，イエッソトキシンなどが知られる．おもな中毒症状は，下痢および吐気，腹痛，嘔吐などで，食後 30 分から 4 時間で発症するが，3 日ほどで回復する．

毒の強さは，マウスユニットで表される．0.05 MU/g が出荷規制の基準である．

下痢性貝毒の毒の強さ
1 MU ＝体重 20 g 前後のマウスに腹腔内投与し，24 時間で死亡させる毒量．

（5）バイ貝による食中毒

肉食性巻貝のバイ貝（図 5.7）は，わが国沿岸の砂泥地に広く生息しており，これまでに食中毒が発生している．この毒成分は，1972（昭和 47）年，小菅らによって化学構造が決定され，バイ貝の産地である駿河湾にちなんでスルガトキシン（surugatoxin）と命名された（図 5.1）．その後，スルガトキシンよりも 100 倍強い薬理活性をもつネオスルガトキシン（neosurugatoxin）がバイ貝から単離され（図 5.1），実はこれが食中毒の活性本体であると考えられるようになった．毒は中腸腺に局在する．バイ貝の毒化については，食物連鎖がかかわっており，毒化地域の砂泥地から単離された細菌が原因と考えられている．

中毒症状としては，摂取後 3〜18 時間で発症し，視力減退，瞳孔散大，口渇，

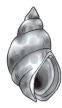
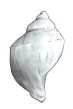
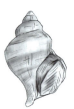

バイ　　　　　　　　　ヒメエゾボラ

図 5.7　バイとヒメエゾボラ

腹部膨満，便秘，倦怠感などが生じる．これらの症状は，2〜3日で回復する．この毒の作用は，特異的な自律神経の遮断に起因しており，ニコチン性アセチルコリン受容体を特異的に阻害し，神経節細胞から遊離したアセチルコリンによる神経伝達を抑制する．

（6）テトラミン中毒

寒海性の肉食性巻貝には，しばしば食中毒を起こす種類がある．この食中毒は，巻貝の唾液腺に含まれるテトラミン$(CH_3)_4N^+$が原因とされ，この唾液腺部分を十分に取り除けば中毒を防ぐことができる．代表的な巻貝としては，ヒメエゾボラ（ツブ）（図 5.7）およびエゾボラモドキがある．

ヒメエゾボラは成人ではおよそ20個摂取すると中毒を起こし，摂取後30分で後頭部に激しい頭痛が生じたのち，めまいおよび船酔い感，眼底の痛み，眼のちらつき，吐気などが現れる．エゾボラモドキは通常1個摂取すると成人に対して中毒を起こし，摂取後30分〜1時間で視力減退および酩酊感，悪寒，吐気が現れる．

どちらの中毒も数時間で回復し，死に至ることはない．テトラミン中毒の作用メカニズムとしては，クラーレ様の作用および副交感神経の刺激作用が関与するとされている．

（7）アワビ中腸腺（ツノワタ）による光過敏症

アワビの内臓は，古くから煮つけや塩辛として食べられてきた．しかし，春先にアワビの内臓を大量に摂取し，日光があたった顔面や手指に発赤，腫れ，疼痛，そう痒感を生じるなど，皮膚炎を主症状とする特徴的な中毒を引き起こすことが知られていた．この食中毒は光過敏症であり，その原因物質は海藻に由来するクロロフィルaの分解産物であるピロフェオホルバイドaおよびフェオホルバイドaであった（図 5.1）．これらは光により励起され，活性酸素やフリーラジカルを生成し，毛細血管の透過性を亢進させ中毒症状を生じさせる．

毒成分は，アワビの中腸腺に蓄積する．アワビ以外にも，1977（昭和52）年にはクロレラによる同様の食中毒が発生した例がある．

クラーレ様の作用
南米原住民が矢毒として用いていたツヅラクジ科，フジウツギ科植物抽出物（クラーレ）の作用に類似した効果．骨格筋弛緩作用および麻痺作用がある．

練 習 問 題

次の文を読み，正しいものには○を，誤っているものには×をつけなさい．

(1) テトロドトキシンは，フグが産生する毒である．
(2) フグの毒性には，個体差および季節差がない．
(3) テトロドトキシンは，熱に不安定であり加熱により無毒化できる． 　重要
(4) テトロドトキシンによる中毒症状は，ナトリウムチャネルの遮断により引き起こされる．
(5) テトロドトキシンは，おもに皮および筋肉に分布している． 　重要
(6) マイトトキシンは，温度感覚異常（ドライアイスセンセーション）を引き起こす．
(7) マイトトキシンは，ナトリウムチャネルを活性化する．
(8) シガトキシンは，有毒な渦鞭毛藻が産生する．
(9) シガトキシンの毒性には，個体差および地域差があるが，季節差はみられない．
(10) シガトキシンは，おもに筋肉に多く分布している． 　重要
(11) イシナギは，肝臓にビタミンEを過剰に蓄積している．
(12) ナガズカは，麻痺を主症状とする致死性の高い中毒を引き起こす．
(13) アブラソコムツは，サキシトキシンを毒成分としてもっている．
(14) ジノグネリンは，胃腸障害を引き起こす毒成分である．
(15) バラムツの毒化には，有毒渦鞭毛藻を摂取することによる食物連鎖が関連している．
(16) サキシトキシンは，ナトリウムチャネルを活性化して神経伝達をかく乱する．
(17) オカダ酸は，船酔い感という特徴的な中毒症状を引き起こす．
(18) ネオスルガトキシンは，ムスカリン性アセチルコリン受容体を遮断する．
(19) テトラミンは，肉食性巻貝の中腸腺に蓄積する．
(20) 食中毒による光過敏症は，アワビ以外の食品でも報告されている．

■出題傾向と対策■
この分野は2～3年ごとに出題されている．原因食品と毒成分，特徴的症状について整理しておこう．

6 植物性自然毒食中毒

　秋になると山々には無数のキノコが生え始めキノコ狩りを楽しむ人も多いが，植物性自然毒による食中毒の多くはキノコ中毒である．キノコ中毒は毒キノコと食用キノコの鑑別を誤った例が多く，中途半端な知識で採集した場合に起きている．

　植物性自然毒による食中毒はこのほかに，有毒成分をもつ食用植物を原因とするもの，有毒植物の誤食によるものがある．アク抜きや水さらしなどの経験的な方法で有毒成分を除去できるが，不適切な処理を行った場合またはキノコと同様に鑑別が不適切な場合に食中毒が起きている．

6.1 キノコ中毒

　日本の気候はキノコの生育に適しているので数千種のキノコがあるが，そのなかには有毒成分を含有する毒キノコもある．キノコは季節的な産物であり，研究のために十分な量を手に入れることが難しいため，有毒成分や毒の作用機序が不明なものも多い．

（1）ツキヨタケ，クサウラベニタケ，カキシメジ

　キノコ中毒はツキヨタケによるものが最も多く，次いでクサウラベニタケ，カキシメジが多い．これらのキノコは食用キノコと外見がよく似ている（図6.1）．ツキヨタケはヒラタケ，ムキタケ，シイタケと，クサウラベニタケはウラベホテイシメジと，カキシメジはシイタケなどと間違えられる．

　中毒症状は主として嘔吐，下痢，腹痛などの消化器系障害が起こる．ツキヨタケは暗いところではひだが青白く光ってみえる．茎を裂くと暗紫色のシミがある．ツキヨタケの有毒成分はイルジンSなどである．クサウラベニタケの有毒成分は，下痢を起こす分子量約4万のタンパク質，ムスカリンなどである．カキシメジの有毒成分はウスタリン酸である．

（2）ドクツルタケ，コレラタケ，シロタマゴテングタケ，タマゴテングタケ

　ドクツルタケ（図6.2），コレラタケ，シロタマゴテングタケ（図6.2），タマ

イルジンS

L-(＋)-ムスカリン

ウスタリン酸

Plus One Point
スギヒラタケ
スギヒラタケは東北，北陸，中部地方を中心に野生のものが広く食べられてきた．ところが，2004（平成16）年に，腎臓に疾患をもつ人が食べ，急性脳症を起こす事例が報告された．同年中に59人の発症が確認され，17人が死亡した．発症者の中には腎臓の機能に異常が認められない者もいたため，厚生労働省は，腎臓病の既往歴がない人もスギヒラタケを食べるのを控えるよう注意喚起した．スギヒラタケが安全に食べられるかどうかは不明である．複数の含有成分が関係して，急性脳症を起こすとも考えられている．

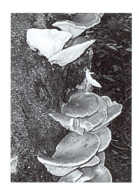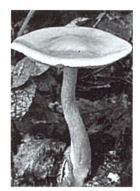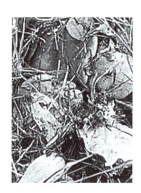

図6.1　ツキヨタケ（左），クサウラベニタケ（中），カキシメジ（右）
厚生労働省，自然毒のリスクプロファイル
http://www.mhlw.go.jp/topics/syokuchu/poison/

α-アマニチン

イボテン酸

ムシモール

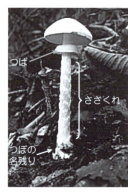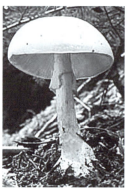

図6.2　ドクツルタケ（左），シロタマゴテングタケ（右）
ドクツルタケは柄のもとにはつぼの名残りがあり，柄の上にはつばがある．柄は繊維状のささくれに覆われている．シロタマゴテングタケはドクツルタケよりも小さく，柄にささくれがない．
厚生労働省，自然毒のリスクプロファイル
http://www.mhlw.go.jp/topics/syokuchu/poison/

ゴテングタケ（欧州）による中毒症状は，激しい腹痛，嘔吐，コレラ様の下痢に始まり，肝・腎障害を伴う致死性のものであり，キノコ中毒による死亡例はこれらのキノコを原因としている．

　有毒成分はファロイジン，α-アマニチンなどであり，急性毒性が強いことが知られている．α-アマニチンのLD_{50}（マウス，腹腔内投与）は0.1 mg/kgである．

（3）ベニテングタケ，テングタケ

　中毒例は少ないが，ベニテングタケ，テングタケ（図6.3）は，胃腸炎症状のほか瞳孔縮小，発汗などの副交感神経の興奮症状がみられる．有毒成分のムスカリンがアセチルコリンと化学構造が類似しているためである．また，めまい，運動失調，けいれんが起こり昏睡状態になり，幻覚症状がでる場合もある．これらは，有毒成分のイボテン酸やムシモールがそれぞれ神経伝達物質のグルタ

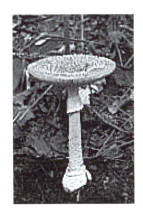
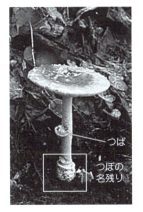

図6.3 ベニテングタケ(左), テングタケ(右)
柄のもとにはつぼの名残りがあり，柄の上にはつばがある．傘にいぼがついている．
厚生労働省，自然毒のリスクプロファイル
http://www.mhlw.go.jp/topics/syokuchu/poison/

ミン酸やγ-アミノ酪酸と化学構造が類似しているためである．

(4) シビレタケ，ワライタケ，ヒトヨタケ，ドクササコ

シビレタケ，ワライタケは特有の幻覚症状を起こし，マジックマッシュルームとして広く知られている．幻覚性の成分として，化学構造が神経伝達物質のセロトニンと類似したシロシビンやシロシンを含んでいる．麻薬原料植物として法律で規制されている．

ヒトヨタケは，アルコールとともに摂取すると，顔面の紅潮，悪心，心拍数の増加，四肢の疼痛などの症状が現れる．これは成分のコプリンがアルデヒド脱水素酵素を阻害し，アセトアルデヒドが蓄積し，急性アルコール中毒が起こったことによる．

ドクササコ(図6.4)は食後3〜7日を経てから手足の指先が赤く腫れ，激痛(焼け火箸で刺されたような傷み)を感じる肢端紅痛症が生じ，この症状が1か月以上も続く中毒を起こす．有毒成分としてクリチジン，アクロメリン酸(アクロメリン酸A，B，C，E)が知られてはいるものの，症状の原因と思われる末梢の血行障害をもたらす成分は不明である．

6.2 有毒成分をもつ食用植物による中毒

(1) ジャガイモ

ジャガイモ(バレイショ)の新芽と緑色の皮には，有毒成分のアルカロイド配糖体ソラニンやチャコニンが多く含まれる．ソラニンにはコリンエステラーゼの阻害作用，溶血作用がある．症状は嘔吐，下痢，腹痛，目眩，動悸，耳鳴，意識障害，けいれん，呼吸困難などで，死に至る場合もある．

ジャガイモは約7.5 mg/100 gのソラニンなどを含み，3〜8割が皮の周辺にある．緑色の部分は100 mg/100 g以上のソラニンなどを含み，芽や傷のつ

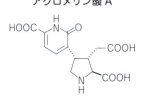

クリチジン

アクロメリン酸A

ソラニン，チャコニン

α-ソラニン：R=

α-チャコニン：R=

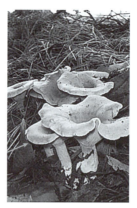

図6.4 ドクササコ
厚生労働省，自然毒のリスクプロファイル
http://www.mhlw.go.jp/topics/syokuchu/poison/

いた部分にも多く含まれる．ヒトの場合はソラニンなどを50 mg/50 kg体重の摂取で中毒症状がでる可能性があり，150～300 mg/50 kg体重の摂取で死ぬ可能性がある．ソラニン類は調理時の加熱によっても分解しないので，芽を深くえぐり取り，皮を厚くむく必要がある．ソラニン類は水に溶けやすく，二度ゆでする中毒の確率が減る．

（2）青酸配糖体を含む食用植物

青酸配糖体を含む植物が数多くあり，そのなかには食用のものもある．青酸配糖体自体は無毒であるが，植物やヒトの腸内細菌のβ-グルコシダーゼの作用によって糖が外れ，青酸（シアン化水素）を生成する．青酸配糖体を含む植物を経口摂取すると青酸中毒になる危険性があることから，それらの植物は除毒処理をした後，食用にされる場合が多い．

> **青酸中毒患者の特徴**
> 皮膚などが鮮紅色を呈するのは，組織で酸素が利用されず，静脈にも動脈と同じように，酸素ヘモグロビンが存在するようになるためである．

リナマリン → グルコース → アセトンシアンヒドリン → アセトン + シアン化水素（HCN）

リナマリンからのシアン化水素の生成

> **チトクロームオキシダーゼ**
> 血液中の酸素を細胞が利用するときに必要な酵素．

青酸は，チトクロームオキシダーゼと結びついて細胞内呼吸を阻害する．中毒では，初期には頻脈，過呼吸，紅潮，頭痛などの症状がみられ，後には徐脈，血圧低下，呼吸困難，無呼吸，チアノーゼが現れ，短時間のうちに死亡する．

青酸配糖体のアミグダリンは，青ウメの種子の中の仁に多量に含まれる．「青梅を食べ過ぎると中毒になる」という言い伝えの由来は，ここにあると思われる．アンズの種子の杏仁（きょうにん），モモの種子の桃仁（とうにん），その他アプリコット，アーモンドなどの種子（未熟なもの）にも含まれる．

6.2 有毒成分をもつ食用植物による中毒

東南アジアからの輸入雑豆類も青酸配糖体のリナマリンを含んでいる．輸入雑豆類は製菓用の生あんなどの原料になる．タピオカは熱帯性の植物キャッサバの根茎でデンプン源として利用される．キャッサバには多量のリナマリンが含まれている．キャッサバを常食地域では古くから「すりつぶし」，「浸漬」，「煮沸」，「水さらし」，「発酵」などの方法で除毒をしてきた．タピオカデンプンは日本へも輸入される．菓子の材料などにも用いられるほか，工業用の糊料などとして利用される．

（3）セロリ

セロリが紅色くされ病に侵されると，ファイトアレキシンとして知られる含有成分のフロクマリン化合物が増加する．このようなセロリに収穫の際に手指が触れたり，多量に摂取したりすると光過敏症の皮膚炎を起こすことがある．パセリ，アメリカボウフウ（シチューなどに用いるパースニップ）もフロクマリン化合物を含む．

（4）綿実油

ワタの種子を原料とした綿実油は，おもに食用油として用いられる．ワタにはフェノール性黄色色素ゴシポールが生成しており，綿実油の精製が不十分な場合，残存したゴシポールで中毒が発生することもある．ゴシポールは抗菌作用と殺虫作用をもっている．ヒトに対しては，男性が摂取すると避妊作用がある．綿実油粕を使用した家畜の飼料によって，家畜中毒を起こす．

（5）ゴイトローゲンを含む食用植物

キャベツ，カラシナ，カリフラワー，カブ，ダイコン，ワサビなどアブラナ科植物の葉や種子は，ゴイトローゲンを含む．ゴイトローゲンは甲状腺の肥大を引き起こす物質の総称である．作用機序は，甲状腺へのヨウ素の吸収を抑制し，甲状腺ホルモンの合成を阻害する．一般にヨウ素不足の場合中毒を起こしやすい．アブラナ科植物には各種チオ配糖体が含まれており，カラシ油配糖体のプロゴイトリンは，酵素作用での加水分解を受けてできたイソチオシアネートを介してゴイトローゲンの一種のゴイトリンを生成する．

ゴイトローゲンは，アブラナ科植物以外ではキャッサバ，ダイズ，ピーナッツ，クルミ，タマネギなどにも含まれる．ダイズでは，サポニンやイソフラボン類がゴイトローゲンとなる．

（6）発がん物質を含む食用植物

世界各地でやぶ茶や民間薬として利用されているキク科，マメ科，ムラサキ科の植物のなかには，肝臓がんなどを引き起こすピロリチジン（あるいはピロリジジン）アルカロイドを含むものがある．食用のキク科のフキ（フキノトウ），ムラサキ科のヒレハリソウ（コンフリー）もピロリチジンアルカロイドを含む．

フキノトウはアク抜きをする必要があり，コンフリーは肝毒性を根拠に現在は食用禁止となっている．ワラビにも発がん物質のプタキロサイドを含むことが知られている．地上部と根の両方に含まれるが，熱湯などによるアク抜きに

Plus One Point

豆類，生あんの規格基準

食品衛生法の第11条に関連して食品の規格・基準が定められている．豆類の成分規格は，シアン化合物不検出で，サルタニ豆，サルタピア豆，バター豆，ペギア豆，ホワイト豆，ライマ豆はHCNとして500 ppm以下とし，使用基準はこれら豆類の使用は生あんに限るとしている．ただし，雑豆類を原料にして製造した生あんの成分規格はシアン化合物不検出とされている．生あんの製造基準もあり，温湯を用いて長時間つけ込み，十分な煮沸，水さらしを行い，シアン化合物が残らないようにしている．

ファイトアレキシン

植物が病害虫に侵されたとき，植物の抵抗性によって生成する抗菌性物質をファイトアレキシンという．ファイトアレキシンは動物に対しても有害影響を示す可能性がある．

ワラビの発がん物質，プタキロサイド

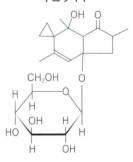

サイカシンの発がん機構

配糖体であり，摂取後腸内細菌によるβ-グルコシダーゼの作用によって，メチルアゾキシメタノールになった後，代謝されてメチルカルボニウムイオンを生じる．これが，DNAと反応し発がん性を示すと考えられている．

よって発がん性は低下する．ソテツの実と茎髄からとれるデンプンは，熱帯・亜熱帯地域，奄美大島で常食あるいは飢饉時に食用にされてきた．水さらしを十分に行い，日光で乾かし食されていた．ソテツが含有するサイカシンも肝がん・腎がんを発生することが知られている．

（7）ヒガンバナ

ヒガンバナ（リコリス，曼珠沙華）は有毒のアルカロイドのリコリンやガラタミンを含有する．少量摂取すると嘔吐や下痢を起こし，大量摂取でけいれんや虚脱を起こして死亡する．

鱗茎はデンプンを含むので，水さらしを十分に行ってリコリンを除けば救荒食になる．鱗茎は石蒜という生薬にもなり，利尿，去痰作用をもつため民間薬としても使用される．

リコリン

ガラタミン

6.3　誤食しやすい有毒植物

（1）スイセン

ヒガンバナ科のスイセンの鱗茎にリコリンが含まれる．葉がニラとよく似ており，間違えて食べ食中毒を起こすという事件がときどきある．中毒症状は，悪心，嘔吐，下痢，流涎，発汗，頭痛，昏睡，低体温などである．

スイセンは，ニラのように葉からの強い臭いがない．また，鱗茎があるが，ニラには髭根がある．

（2）ドクウツギ

ドクウツギは近畿以北の本州，北海道の山地，河川敷，海岸の荒地などに自生し，1～2 m程度で，紫黒色の甘い実をつける．赤から黒く熟すクワの実と誤認される．昔は子どもが食べて死亡した（イチロベゴロシ：一郎兵衛殺しなどもいわれる）．毒成分コリアミルチンを含み，嘔吐，けいれん，呼吸困難を起こし死亡する．

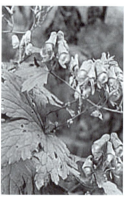

図6.5　トリカブト（オクトリカブト）

厚生労働省．自然毒のリスクプロファイル
http://www.mhlw.go.jp/topics/syokuchu/poison/

（3）トリカブト

トリカブト（図6.5）は，キンポウゲ科のトリカブト属植物の総称で有毒植物である．日本各地の山に自生する．名称は，紫色の花の形が舞楽の伶人がつける冠「鳥兜」に似ていることに由来する．

トリカブトは全草，とくにその塊根に強い毒成分が含まれることが古くから知られていた．そこで，アイヌの人々を始め多くの狩猟民族の間で，これが矢毒として利用されていた．逆に，塊根は鎮痛・強心・利尿剤などとしても利用され，烏頭（うず）または附子（ぶし）と呼ばれる生薬になり，漢方薬に処方されてきた．有毒成分はアルカロイドのアコニチンで，LD_{50} は $1〜2\,mg/kg$（マウス，経口），ヒトの致死量は $2〜5\,mg$ とされている．アコニチンはナトリウムチャネルの活性化による脱分極を引き起こす．

トリカブトはその新芽がニリンソウ，モミジガサの可食山菜とよく似ているため，誤食の事故が絶えない．中毒症状は，口唇や舌のしびれに始まり，手足のしびれ，嘔吐，腹痛，下痢，不整脈，血圧低下などを起こし，けいれん，呼吸麻痺によって死亡する．

（4）ドクゼリ

ドクゼリ（図6.6）は草丈 $60〜100\,cm$ に達する大型で，全草，とくに地下茎に毒成分チクトキシンを含む．若葉を食用セリと間違って摘み，食中毒を起こす例が後を絶たない．

ドクゼリは葉にセリのような香気はない．地下茎は緑色で短い節があり，節間が中空である．地下茎をよくワサビと間違う．中毒症状は嘔吐，下痢，腹痛，目眩（めまい），動悸，耳鳴，意識障害，けいれん，呼吸麻痺などである．

（5）ハシリドコロ

ナス科のハシリドコロ（図6.7）の名は食べると錯乱して走り回ること，根茎がヤマイモ科のトコロ（別名：野老）に似ていることからつけられた．全草，と

トリカブトの矢毒
矢毒のアコニチンは長時間加熱するとアコニンに変化して毒性が1/200となるため，射止めた動物肉を食することができる．

アコニチン

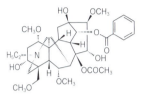

チクトキシン

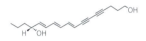

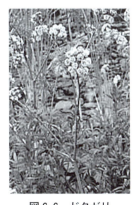

図6.6 ドクゼリ
厚生労働省，自然毒のリスクプロファイル
http://www.mhlw.go.jp/topics/syokuchu/poison/

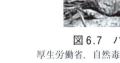

図6.7 ハシリドコロ
厚生労働省，自然毒のリスクプロファイル
http://www.mhlw.go.jp/topics/syokuchu/poison/

ベラドンナ

ヨーロッパのベラドンナも，ハシリドコロと同じトロパンアルカロイドを含む．名は美しい女性の意味で，古くには女性が瞳孔を拡大させるための散瞳剤として用いたことに由来する．

アトロピン

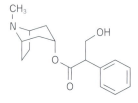

スコポラミン

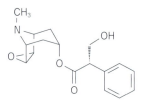

ヒヨスチアミン

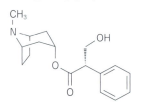

ロート根
ロートエキスの原料．

ジェルビン

シクロパミン

くに根茎と根に有毒のトロパンアルカロイドのアトロピン，スコポラミン，ヒヨスチアミンを含む．

トロパンアルカロイドは副交感神経抑制作用，中枢神経興奮作用がある．アトロピンは副交感神経を遮断し，中枢神経を亢進，次いで麻痺させる．また，血圧上昇，脈拍亢進，分泌機能抑制，瞳孔散大を起こす．スコポラミンはアトロピンよりも散瞳作用が強く，分泌抑制作用が弱い．中毒症状として，口渇，瞳孔散大，脈拍亢進，じょう舌，幻覚，激しい興奮を現す．根茎および根は生薬のロート根となり，消化液の分泌抑制，鎮痛，鎮痙などの作用がある．新芽がフキノトウに似るため，誤食されて中毒を起こす事故がある．

（6）チョウセンアサガオ

チョウセンアサガオ（曼陀羅華）（図6.8）は全草に有毒のトロパンアルカロイドのアトロピン，スコポラミン，ヒヨスチアミンを含む．スコポラミンが多く脳に抑制的に作用し，倦怠感，脱力感，精神錯乱が現れる．

中毒症状は，口渇，瞳孔散大，意識混濁，心拍促進，興奮，麻痺，頻脈などである．チョウセンアサガオは過去には鎮痛麻酔薬に使用された．葉をモロヘイヤやアシタバ，根をゴボウ，種子をゴマ，つぼみをオクラと誤認されることがある．

（7）バイケイソウ

バイケイソウ（図6.9）とコバイケイソウがある．有毒植物中毒のうち，最も事例が多い．春に出る新芽が，山菜のオオバギボウシ（ウルイ）と似ているため，誤って採取してしまう．食べるとバイケイソウは苦いが，オオバギボウシには"ぬめり"がある．ギョウジャニンニクの新芽とも誤認される．有毒成分として，アルカロイドのジェルビン，シクロパミンなどを含む．これらは調理で熱を加えても分解しない．

中毒症状は吐き気，嘔吐，手足のしびれ，呼吸困難，脱力感，めまい，けいれん，血圧低下などで，重症の場合は意識不明となり死亡することもある．

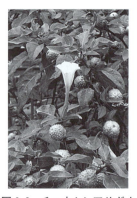

図6.8　チョウセンアサガオ
厚生労働省，自然毒のリスクプロファイル
http://www.mhlw.go.jp/topics/syokuchu/poison/

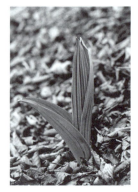

図6.9　芽出し期のバイケイソウ
厚生労働省，自然毒のリスクプロファイル
http://www.mhlw.go.jp/topics/syokuchu/poison/

華岡青洲

　江戸時代の外科医・華岡青洲は，チョウセンアサガオとトリカブトを主とした薬草に麻酔効果があることを発見して，全身麻酔薬「通仙散」を考案し，世界に先駆けて全身麻酔による乳がんの摘出手術を行った．華岡青州は手術での患者の苦しみを和らげたいと考え麻酔薬の開発を始め，動物実験を重ねて「通仙散」の完成までこぎつけたが，行き詰まる．自らの母と妻に対してその効き目を試す人体実験をくり返した．その結果，妻は視力を失うこととなった．

練習問題

次の文を読み，正しいものには○，誤っているものには×をつけなさい．

(1) ツキヨタケの中毒の原因物質はイルジンSなどである． 重要
(2) ドクツルタケの中毒は致死率が高い．
(3) ベニテングタケの中毒はムスカリン，イボテン酸，ムシモールによるが，これらは生体中の生理活性物質の作用とは無関係である．
(4) シビレタケは幻覚作用を起こすが，マジックマッシュルームとは無関係である．
(5) ドクササコの中毒症状の特徴は，手足の先端が赤く腫れ，激痛を生じる紅痛症である．
(6) ジャガイモは有毒成分の青酸配糖体を新芽と緑色の皮の部分に多く含む． 重要
(7) ジャガイモの有毒成分のソラニン類は，調理時の加熱によっても分解しない．
(8) 青梅の種子，あんず種子にはアミグダリン，キャッサバにはリナマリンが含まれており，これらを摂取すると体内で有毒物質が生じるため，中毒を起こす． 重要
(9) ワラビは発がん物質のプタキロサイドを含むが，アク抜きによって発がん性は低下する．
(10) スイセンの鱗茎は有毒成分のテトラミンを含むが，ニラと間違えて食べ食中毒を起こす． 重要
(11) トリカブトは有毒なアルカロイドのアコニチンを含むが，新芽がニリンソウと似ているため，誤認される． 重要
(12) ドクゼリの若葉は香気が食用のセリと似ているため，間違えて摘まれる． 重要
(13) ハシリドコロの新芽はフキノトウに似ているため，誤認される．
(14) チョウセンアサガオは全草に有毒のトロパンアルカロイドを含むが，根をゴボウと間違えられるのみで，葉は誤認されない． 重要
(15) バイケイソウの新芽は山菜のオオバギボウシと間違えられる． 重要

■出題傾向と対策■
出題頻度は低いが，実際にきのこ中毒，有毒植物の誤食の発生などがあるため，学習しておいてほしい．

7 化学性食中毒

7.1 化学性食中毒

化学性食中毒の原因は，有害化学物質が食品に混入し，それを摂取することによるものである．食品衛生法施行規則第75条の二中の「食中毒事件票」の病因物質として「化学物質」があり，関連するものには，メタノール，ヒスタミン，ヒ素，鉛，カドミウム，銅，アンチモン等の無機物，ヒ酸塩，ヒ酸石灰等の無機化合物，有機水銀，ホルマリン，パラチオンなどがある．

有害化学物質が食品に混入する原因として，以下のことがあげられる．

① 故意に混入：使用が認められていない添加物を食品に使用したり，あるいは農薬を混入したりする場合である．ヒ素ミルク中毒事件，メタノール中毒などがある．

② 食品の製造工程での混入：食品の製造中に器具・機械からの有害化学物質や最終製品に残ってはいけない添加物が混入する場合である．PCBによる油症事件などがある．

③ 過失による混入：洗剤，家庭用殺虫剤などの誤用，誤食は多く，家庭における有害化学物質の使用と保管に十分な注意が必要である．

④ 器具・容器包装からの溶出：劣化あるいは不適切な使用によって，器具・容器包装からの有害金属の溶出，プラスチック製品からの有害化学物質に溶出などが起こることがあり，器具・容器包装は適切に使用することが大切である．

⑤ 食品中での生成：食品の製造，保管中に添加物や食品成分が変化するなどして有害化学物質が生成することもある．ヒスタミン中毒（アレルギー様食中毒）などがある．

⑥ 汚染物質の混入：過去にカドミウムや有機水銀による公害などが起きた．

化学性食中毒の特徴は，微生物性食中毒や自然毒食中毒と比べて，発生時期の傾向がなく，原因物質の種類も多い．食中毒全体に占める発生件数は少ないが，発生すると大規模で，患者が生涯にわたって後遺症を残したり，多くの死者を出すこともあり，甚大な被害となる．

> **ヒ素ミルク中毒事件**
> 12.5節参照．
>
> **PCBによる油症事件**
> 12.5節参照．
>
> **器具・容器包装**
> 11.2節参照．
>
> **ヒスタミン中毒**
> 9.2節参照．
>
> **公害**
> 12.2節参照．

7.2 メタノール（メチルアルコール）中毒

　戦後混乱期の酒類が不足した時代に，メタノールを含む密造酒によって多くの人がメタノール中毒になった．1945～1955（昭和20～30）年の間に，患者4,570人，死者3,272人の被害をだした．その後，この種の事件は終息した．しかし，メタノールを添加した工業用アルコールを盗み誤飲したりした例もある．また，世界各地では，未だにメタノール入りの酒を飲み死者をだすなどの事例が後を絶たない．メタノールは体内で代謝されホルムアルデヒドとギ酸を生じる．中毒は代謝産物によって起こり，嘔吐，頭痛，めまい，腹痛，視力低下，失明，呼吸困難が発生する．一般的には10～20 mLの飲用で失明し，致死量は80～120 mLとされている．

　メタノールは，果実酒のアルコール発酵による製造過程でも生成する．それは，ペクチンを構成するD-ガラクツロン酸メチルエステルから加水分解で生じたものである．そのため，ブドウ酒やリンゴ酒などの果実酒には微量のメタノールが含まれる．食品衛生法で1.2 mg/mL以上のメタノールを含む酒類の販売は禁止されている．

有害家庭用品規制法

　有害家庭用品規制法（有害物質を含有する家庭用品の規制に関する法律）は，家庭用品に含まれる有害な化学物質による健康被害を未然に防止することを目的として，1974（昭和49）年に施行された．

　この法律でいう家庭用品とは，洗浄剤，衣服，ハンカチ，はきもの，寝具，家具，文房具など，消費者が日常生活で使用するものであり，医薬品，医薬部外品など，食品衛生法が適用される物（食品，添加物，食器等器具，食品等の器具・容器包装，乳幼児用玩具，食品・食器用の洗浄剤）は除かれる．家庭用品には，性能や品質を向上させるために酸，アルカリ，防菌剤，防カビ剤，防虫剤，樹脂加工剤，防炎加工剤，有機溶剤などの化学物質が含まれているものも多い．そこで，この法律では，これらの化学物質のうち健康被害をもたらすおそれのあるものを「有害物質」に指定し，家庭用品における含有量，溶出量などの基準を定めている．

　「有害物質」に指定されているのは，ホルムアルデヒド（樹脂加工剤），ディルドリン，DTTB（防虫加工剤），有機水銀化合物，トリフェニルスズ化合物，トリブチルスズ化合物（防菌・防カビ剤），APO，TDBPP，BDBPP（防炎加工剤），塩化ビニル（噴射剤），メタノール，テトラクロロエチレン，トリクロロエチレン（溶剤），塩化水素，硫酸，水酸化ナトリウム，水酸化カリウム（洗浄剤），ジベンゾ[a,h]アントラセン，ベンゾ[a]アントラセン，ベンゾ[a]ピレン（木材防腐・防虫剤），アゾ化合物（染色剤）である．

　この法律は，ネガティブリストによる規制方式をとっているため，健康被害が確認されない限り「有害物質」として規制されない．ただし，「有害物質」でなくとも重大な健康被害が発生している場合は回収などの命令をだすことができる．

練習問題

次の文を読み,正しいものには○,誤っているものには×をつけなさい.
(1) 化学性食中毒は食中毒全体に占める発生件数は少ないが,発生すると大規模な事件になり,死者も発生することがある.
(2) メタノール中毒は体内で代謝されて生じたホルムアルデヒドとギ酸によるもので,その結果,失明,死に至る.
(3) 果実を原料とするアルコール飲料には製造過程で副生したメタノールが含まれることがあるため,微量のメタノールが含まれる酒類は食品衛生法上有毒な食品とみなされる.

■出題傾向と対策■
化学性食中毒は,発生状況などを知っておく.

8 真菌中毒症

8.1 カビ毒(マイコトキシン)と真菌中毒症
(1) カビ毒汚染による真菌中毒症

カビなどの真菌類が産生する二次代謝産物の中で，ヒトや動物に疾病あるいは異常な生理活性を誘発する化学物質をカビ毒(マイコトキシン，mycotoxin)という．また，カビ毒の摂取によって引き起こされる急性あるいは慢性の健康障害を真菌中毒症(マイコトキシン症，mycotoxicosis)という．カビ毒は，カビに汚染された食品を直接摂取する場合のほか，飼料を汚染したカビ毒が家畜の乳や肉などに移行した結果，畜産物を介して摂取する場合もある．

ヒトの真菌中毒症では，古くからヨーロッパの各地で麦角菌(後述．p.95 参照)による中毒が発生し，多くの死者を出した記録がある．また，わが国でカビ毒が注目を浴びるようになったのは1950年代に起こった輸入米の「黄変米事件」である．さらに1960(昭和35)年にはイギリスで七面鳥が肝臓障害により大量死する事件があり，その原因が飼料を汚染したカビ毒であることがわかり，食品や飼料のカビ毒汚染が食品衛生上の重要な問題であることが認識された．現在も食品のカビ毒汚染は多くの国で問題になっており，とくに発展途上国では深刻である．

これまでに，300種類以上のカビ毒が報告されている．また，これらの大部分はアスペルギルス(*Aspergillus*，コウジカビ)，フザリウム(*Fusarium*，赤カビ)，ペニシリウム(*Penicillium*，青カビ)の3属のカビによって産生される．アスペルギルス属とペニシリウム属のカビは，そのほとんどが収穫後の農作物を汚染し増殖する貯蔵性菌類であるが，フザリウム属のカビは，農作物の栽培中に植物組織内に侵入し増殖する植物病原菌である．なお，農作物からカビ毒産生菌が検出されても，すべてがカビ毒産生能をもつわけではなく，カビ毒生産株と非生産株がある．

(2) カビ毒の毒性と発生防止

カビ毒は生体に吸収され全身に分布する．そのため，カビ毒の示す毒性は，肝障害，腎障害，胃腸障害，神経障害，造血障害などきわめて多様であり，近

Plus One Point

真菌

真菌は，カビ(糸状菌)，酵母，キノコの総称で，真核生物(核膜で囲まれた核をもつ細胞からなる)に属する．酵母は直径3〜5μmの球形または楕円形の単細胞で，主として出芽により増殖するのに対し，カビは菌糸と呼ばれる直径1〜10μmの細長い糸状細胞からなり，胞子によって増殖する．菌糸は先端部で枝分かれして菌糸体を形成し，増殖して肉眼的にみえるほどの大きさの集落となる．

Plus One Point

二次代謝産物

生物の代謝産物は，大きく一次代謝産物と二次代謝産物に分けることができる．一次代謝産物は生命を維持するのに必須の代謝物であり，多くの生物にとって共通の物質である．一方，二次代謝産物は生命活動に必ずしも必須ではない代謝物で，たとえば植物色素や抗生物質などである．二次代謝産物は生物種によって固有の産物であることが多い．

黄変米事件
第二次世界大戦後，わが国では食糧不足対策として外国から大量の米が輸入されたが，収穫，貯蔵，輸送中の悪条件が重なり，しばしばカビ汚染により黄色を呈した，いわゆる黄変米が発見された．その当時すでに黄変米の毒性は知られており，それにもかかわらず政府が一時これを強引に配給する決定をしたため，大きな社会問題となった．数年にわたって安全性についての議論が続いたが，結局廃棄処分にすることが決定された．

年は急性毒性よりむしろ少量を長期間摂取することにより引き起こされる慢性毒性，とくに発がん性や免疫機能障害などによる健康影響が危惧されている．おもなカビ毒とその産生カビ，汚染食品，毒性を**表8.1**に示した．

カビ毒は一般に低分子の化合物であり，比較的熱に安定なものが多い．そのため，一度食品が汚染されると，通常の加工・調理過程の加熱では，カビ自体は死滅しても，産生された毒素は分解されず，食品中に残存する．温暖で湿潤なわが国の気候はカビの生育に適しており，農作物や食品は生産，輸送，貯蔵などのさまざまな段階でカビ毒に汚染されるリスクがある．

現状では汚染をゼロにすることは難しいが，必要に応じてカビの増殖やカビ毒の発生を防止するための適切な対策を行い，カビ毒の曝露をできるだけ低減する努力が必要である．とくに，食料自給率の低いわが国は輸入食品の輸送時のカビの増殖に注意する必要があり，外国から輸入される果物には防カビ剤が使用されている．

表8.1 おもなカビ毒，産生菌，汚染食品および毒性

マイコトキシン	おもな産生菌	おもな汚染食品	毒性
アフラトキシン (B_1, B_2, G_1, G_2)	A. flavus A. parasiticus A. nomius	ナッツ類，トウモロコシ，綿実，香辛料，麦類，米	肝障害，肝がん(1)[1]，免疫毒性
アフラトキシン M_1		牛乳，チーズ	肝障害，肝がん(2B)[1]，免疫毒性
ステリグマトシスチン	A. versicolor	穀類，チーズ，ナッツ類	肝がん(2B)[1]
オクラトキシンA	A. ochraceus A. carbonarius P. verrucosum	トウモロコシ，麦類，ナッツ類，ワイン，ビール，コーヒー豆，豚肉製品	腎障害，腎がん(2B)[1]，免疫毒性，催奇形性
トリコテセン類（デオキシニバレノール，ニバレノール，T-2トキシンなど）	F. graminearum F. culmorum F. sporotrichioides	麦類，米，トウモロコシ	消化器系障害，免疫毒性，IgA腎症
フモニシン類（フモニシンB_1, B_2, B_3）	F. verticillioides F. proliferatum	トウモロコシ	ウマ白質脳炎，ブタ肺水腫，肝がん(2B)[1]
ゼアラレノン	F. graminearum F. culmorum	麦類，トウモロコシ	エストロゲン様作用
シトリニン	P. citrinum	穀類	腎障害
ルテオスカイリン	P. islandicum	穀類	肝障害
パツリン	P. patulum P. expansum A. clavatus	リンゴ，リンゴ加工品	消化管出血

A: Aspergillus, F: Fusarium, P: Penicillium.
[1] IARCによる発がん分類.

8.2 アスペルギルス属のカビが産生するカビ毒

(1) アフラトキシン

アフラトキシン(aflatoxin)は，七面鳥 X 病の病因物質として発見されたカビ毒で，現在 10 種類以上が知られているが，食品から検出されるおもなものは B_1，B_2，G_1，G_2，M_1 である(図 8.1)．M_1 は，B_1 に汚染された飼料を与えられた家畜の体内で B_1 の代謝物として生成され，おもに乳に移行することが知られている．アフラトキシンはきわめて熱に安定で，通常の加工調理過程ではほとんど分解しない．

アフラトキシンは，各種の動物に対して非常に強い急性毒性(肝障害)と発がん性(肝がん)を示す．急性毒性は B_1 が最も強く，以下 $M_1 > G_1 > B_2 > G_2$ の順である．またアフラトキシン B_1 の発がん性は，現在知られている天然物の中で最も強い．

ヒトの急性中毒の事例もインド，アフリカ，東南アジアから報告されており，たとえば 2004(平成 16)年には，ケニアでアフラトキシン汚染トウモロコシにより 100 人以上が肝障害で死亡した．さらに，アフリカや東南アジアにおける疫学調査の結果，食物を介した住民のアフラトキシン摂取量と肝がん発生率の間に高い相関性が示され，国際がん研究機関(IARC)はアフラトキシンをグループ 1 に分類している．アフラトキシンは肝臓でチトクロム P450(CYP と略)により代謝されて反応性の高いエポキシド体を生成する(代謝活性化)ため，これが DNA に結合することにより発がん性を示すと考えられている(図 8.2)．

アフラトキシンを産生するカビは，*A. flavus*，*A. parasiticus* などの特定の菌株であるとされる．これらのカビは世界中の土壌や農産物などに広く分布するが，アフラトキシン生産株はおもに熱帯，亜熱帯域が中心である．そのため，

七面鳥 X 病

1960(昭和 35)年，イギリスで，10 万羽以上の七面鳥のひなが，わずか数か月の間に次々と斃死した．解剖では，肝臓の出血と壊死などが認められたが，当初は原因がわからず七面鳥 X 病と呼ばれた．その後，飼料のピーナッツミールを汚染した *Aspergillus flavus* が産生した代謝産物による中毒であることが判明し，この病因物質は産生菌 *A. flavus* と toxin(毒)から aflatoxin(アフラトキシン)と命名された．

B_1，B_2，G_1，G_2，M_1

アフラトキシン類は，紫外線照射下で青色(blue)の蛍光を示すものを B グループ，緑色(green)の蛍光を示すものを G グループとした．また別に，乳(milk)に由来するものを M グループとした．

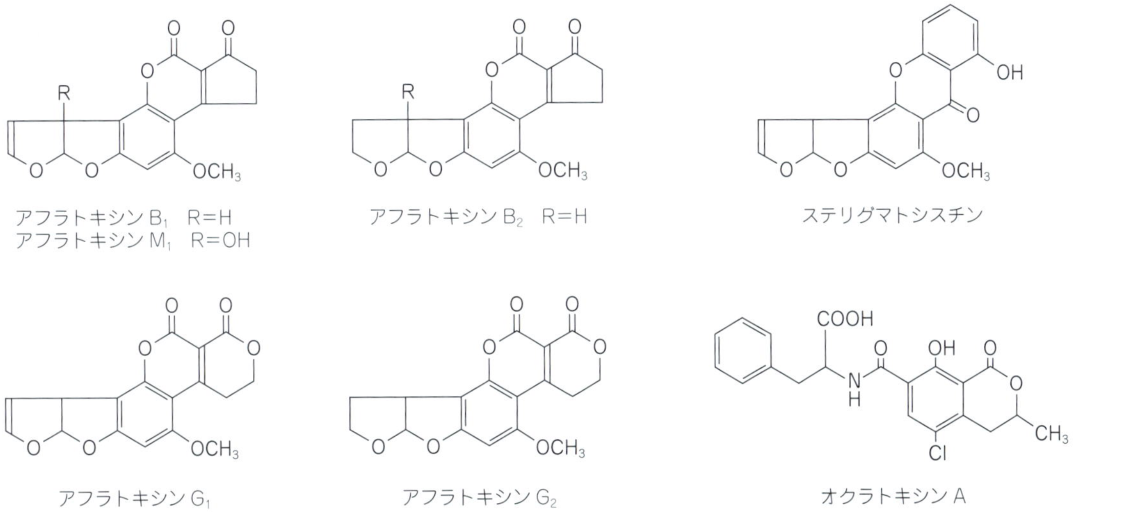

アフラトキシン B_1　R=H
アフラトキシン M_1　R=OH

アフラトキシン B_2　R=H

ステリグマトシスチン

アフラトキシン G_1

アフラトキシン G_2

オクラトキシン A

図 8.1　アスペルギルス属のカビが産生するカビ毒

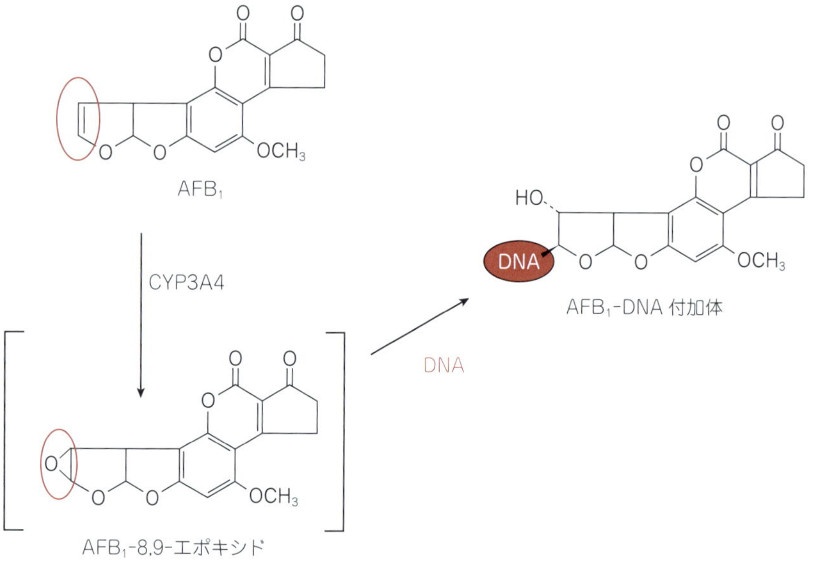

図8.2 アフラトキシンB_1（AFB_1）の発がん性の機序

Plus One Point
カビの増殖条件
① 最適温度は20〜30℃．しかし0〜37℃で生育可能で，冷蔵庫でも増殖する．
② 好気性菌であるため，カビの生育阻害に真空包装，脱酸素剤は有効．
③ 湿度は80％以上でよく生育するが，15〜50％程度でも生育可能．
④ 従属栄養菌で，糖質に富んだ食品をとくに好み，セルロースも分解する．
⑤ 弱酸性を好むものが多い．

国産の農作物が汚染される可能性は低いが，熱帯，亜熱帯域から輸入される農作物については汚染のリスクがある．汚染を受けやすい食品はトウモロコシなどの穀類，ピーナッツなどのナッツ類，乾燥果実，香辛料など広い範囲にわたっ

コラム 国際がん研究機関（IARC）

WHOの外部組織で，発がんメカニズムの解明，疫学，予防などを目的に1965（昭和40）年に設立された．化学物質や作業環境について，ヒトへの発がん性を評価・分類してまとめ，その結果を公表している．

IARCの発がん性分類

分類（ヒトに対して）	これまでに分類された化学物質・要因
グループ1： 発がん性がある	タバコ，アスベスト，ヒ素，X線，アルコール飲料，太陽光線，総アフラトキシンなど118種
グループ2A： おそらく発がん性がある	アクリルアミド，ベンゾピレン，排ガスなど80種
グループ2B： 発がん性を示す可能性がある	クロロホルム，鉛，コーヒー，漬物，ガソリンエンジン排ガス，超低周波磁界など289種
グループ3： 発がん性を分類できない	カフェイン，原油，水銀，サッカリン，お茶，コレステロール，蛍光灯など502種
グループ4： おそらく発がん性はない	カプロラクタム（ナイロンの原料）

2016年6月24日現在．

表 8.2 日本におけるカビ毒の規制値等

マイコトキシン	対象食品	規制値
総アフラトキシン(B_1, B_2, G_1, G_2 の総和)	すべての食品	10 µg/kg
アフラトキシン M_1	乳中	0.5 µg/kg
デオキシニバレノール	小麦(玄麦)	1.1 mg/kg(暫定)
パツリン	果汁100%リンゴジュース,原料用リンゴ果汁	50 µg/kg

ている.わが国では現在,総アフラトキシン(B_1, B_2, G_1, G_2 の総和)とアフラトキシン M_1 について規制値が設定されている(**表 8.2**).

(2) ステリグマトシスチン

ステリグマトシスチン(sterigmatocystin)は,おもに *A. versicolor* の産生するカビ毒で,アフラトキシンに類似した化学構造をもつ(**図 8.1**).このカビはわが国に広く分布し,土壌や穀類などからの検出頻度は高い.汚染の可能性がある食品はおもに貯蔵された穀類(米,麦,ソルガムなど)で,そのほかにチーズ,ナッツ類,ビールなどに汚染の報告がある.

実験動物で肝・腎障害や発がん性が認められているが,急性毒性は比較的低く,アフラトキシン B_1 の10分の1以下である.IARC による発がん分類はグループ 2B である.

(3) オクラトキシン

オクラトキシン(ochratoxin)は,熱帯・亜熱帯域ではおもに *A. ochraceus* が,温帯域ではおもに *Penicillium verrucosum* が産生するカビ毒で,穀類およびその加工品,コーヒー,ココア,ビール,ワインなどのさまざまな食品から検出される.7種類の類縁体があるが,オクラトキシン A(**図 8.1**)の毒性が最も強い.

オクラトキシン A は,実験動物に対して腎毒性があり,高用量では肝障害も引き起こす.また,げっ歯類の腎臓にがんを誘発し,ヒトにおいても上部尿路がんとの関係が示唆されている.IARC はグループ 2B に分類している.

8.3 フザリウム属のカビが産生するカビ毒

フザリウム属のカビは温帯域の土壌に広く生息し,麦類やトウモロコシに寄生する植物病原菌である.*F. graminearum*, *F. culmorum* などによる麦類の赤カビ病は,麦の収量や品質に悪影響を及ぼすのみならず,赤カビ毒に汚染された穀粒を摂取したヒトや家畜の中毒が古くから世界各地で報告されている.赤カビ病は,麦類の登熟期間に降水量が多くなると,発生リスクが高くなる.

フザリウム属のカビが産生するカビ毒としては,トリコテセン骨格をもつトリコテセン類とそれ以外のフモニシン,ゼアラレノンなどに分類される.

登熟期間
穀類の粒が成長する期間.

（1）トリコテセン類

トリコテセン類は図8.3の化学構造をもつカビ毒である．100種類以上が知られているが，食品汚染においてとくに問題となるものは，デオキシニバレノール，ニバレノール，T-2トキシン，HT-2トキシン，フザレノン-Xなどである．

おもな中毒症状は消化器障害（悪心，嘔吐，下痢など）で，その他，造血系の機能低下，出血，皮膚炎症，免疫毒性などもみられるが，発がん性は認められていない．ヒトのトリコテセン類による代表的な中毒例として，食中毒性無白血球症（ATA症）がある．

わが国でも，赤カビ病に罹患した小麦を使用したうどんやすいとんを摂取し，急性胃腸炎を起こした事例が1960年以前にたびたび報告されている．現在，わが国では，デオキシニバレノールに規制値が設定されている（表8.2）．

（2）フモニシン

フモニシン（fumonisin）は，*F. verticillioides*などが産生するカビ毒で，多数の構造異性体が存在する．1988（昭和63）年に，南アフリカでウマの白質脳症の原因物質として発見された．おもな汚染食品はトウモロコシとその加工品で，世界中のトウモロコシから高頻度，高濃度に検出されている．そのほか，麦類，米，ダイズなどにも汚染の可能性がある．

急性毒性はほとんど認められないが，げっ歯類に肝臓がんを発症することが報告されており，IARCはグループ2Bに分類している．また，妊婦が多量に摂取すると，新生児に神経管閉鎖障害が起こるリスクが高まるという報告もある．

（3）ゼアラレノン

ゼアラレノン（zearalenone）は*F. graminearum*などが産生するカビ毒で，エストロゲン様作用を示す（図8.3）．麦類，トウモロコシなどが汚染され，ヒトに対してよりも，家畜への影響が懸念されている．ブタが最も感受性が強く，不妊，流産，外陰部肥大などがみられる．

なお，ゼアラレノンの還元体であるゼラノールは動物性医薬品（ホルモン剤）として用いられている．

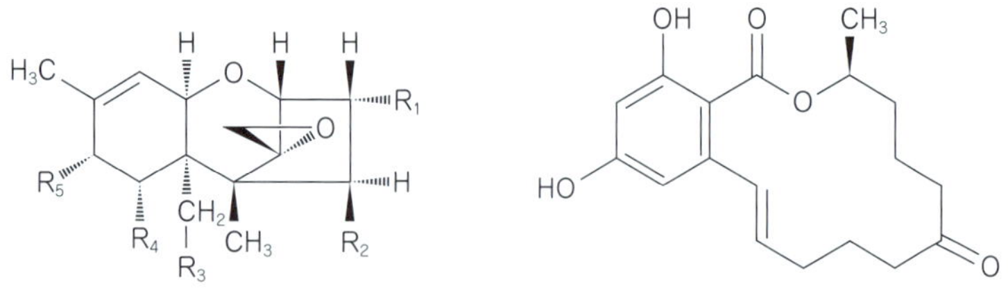

食中毒性無白血球症（ATA症）
ロシアのシベリア地方では，カビに汚染された麦やキビが原因とみられる中毒症が20世紀初めからくり返し発生し，患者の30〜80％が死亡したとされる．中毒症状は悪心，嘔吐，腹痛，下痢，出血，白血球減少，免疫不全などで，とくに造血機能障害が特徴的なため，食中毒性無白血球症と呼ばれている．

トリコテセン類の基本骨格　　　　ゼアラレノン

図8.3　フザリウム属のカビが産生するカビ毒

8.4 ペニシリウム属のカビが産生するカビ毒
(1) 黄変米毒素

第二次世界大戦直後，わが国で大きな社会問題となった黄変米は，主としてペニシリウム属のカビが寄生した米で，現在も熱帯，亜熱帯域から輸入される米には，黄変米の生産菌が検出されることがある．おもな黄変米毒素(yellow rice toxins)としては，シトリニン(図8.4)，シクロクロロチン，ルテオスカイリン，シトレオピリジンなどが知られている．

シトリニンは，タイ産黄変米から分離された P. citrinum が産生するカビ毒で，実験動物に強い腎毒性を示す．また P. viridicatum はシトリニンとオクラトキシン A をともに産生することがある．ハト麦，ソバ粉，ライ麦粉からの検出例があるが，検出頻度は非常に低く，その量もきわめて少ない．

シクロクロロチン，ルテオスカイリンは，エジプト産黄変米から分離された P. islandicum が産生し，肝障害を特徴とする．

シトレオピリジンは，台湾産黄変米から分離された P. citreo-viride が産生するカビ毒で，動物実験でヒトの衝心脚気(しょうしんかっけ)(劇症型脚気)に似た症状が認められる．

(2) パツリン

パツリン(patulin)はペニシリウム属やアスペルギルス属などのカビによって産生されるカビ毒で，腐敗リンゴやリンゴ果汁にしばしば汚染が認められている(図8.4)．収穫期や貯蔵中のリンゴに傷がつくと，その損傷部からカビが侵入し，果実の中で増殖してパツリンを産生する．したがって，台風などにより地上に落果し土壌に直接ふれた果実は，汚染のリスクが高まる．

毒性については，動物実験で消化管の充血，出血，潰瘍などが認められているが，発がん性は明らかではない(IARC グループ 3)．また，1952(昭和27)年に国内で発生した乳牛の集団中毒死事件の原因物質とされている．わが国では，リンゴジュースなどに規制値が設定されている(表8.2)．

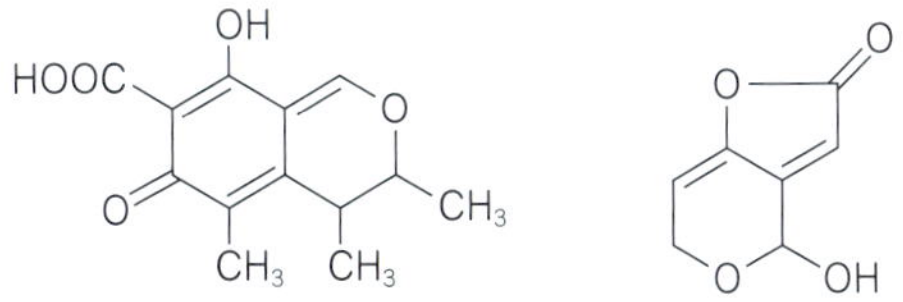

図 8.4 ペニシリウム属のカビが産生する毒素とカビ毒

8.5 麦角アルカロイド

麦角菌(*Claviceps purpurea* など)が小麦やライ麦などの穀物の穂に寄生すると，穀粒の代わりに硬化部位(菌核)が形成される(図8.5)．動物の角に似ていることから麦角と呼ばれるこの菌核には，エルゴタミン，エルゴメトリンなどの有毒成分が含まれ，麦角アルカロイド(ergot alkaloid)と総称される(図8.6)．

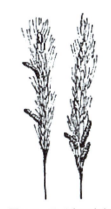

図 8.5 ライ麦の麦角

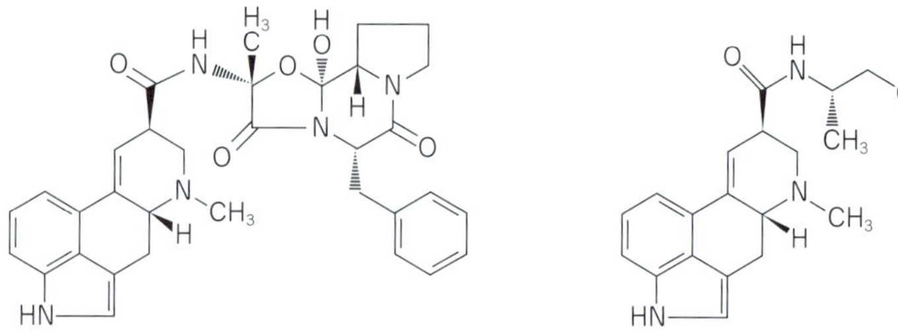

エルゴタミン　　　　　　　　　エルゴメトリン

図 8.6　麦角アルカロイド

　麦角菌はとくにライ麦にしばしば寄生し，ヨーロッパなどのライ麦パンを食する地域では古くから麦角アルカロイドによる重篤な中毒症が頻発した．麦角中毒は，四肢が火で焼かれたような痛みを生じ，"聖火病"あるいは"聖アントニーの火"と呼ばれ恐れられていた．急性中毒では感覚異常，痙攣，幻覚などの症状を示し，妊婦には流産や早産を引き起こす．慢性中毒では，血管収縮により末梢の血液循環が悪くなり，手足に壊疽を起こす．

　近年，ヒトの麦角中毒はほとんどみられなくなったが，家畜では多数発生している．なお，エルゴタミンは血管収縮作用を示すため片頭痛治療薬として，エルゴメトリンは子宮収縮作用があり，陣痛促進や分娩後の子宮出血の予防・治療に利用されている．

■出題傾向と対策■
おもなカビ毒について，産生菌，汚染食品，毒性，規制値などを理解しておこう．

練習問題

次の文を読み，正しいものには○，誤っているものには×をつけなさい．

(1) マイコトキシンは，食品を汚染した細菌が産生する．
(2) アフラトキシン B_1 は，おもに牛肉で検出されている．
(3) アフラトキシン類は，85℃の加熱により分解することができる．
(4) デオキシニバレノールは，コムギに規格基準が設定されている．
(5) フモニシンは，トウモロコシから高頻度で検出される．
(6) ゼアラレノンは，発がん作用を有する．
(7) パツリンは，柑橘類での汚染が知られている．

9 食品の変質

9.1 食品の変質とは

食品中のタンパク質，脂質，糖質やその他の成分は，温度，酸素(O_2)，光，酵素や微生物などにより変化し，風味が変わったり食べられなくなったりすることがある．この現象を変質という．この中で，おもにタンパク質が微生物によって分解し変質していく現象を腐敗といい，脂質が分解し変質していく現象を変敗あるいは酸敗という．

実際の食品中では，これらの変化が同時あるいは前後して進むため，それぞれを区別することは難しい．

9.2 腐敗
(1) 腐敗の進行

動物肉や魚肉は死後一定時間を過ぎると硬くなり，死後硬直が起こる．これは，筋肉中のATPが分解して筋肉が弛緩できず，収縮してしまうことによる．ATPは時間とともに次のように分解していく．

$$ATP \rightarrow ADP \rightarrow AMP \rightarrow \underset{(イノシン酸)}{IMP} \rightarrow \underset{(イノシン)}{HxR} \rightarrow \underset{(ヒポキサンチン)}{Hx}$$

死後しばらくして増えてくるイノシン酸は，うま味の成分で肉独特の風味が備わる．その後は苦味を呈するイノシンやヒポキサンチンが増えていく．

また，死により酸素が供給されなくなるため，グリコーゲンの分解，すなわち解糖系が進行し乳酸が蓄積することによりpHが低下して酸性となる．pHの低下により保水性が悪くなり水や肉汁がでる．

同時に，タンパク質はタンパク質分解酵素(プロテアーゼ)などの作用により自己消化されてアミノ酸にまで分解され，pHは上昇に転じる．グルタミン酸などのうま味成分が生成され(熟成)，また適度に軟らかくなり食べ頃となる．さらに時間が経過すると，栄養成分の多い肉汁がでるため腐敗細菌などの微生物が増殖し，分解・腐敗が進み，初期腐敗の段階に入る．

Plus One Point
発酵

発酵も，腐敗と同じく食品中の有機物が微生物の作用により変化していく現象であるが，変化により生じた産物がヒトにとって有用な産物である場合に，腐敗と区別して発酵という．ヨーグルトや酒のように糖類が分解されて乳酸やアルコールが生成される場合や，みそや納豆のようにタンパク質が分解されてうま味成分が生成される場合などがある．

Plus One Point
熟成

一般に食品は新鮮なほどよいと考えられているが，動物肉の場合は比較的長い熟成期間を経て食べ頃となる．熟成に必要な時間は冷蔵した場合，牛肉で8～12日，豚肉で3～5日，鶏肉は短く半日～1日といわれている．魚肉は，組織が軟らかいため鮮度低下が早く進み，一般に数時間から1日以内が食べ頃となる．近年，「熟成肉」がブームとなっているが，定義が明確でなく品質を保証する基準もないため，農水省は製造方法などのルール作りに取り組み始めている．

（2）腐敗に影響する因子

腐敗に影響する因子として，水分活性，温度，pHなどがあるが，すべて微生物の増殖条件に関係している．

（a）水分活性

細菌やカビなどの微生物の増殖には水分が必須である．食品中の水分には，タンパク質や糖質などと結合・吸着している結合水と，遊離して自由に運動している自由水がある．微生物が利用できるのは自由水のみである．つまり，自由水の量が腐敗に影響することになる．食品中の自由水の量を水分活性（Aw）といい，以下の式で表される．

$$水分活性（Aw） = 食品の蒸気圧（P） \div 純水の蒸気圧（P_0）$$

純水の水分活性は1であり，食品の水分活性は0～1の値をとる．一般に，細菌は水分活性が0.9以上，酵母は0.87以上，カビは0.80以上で増殖が盛んとなり，水分活性0.6以下では微生物は増殖しにくい（図9.1）．生鮮食品は水分活性が高く，クッキーやチョコレートなどの乾燥食品の水分活性は低い．ジャムや佃煮などの砂糖や食塩を多く含む食品は，水分含量は低くはないが水分活性は0.75～0.85とやや低い．一般に，水分活性が0.65～0.85で，水分が20～40％の食品を中間水分食品という．

（b）温度とpH

一般に，細菌の増殖に適する最適温度は15～40℃，酵母やカビは30℃前後である．多くの場合10℃以下では増殖が抑制されるが，ボツリヌス菌E型のように3℃でも増殖するものも知られている．

最適pHは，細菌は中性付近（pH6～8）だが，酵母やカビはやや酸性で，酵

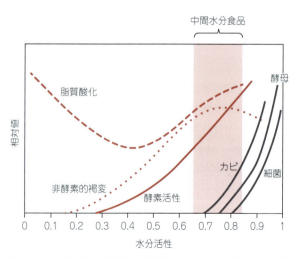

図9.1 水分活性と微生物の増殖および食品の変質との関係
高橋 勇，調理科学，7(1)，12(1974)．第12図より改変．

母で pH 5～6, カビで pH 4.5～5.5 付近である. 多くの細菌は, pH 5 以下では増殖しにくい.

(3) 腐敗により生成する物質

タンパク質はプロテアーゼによりアミノ酸に分解され, さらに腐敗細菌の作用によりアミノ酸からさまざまな物質が生成する. それらには, アンモニアや硫化水素などの腐敗臭を放つもの, ヒスタミンなどの生理活性物質などがある.

(a) 悪臭に関連する物質

アミノ酸から脱アミノ反応によりアンモニア(NH_3)や有機酸が生じる. 含硫アミノ酸が分解すると硫化水素(H_2S)やメルカプタン(R-SH)が生成する. トリプトファンからは, スカトールやインドールが生成し, ひどい腐敗臭のもとになる.

魚介類に多く含まれるトリメチルアミンオキシドは, 還元されてトリメチルアミンを生成し, 魚の生臭さの原因となる. サメやエイなどに多い尿素は, ウレアーゼによりアンモニアとなる(図 9.2).

(b) 生理活性物質

脱炭酸反応により, 各アミノ酸からさまざまな生理活性物質が生成する(図 9.3).

Plus One Point

スカトールとインドール

スカトールとインドールは腐敗臭の原因物質であるが, 非常に低濃度の場合は香水のような香りとなることが知られている.

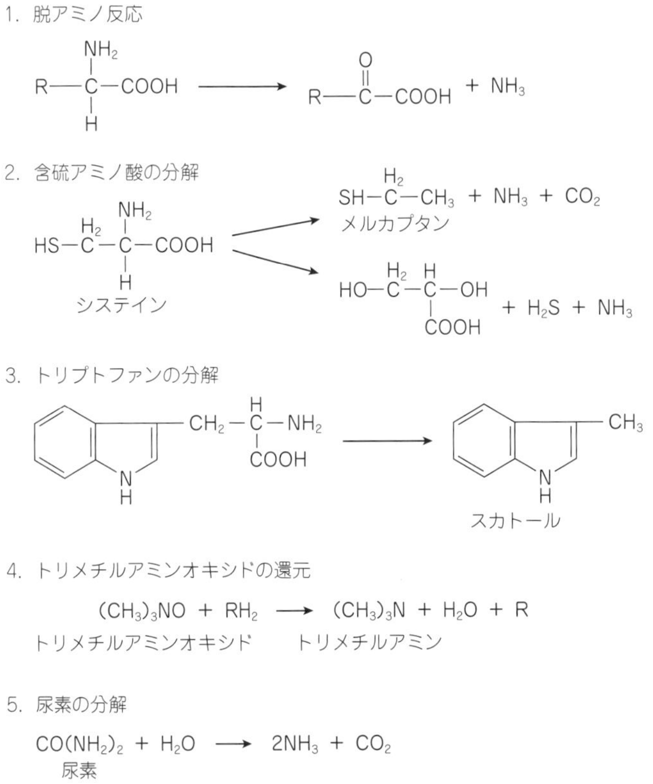

1. 脱アミノ反応

$$R-\underset{H}{\underset{|}{\overset{NH_2}{\overset{|}{C}}}}-COOH \longrightarrow R-\overset{O}{\overset{\|}{C}}-COOH + NH_3$$

2. 含硫アミノ酸の分解

$$HS-\underset{H_2}{C}-\underset{H}{\overset{NH_2}{\overset{|}{C}}}-COOH \begin{array}{l} \nearrow SH-\underset{H_2}{C}-CH_3 + NH_3 + CO_2 \quad \text{メルカプタン} \\ \searrow HO-\underset{H_2}{C}-\underset{COOH}{\overset{H}{\overset{|}{C}}}-OH + H_2S + NH_3 \end{array}$$

システイン

3. トリプトファンの分解

インドール環-CH_2-$\overset{NH_2}{\overset{|}{C}}$-COOH → インドール環-$CH_3$ (スカトール) + NH_3 + CO_2 → インドール

4. トリメチルアミンオキシドの還元

$$(CH_3)_3NO + RH_2 \longrightarrow (CH_3)_3N + H_2O + R$$
トリメチルアミンオキシド　　トリメチルアミン

5. 尿素の分解

$$CO(NH_2)_2 + H_2O \longrightarrow 2NH_3 + CO_2$$
尿素

図 9.2　腐敗により生じる悪臭関連物質

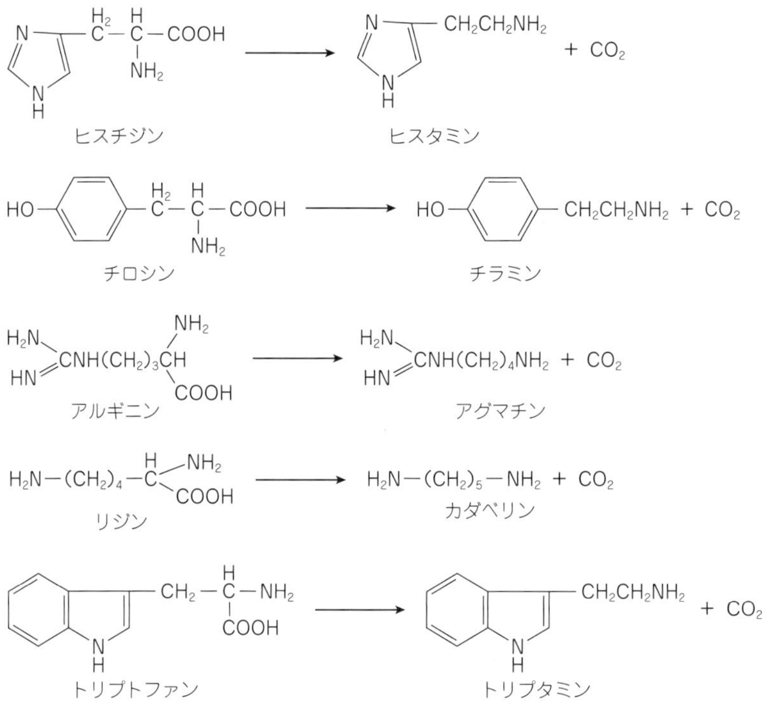

図9.3 脱炭酸反応により産生される生理活性物質

　ヒスチジンからは，アレルギー様食中毒の原因となるヒスタミンが生じる．アレルギー様食中毒は，小麦や乳製品などに含まれるアレルゲンを摂取することにより引き起こされる食物アレルギーとは異なり，食品中で生成したヒスタミンを直接摂取することによるもので，魚の干物やみりん干しなどを食べた後，顔面や全身の紅潮，じんま疹，頭痛，発熱，下痢などのアレルギー症状に似た症状を引き起こすことがある．サンマ，アジ，カツオ，ブリ，マグロ，サバ，イワシなど赤身の魚は，とくに血合肉の部分にヒスチジンを多く含む．

　魚の保存や加工の間に腐敗細菌(モルガン菌, *Morganella morganii* など)によりヒスチジンからヒスタミンが生じる．ヒスタミンは加熱調理などでは分解しないため，予防のためには新鮮な魚介類の摂取や，食品製造工程における衛生管理が重要である．白身の魚や畜肉類にはヒスチジン含量が少ない．

　その他，脱炭酸反応によりチロシンからチラミン，アルギニンからアグマチン，リシン(リジン)からカダベリン，トリプトファンからトリプタミンが生成する．

（4）鮮度・腐敗の判定法

　食品が腐敗すると，悪臭が生じ，みた目でも食べられないことがわかるため，明らかに腐敗した食品を摂取することは通常はありえない．そこで，実際に食品衛生上問題となるのは，目にみえて腐敗しているわけではないが，腐敗が始まっている初期腐敗を判定することである．

腐敗の判定法としては，五感を用いる官能試験，生菌数の測定，上記で説明したような腐敗により生成する物質の測定などがある．鮮度の定義は明確ではなく，鮮度低下と初期腐敗とは必ずしも一致しないが，鮮度と腐敗は逆の関係であり，とくに魚介類では鮮度判定が品質の判定に重要である．

（a）官能試験

臭気，色，味，弾力性，柔軟性などを人間の感覚により判定する．客観性には欠けるが，味や臭気などでは機器測定よりも感度の高い場合もある．

（b）生菌数の測定

一般に生菌数が 10^8/g 以上で異常といわれている．とくに米飯では，この値を超えていると初期腐敗と判定できる．しかし，実際には食品ごとで腐敗時の生菌数は異なることが知られている．また食品によっては食品中の細菌を正確に検出できない場合もある．さらに細菌の培養に時間がかかるなど実用的とはいえない．しかし，近年は培養によらない測定方法の開発が進んでいる．

（c）化学的試験

① 不揮発性アミン類

ヒスタミンが 3～10 mg/100 g で，アレルギー様食中毒を起こす危険性がある．しかし個人差が大きいことに注意する必要がある．わが国では食品中の値について規制値はない．不揮発性アミン類の量は変質の程度とは必ずしも一致せず，赤身の魚などに限定した場合の鮮度判定の指標である．

② 揮発性塩基窒素(VBN, volatile basic nitrogen)

アンモニアやトリメチルアミンなどの揮発性塩基窒素の量で腐敗・鮮度を判定することが，広く行われている．VBN として，30～40 mg/100g で初期腐敗と判定され，5～10 mg/100g ではきわめて新鮮とされる．トリメチルアミンは，新鮮時にはほぼ 0 であるため，とくに魚介類の初期腐敗の判定に有効とされ，4～6 mg/100g で初期腐敗と判定される．

しかし，サメやエイなど尿素やトリメチルアミンを多く含むものは，新鮮でも VBN が高くなる．

③ K 値

「(1)腐敗の進行」(p.97 参照)でふれたように，動物の死後 ATP は段階的に分解していく．新鮮なほど ATP，ADP，AMP，IMP(イノシン酸)が多く，新鮮でなくなれば HxR(イノシン)と Hx(ヒポキサンチン)が増えてくる．そこで，ATP と ATP 分解物の総量に対する HxR と Hx の割合を以下の K 値として求めることが行われている．この分解には微生物は関与しないので，初期腐敗というよりは鮮度の指標といえ，とくに魚介類の鮮度判定によく用いられている．

$$K 値(\%) = \frac{HxR + Hx}{ATP + ADP + AMP + IMP + HxR + Hx} \times 100$$

K 値は 20％ぐらいまでが鮮度良好で，刺身などの生食に適している．60％

を超えると鮮度がかなり落ちているといえる．40～60％がかまぼこの原料に使える．

9.3　食品成分（油脂）の酸化

食品中の油脂は，酸素により酸化されて分解や重合を起こし，色の変化，粘度の上昇，味の低下，不快な臭いなどをもたらす．また分解物の中には有害なものもある．この変化を変敗あるいは酸敗という．

油脂の変敗は，油脂中の不飽和脂肪酸が自動酸化されることによるため，油脂中にリノール酸（linoleic acid）などの二重結合を多く含む多価不飽和脂肪酸が含まれていると変質しやすい．油脂の自動酸化は，熱，光，放射線，金属イオンなどにより促進され，低温，遮光や酸素を除くことにより抑制される．また水分量も酸化に影響し，水分活性が0.4付近で最も酸化が起こりにくくなるが，それより低くても高くても酸化が起こりやすくなる（図9.1）．

リノール酸の構造

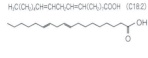

（1）油脂の自動酸化

油脂の自動酸化は次のように連続的なラジカル反応として進む（図9.4）．

① 何らかの活性種（OHラジカルやその他のラジカルなど）により二重結合に挟まれた活性メチレン基から水素が引き抜かれて，フリーラジカルといわれる脂肪酸ラジカルとなる（開始反応）．

② ラジカルと二重結合が移動して共役二重結合が形成される．

③ ラジカルに酸素が付加し，不安定なペルオキシラジカルとなる．

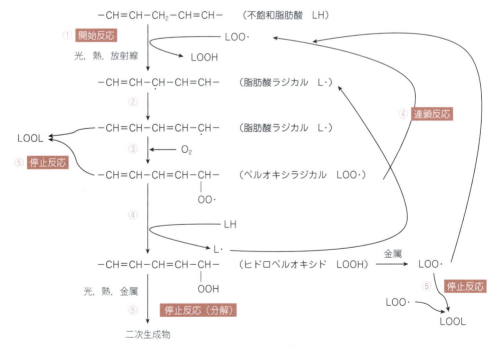

図9.4　不飽和脂肪酸の自動酸化

④ これが他の不飽和脂肪酸から水素を引き抜き、比較的安定なヒドロペルオキシド（過酸化物）となる．水素を引き抜かれた不飽和脂肪酸は、あらたな脂肪酸ラジカルとなり②以降の反応が急速に進む(連鎖反応)．また、ヒドロペルオキシドも金属イオンなどにより、再びペルオキシラジカルとなり、連鎖反応を引き起こす．

⑤ ペルオキシラジカル同士、あるいはペルオキシラジカルと脂肪酸ラジカルとの反応によりラジカルが消え、反応が停止する(停止反応)．一方、ヒドロペルオキシドは徐々に分解して、エポキシド、アルコール、アルデヒドやケトン、重合体、低級脂肪酸などの二次生成物が生じる．

自動酸化に最も重要な因子は酸素だが、光(とくに紫外線)、放射線や熱によりラジカルの生成は促進される．ヒドロペルオキシドはとくに鉄や銅などの遷移金属イオンが存在すると分解されやすく、自動酸化が促進される．

（2）脂質の変質試験：変敗・酸敗の判定法

油脂は変質に伴いさまざまな物質に変化するため、これらの物質を測定することにより変敗の程度を判定することができる．変敗の過程は時間を経るにつれ複雑となるため、変敗過程で生じる物質を複数測定して、変敗のどの段階にあるかを判定する(表9.1、図9.5)．

（a）酸価(AV)

酸価は遊離脂肪酸の量を示し、変敗に伴い上昇する．油脂とは、おもに中性脂肪（トリアシルグリセロール）のことで、グリセロール1分子に3分子の脂肪酸が結合している．油脂の分解により脂肪酸が遊離してくるので、これを測定する．食品衛生法において、即席めん類（めんを油脂で処理したもの）は、酸価が3を超えてはならないとされている．

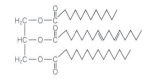

中性脂肪（トリアシルグリセロール）の構造

表9.1 脂質の変質試験法

変質試験	意味	測定方法	変化
酸価(AV)	遊離脂肪酸の量	1gの油脂中の遊離脂肪酸を中和するのに要するKOH(水酸化カリウム)のmg数で表す	変敗に伴い上昇
ヨウ素価(IV)	不飽和脂肪酸(二重結合)の量	油脂100gに吸収されるヨウ素のg数で表す	変敗に伴い減少
過酸化物価(POV)	脂質過酸化物の量 ヒドロペルオキシド	油脂1kgによってKI(ヨウ化カリウム)から遊離されるヨウ素のミリ当量数で表す	変敗の早期に上昇し、その後しだいに減少する
カルボニル価(CV)	二次生成物のうちカルボニル化合物の量	2,4-ジニトロフェニルヒドラジンと反応させたときの油脂1gあたりの440 nmにおける吸光度で表す	変敗に伴い上昇
チオバルビツール酸価	二次生成物のうち、マロンアルデヒドなどの量	油脂1gをTBAと反応させて生じる赤色色素のμmol数で表す	変敗に伴い上昇

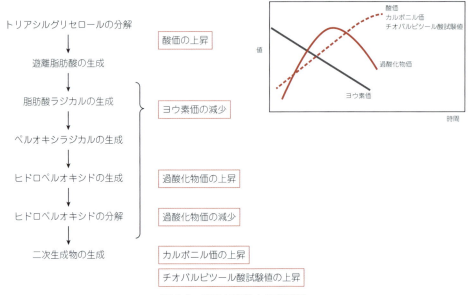

```
トリアシルグリセロールの分解
        ↓
    遊離脂肪酸の生成        酸価の上昇
        ↓
    脂肪酸ラジカルの生成  ⎫
        ↓                ⎬  ヨウ素価の減少
    ペルオキシラジカルの生成 ⎪
        ↓                ⎪
    ヒドロペルオキシドの生成 ⎪  過酸化物価の上昇
        ↓                ⎬
    ヒドロペルオキシドの分解 ⎪  過酸化物価の減少
        ↓                ⎭
    二次生成物の生成        カルボニル価の上昇
                         チオバルビツール酸試験値の上昇
```

図 9.5 脂質の酸化と変質試験

（b） ヨウ素価（IV）

ヨウ素価は不飽和脂肪酸の量（二重結合の量）を示す．不飽和脂肪酸は，変敗に伴い酸化されて減少するため，ヨウ素価は減少する．

（c） 過酸化物価（POV）

過酸化物価は過酸化物（ヒドロペルオキシドなど）の量を示す．変敗の初期には不飽和脂肪酸から生成するため増加するが，徐々に分解されるため変敗が進むと減少する．食品衛生法において，即席めん類は，過酸化物価が30を超えてはならないとされている．

（d） カルボニル価（CV）

カルボニル価はカルボニル化合物の量を示し，変敗に伴い上昇する．油脂の変敗で生成した過酸化物（ヒドロペルオキシドなど）は，分解してケトンやアルデヒドなどの二次生成物に変化するので，これらのカルボニル化合物を測定する．

（e） チオバルビツール酸価

チオバルビツール酸試験値はマロンアルデヒドなどの量を示し，変敗に伴い上昇する．二次生成物の中で，とくにマロンアルデヒドなどをチオバルビツール酸（TBA）と反応させて生じる赤色色素の量として求める．

9.4 食品の変質の防止法

食品の変質は，さまざまな要因によって起こり，その変質過程には特徴がある．したがって，食品の変質を防ぐためには変質要因に応じた方法を取る必要がある．

ヨウ素価

ヨウ素価は二重結合の量を示すため，新鮮な油脂でも不飽和度の高い油脂ほど高くなる．そこで，もとの油脂との比較により変質を評価する．また，ヨウ素価が高い油脂ほど，油脂に含まれる不飽和脂肪酸が多いため変敗しやすい．そこでヨウ素価により油脂を分類することができ，低い方から不乾性油（90以下，オリーブ油やヤシ油など），半乾性油（90〜130，ナタネ油，ゴマ油など），乾性油（130以上，アマニ油など）という．

即席めん類の成分規格

即席めん類（めんを油脂で処理したものに限る）の成分規格〔食品，添加物等の規格基準（昭和34年厚生省告示）〕
即席めん類は，めんに含まれる油脂の酸価が3を超え，又は過酸化物価が30を超えるものであってはならない．

(1) 腐敗の防止法

腐敗を防ぐために最も重要なことは微生物の増殖を抑えることである．つまり，微生物の増殖に適さない条件にすることが，腐敗の防止につながる．防止法には物理的原理に基づく方法と化学的原理に基づく方法がある（表9.2）．おもな方法を以下に述べる．

(a) 水分活性の低下

乾燥法や凍結乾燥法は，自由水を直接低下させて水分活性を下げる方法である．塩蔵法(塩漬け)や糖蔵法(糖漬け)は，水分含量は多いが砂糖や食塩の溶解に自由水が使われて水分活性を下げるとともに，浸透圧の上昇により微生物の増殖を抑制する方法である．水分活性を0.9にするためには，砂糖で55％前後，食塩で10％以上の濃度にする必要がある．

近年，生活習慣病予防のために低塩，低糖度の食品が求められるようになってきており，そのような食品は長期保存には適さない．また，好塩菌など食塩に耐性をもつ菌も存在するため注意が必要である．

(b) 温度やpHの低下

低温にすることにより微生物の増殖を抑えることができる．しかし，冷蔵(0℃前後〜10℃)では，微生物は死滅せずゆっくりと増殖するため長期保存はできない．冷凍(−10℃以下)では，微生物の増殖はほぼみられないので長期保存ができるが，解凍後は凍結融解による細胞破壊も加わって，むしろ腐敗が進行しやすいので注意が必要である．野菜類はとくに冷凍に弱く品質低下が起きやすいため，凍結する前に**ブランチング**という加熱処理を行うことがある．これにより冷凍時の細胞破壊を防ぎ，食品中の酵素を失活させることができる．

また食品によっては，チルド保存(0℃付近)やパーシャルフリージング保存(−3℃〜−5℃付近)など，食品の品質を保ちながら比較的長期保存できる方法も用いられている．冷凍では，自由水の凍結により水分活性も低下するので保存性が高まる．食品衛生法では，魚肉練り製品，食肉および鯨肉，生食用か

冷凍食品の保存基準
〔食品，添加物等の規格基準(昭和34年厚生省告示)〕
冷凍食品は，これを−15℃以下で保存しなければならない．
(社)日本冷凍食品協会では，自主的取扱基準として保存温度を−18℃以下に定めている．

表9.2 腐敗の防止法

物理的原理に基づく防止法	原理	
1. 乾燥法，凍結乾燥法	水分活性の低下	自由水を直接除去する
2. 冷蔵法，冷凍法	微生物の増殖条件以下に温度を下げる	静菌状態．冷凍でも死滅はしない
3. 加熱殺菌法	加熱により直接殺菌する	変質にかかわる酵素の失活も加わる
4. 紫外線照射法	紫外線(260 nm付近)による殺菌	健康障害の可能性がある．カビには効果が弱い
5. 放射線照射法	^{60}Co(ガンマ線)による発芽防止	ジャガイモの発芽防止のみ
6. 真空保存法	酸素の除去	嫌気性微生物に注意
化学的原理に基づく防止法	原理	
1. 塩蔵法，糖蔵法	水分活性の低下	浸透圧も関与
2. 酢漬け法	微生物の増殖条件以下にpHを下げる	
3. 食品添加物の使用	保存料，防カビ剤，殺菌料	対象食品は限定されている
4. 燻煙法	燻煙中のアルデヒド類などの抗菌作用	風味も加わる

き，ゆでだこ，牛乳・乳製品などは 10 ℃以下，冷凍製品は −15 ℃以下で保存しなければならないとされている．

食品の pH を下げる酢漬けなどでは一般細菌の増殖が抑制されるので，腐敗の防止になる．

（c）加熱

加熱することで細菌を死滅させることができる．同時に食品中の酵素が失活するので保存性が高まる．一般に細菌は，70 ℃，30 分の加熱で死滅するが，耐熱性の芽胞細菌の場合には，120 ℃，15 分以上の加熱が必要である．食品によっては，加熱により品質低下を招くことがあるため，さまざまな滅菌法が工夫されている．

牛乳の場合は，食品衛生法に基づく「乳及び乳製品の成分規格等に関する省令」（乳等省令）で，「保持式により 63 ℃で 30 分間加熱殺菌するか，又はこれと同等以上の殺菌効果を有する方法で加熱滅菌すること」とされており，おもに超高温瞬間殺菌法（120 〜 150 ℃で 1 〜 3 秒間，UHT 法）が用いられている．

牛乳の殺菌法

温度	時間	名称
63 〜 65 ℃	30 分	低温殺菌法（LTLT 法）
75 ℃以上	15 分以上	高温保持殺菌法（HTLT 法）
72 ℃以上	15 秒以上	高温短時間殺菌法（HTST 法）
120 〜 150 ℃	1 〜 3 秒	超高温瞬間殺菌法（UHT 法）

＊ロングライフ牛乳（LL 牛乳）は，135 〜 150 ℃，1 〜 4 秒間の加熱処理後，無菌充填されたもので，未開封で 2 〜 3 か月常温で保存可能である．

（d）食品添加物の使用

食品の保存を目的として，食品衛生法により保存料，防カビ剤，殺菌料の使用が対象食品を限定して許可されている．

（e）紫外線や放射線の照射

波長 260 nm 付近の紫外線（UVC）には強い殺菌力があるが，その効果は表面に限定される．また皮膚障害や角膜障害など，ヒトへの危険性もあるため使用には注意が必要である．現在，紫外線は工場の空気殺菌，器具や包装の表面殺菌，水の殺菌などに利用されている．

放射線には殺菌作用があるが，わが国では，ジャガイモの発芽防止にコバルト 60（^{60}Co）によるガンマ線照射のみが許可されている．

（f）その他

燻煙処理は，乾燥させた肉や魚介類などを薪の煙でいぶす方法であり，煙中のアルデヒド類，フェノール類，有機酸などの抗菌作用による保存効果を目的とするが，同時にそれらの成分による特有の風味が加わり嗜好性を高めている．

真空保存は，空気を抜いて密封保存する方法であり，好気性微生物の増殖を防ぐことができる．しかし，密封前に嫌気性微生物（ボツリヌス菌など）に汚染されないように注意することが必要である．

（2）油脂の変敗の防止法

油脂は，「9.3（1）油脂の自動酸化」（p.102 参照）で述べたような自動酸化により変敗する．油脂の変敗を防止するためには，この自動酸化の機序に応じた対策が必要となる．

① 油脂の変敗は，ラジカルの生成から始まるので，ラジカルの生成を抑制する．つまり，ラジカル生成を促進する因子である酸素や光，熱を除くために，真空包装や脱酸素剤の使用，遮光，冷蔵などを行う．

② 生成したラジカルが連鎖反応を起こすので，ラジカルを消去する．そのためには，食品添加物として許可されている酸化防止剤を使用する．また，水分活性も酸化に影響し，水分活性が 0.4 付近で最も酸化されにくく，水分活性が低すぎても高すぎても酸化は起こりやすい（図 9.1）．

9.5 トランス型不飽和脂肪酸（トランス脂肪酸）

不飽和脂肪酸は，その二重結合の炭素に結合している 2 つの水素の配置により，シス型とトランス型がある（図 9.6）．二重結合に対して同じ側に水素があるものをシス型，互いに反対側にあるものをトランス型という．一般に天然の不飽和脂肪酸はシス型であり，折れ曲がり構造をとるため脂肪酸分子が集まりにくく室温で液体となる．一方，飽和脂肪酸は直線状の構造を取り，脂肪酸分子が集まり室温で固体となる．

トランス型は，構造的に安定で直線状となり，飽和脂肪酸と似た立体構造を取る．トランス脂肪酸は，おもに硬化油，肉類や乳製品，精製油に含まれる．コーデックス委員会では，「トランス型の二重結合であっても，それが共役二重結合のみとなっている脂肪酸は，トランス脂肪酸には含めない」と定義している．つまり，共役二重結合の部位以外に，トランス型の不飽和結合を 1 つ以上有する脂肪酸を**トランス脂肪酸**という．

食品中のトランス脂肪酸含有量を表 9.3 に示す．食用油脂の加工において，不飽和脂肪酸に水素を添加して二重結合を減らすことで，融点を上げ，流動性の低下や，固体化など油脂の性質を変えることが行われている．このように加工された油脂を**硬化油**という．この水素添加の過程で，一部の二重結合がシス

コーデックス委員会（Codex Alimentarius Commission）WHO（世界保健機関）と FAO（国連食糧農業機関）が 1963（昭和 38）年に合同で設立した国際政府間組織で，食品の国際規格やガイドラインを策定している．ここで策定された規格は一般にコーデックス規格といわれている．第 2 章も参照．

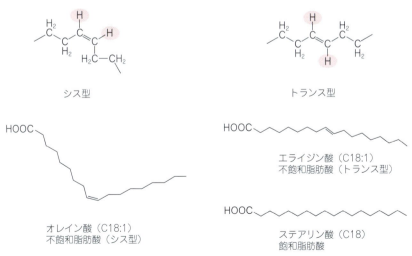

図 9.6 トランス脂肪酸の構造
農業・食品産業技術総合研究機構 HP より改変．

表9.3 トランス脂肪酸含有量(国内の食品)

食品	トランス脂肪酸(g/100 g)
ショートニング	13.6(1.15〜31.2)
マーガリン,ファットスプレッド	7.00(0.36〜13.5)
クリーム類	3.02(0.01〜12.5)
バター	1.95(1.71〜2.21)
ビスケット類	1.80(0.04〜7.28)
食用調合油など	1.40(－〜2.78)
ラード,牛脂	1.37(0.64〜2.70)
マヨネーズ	1.24(0.49〜1.65)
チーズ	0.83(0.48〜1.46)

* 値は平均値(最小〜最大).
* 食品安全委員会ファクトシート(H.22.12.6)より改変.

型からトランス型に変化し,トランス脂肪酸(エライジン酸など)が生成する.そのため,硬化処理されたマーガリンやショートニングなどに多く含まれる.食用油脂の精製過程でも,ごく微量のトランス脂肪酸が生成する.ウシなどの反芻動物は胃内に共存する微生物の働きによりトランス脂肪酸(バクセン酸など)が生成し,牛肉や乳製品には数%含まれている.

トランス脂肪酸の作用には不明確なことも多いが,近年,血中LDLの増加と血中HDLの低下を起こすこと,多量に摂取すると動脈硬化など心疾患のリスクを高めることが報告されている.そこで,FAO/WHOは1日あたりの摂取量を摂取エネルギー量の1%未満とすることを勧告しており,欧米では表示の義務化や含量の規制などが行われている.わが国の調査では,平均0.4〜1.7 g/日(エネルギー比0.2〜0.75%)の摂取量と,欧米に比して比較的少ないとされている.しかし,菓子類の摂取が多い女性ではエネルギー比1%以上の場合もあることが報告されており,食習慣により摂取量が増えることが懸念される.2011(平成23)年に消費者庁が「トランス脂肪酸の情報開示に関する指針」を出したが,表示の義務化には至っていない.

9.6 食品成分の変化により生ずる有害物質

食品成分は,加熱や食品中に含まれる他の成分との反応などにより,さまざまな物質に変化する.それらの中には嗜好性を向上させるものもあるが,発がん性物質などの有害物質もある.

(1) 褐変により生ずる物質
(a) アミノカルボニル反応(メイラード反応):非酵素的褐変

アミノカルボニル反応とは,アミノ酸,ペプチドやタンパク質などのアミノ化合物と還元糖などのカルボニル化合物の反応をいい,数段階の反応を経てメラノイジンを生成し褐変する(図9.7).加熱により進行しやすいが,比較的低温でも反応は起きる(p.111,コラム参照).また,水分活性も反応に影響し,水分活性が0.7付近で最も起こりやすく,低いと起こりにくい(図9.1).アミ

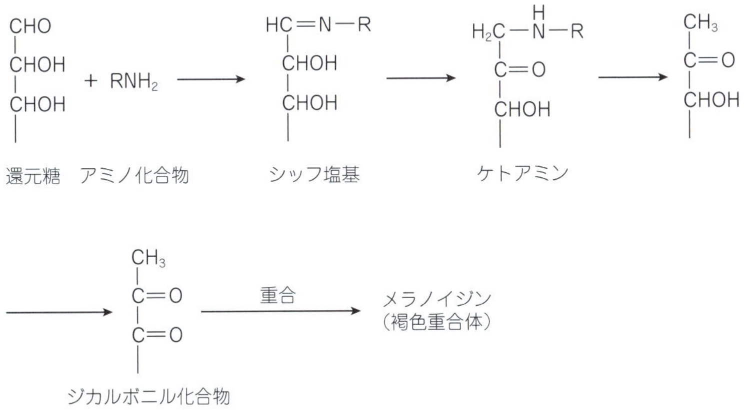

9.6 食品成分の変化により生ずる有害物質

図9.7 アミノカルボニル反応によるメラノイジンの生成

ノカルボニル反応は，パン，みそやしょうゆなどの嗜好性を高めるが，タンパク質の栄養価の減少など食品の劣化をもたらすこともある．

近年問題となっているのが，ポテトチップスなどの加工食品に有害なアクリルアミド(2-プロペンアミド)が多く含まれていることである．アスパラギン(ジャガイモなどに多い)と還元糖を120℃以上で加熱するとアミノカルボニル反応を起こし，アクリルアミドが生成するといわれており，ジャガイモの加工食品であるポテトチップスやフライドポテトなどに多く含まれるが，コーンスナックや焙煎したコーヒー豆などにも検出されている．アクリルアミドは神経毒であり，発がん性があることも知られているため，世界的に低減の努力が進められている．

アミノカルボニル反応の副反応として，ストレッカー分解が起こることが知られている．アミノカルボニル反応中間体のジカルボニル化合物とアミノ酸が反応して，ピラジン類を生じる．ピラジン類は，ビーフステーキやトーストなどの加熱した食品特有の香気成分である．

(b) 酵素が関与する褐変反応

リンゴやバナナなどに含まれるポリフェノール化合物(クロロゲン酸や没食子酸など)は，食品中のポリフェノールオキシダーゼにより酸化されて，メラニン色素を生成し褐変する(図9.8)．酵素的褐変は品質低下ももたらすが，紅茶やウーロン茶などはこれを利用して嗜好性を高めている．切り口を水につけて酸素との接触を避けることや，食塩水などにつけて酵素反応を阻害すること

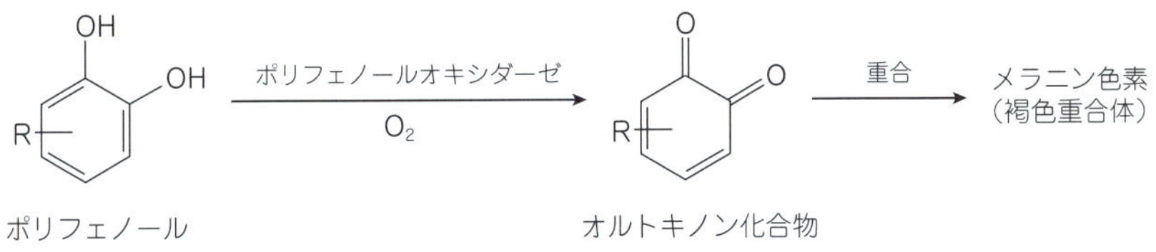

図9.8 ポリフェノールオキシダーゼによるメラニンの生成

アクリルアミドの構造

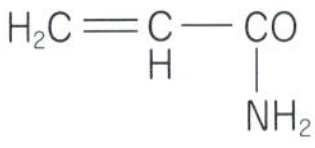

$H_2C=C-CO$
        $|$ $|$
        H NH_2

カラメル化

糖類の水溶液を150℃～200℃に加熱すると，やがて糖の脱水や分解・重合が起こり褐変する．これをカラメル化という．カラメル化は糖のみの加熱で起こり，アミノカルボニル反応とは異なる反応である．

ベンゾ[a]ピレンの構造

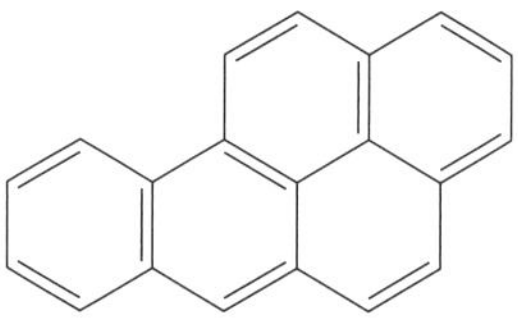

ヘテロサイクリックアミンの構造

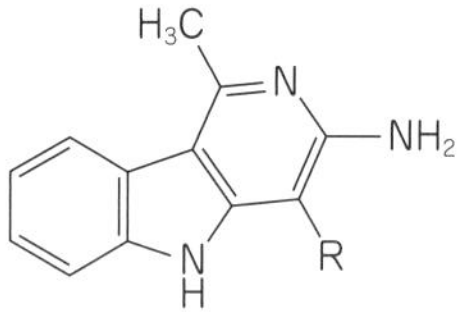

Trp-P-1: R=CH₃
Trp-P-2: R=H

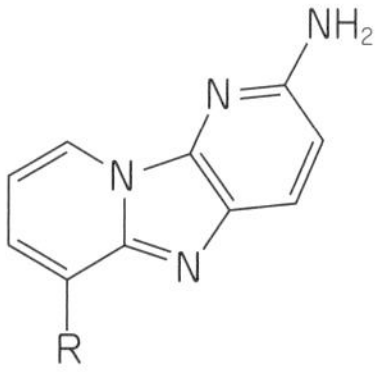

Glu-P-1: R=CH₃
Glu-P-2: R=H

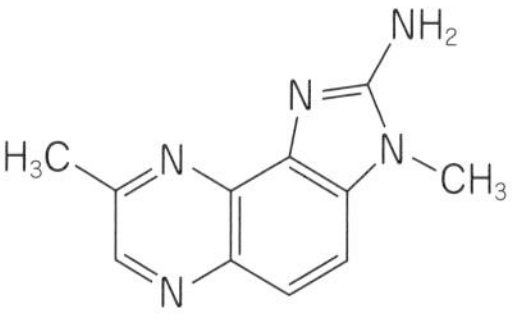

MeIQ

（2）高温加熱により生ずる物質

食品を加熱調理すると，ベンゾ[a]ピレンなどの多環芳香族炭化水素（PAH）やヘテロサイクリックアミン（複素環アミン）などの変異原性・発がん性物質が生成する．多環芳香族炭化水素は，食品を焼くなどの調理過程や乾燥・加熱などで生成されるので，燻製，焼き肉，焼き魚などさまざまな食品に含まれている．

ヘテロサイクリックアミンは，とくにアミノ酸やタンパク質の多い魚肉類を加熱調理したものに多い．ヘテロサイクリックアミンの多くは変異原性・発がん性があることが知られているが，通常の食生活であれば摂取量は多くないと考えられている．

（3）N-ニトロソ化合物の生成

ジメチルアミンなどの第二級アミンと亜硝酸が胃内などの酸性条件下で反応すると，発がん性のあるN-ニトロソ化合物が生成する（図9.9）．第二級アミンは，魚肉や魚卵などに多く存在し，亜硝酸はおもに野菜に含まれる硝酸塩に由来するが，食品添加物の発色剤にも由来する．食品中の硝酸塩は，おもに口腔内細菌により還元されて容易に亜硝酸となる．

N-ニトロソ化合物は薬物代謝酵素により酸化され，その後メチルカルボニウムイオンとなりDNAをメチル化し，発がんに至ると考えられている．

（4）クロロフィルの分解物

葉緑素の成分であるクロロフィルは，クロロフィラーゼの作用により分解してフェオホルバイドaやピロフェオホルバイドaを生じる．これらの物質には光増感作用があり，皮膚表面で酸素を活性酸素（一重項酸素など）に変え，この活性酸素が皮膚を刺激して光過敏性皮膚炎を起こす．アワビの中腸腺や緑葉野菜の漬け物などにはクロロフィルが多く含まれているが，通常の摂取量では問題はないと考えられる．

昭和50年頃に，いわゆる健康食品のクロレラを摂取したことによる皮膚障害が問題となり，その原因物質がフェオホルバイドaであった．この事件後，クロレラ加工品中のフェオホルバイドaについて総量規制がなされている．

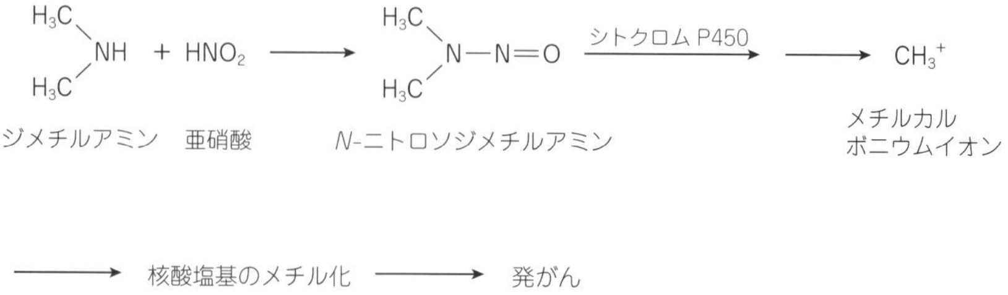

$$\underset{\text{ジメチルアミン}}{(CH_3)_2NH} + \underset{\text{亜硝酸}}{HNO_2} \longrightarrow \underset{\text{N-ニトロソジメチルアミン}}{(CH_3)_2N-N=O} \xrightarrow{\text{シトクロム P450}} \underset{\text{メチルカルボニウムイオン}}{CH_3^+}$$

$\longrightarrow$ 核酸塩基のメチル化 $\longrightarrow$ 発がん

図9.9　ニトロソアミンの生成と代謝活性化

生体内でのアミノカルボニル反応：糖尿病の指標となるグリコヘモグロビン(HbA1c)を生じる

　生体内は約37℃と決して高温ではないが，血液中の糖とヘモグロビンのアミノ基が反応して，グリコヘモグロビン(HbA1c)を生じる．赤血球には寿命があるため，HbA1cの値は過去1〜2か月前の血糖値を反映しており，高血糖状態が続くと高値となりアミノカルボニル反応が進行していたことを示す．正常値は4〜6%である．

　さらに近年，生体内でのアミノカルボニル反応はHbA1c以外にもさまざまな糖化物質(終末糖化産物，AGE)を産生することがわかってきており，糖尿病合併症やその他の疾病の発症や進展にかかわっていることが報告されている．

練 習 問 題

次の文を読み，正しいものには○，誤っているものには×をつけなさい．

(1) 腐敗は，水分活性が低いほど進行しやすい．
(2) 純水の水分活性は，1である．
(3) 自由水が多い食品は，腐敗しやすい．
(4) ヒスタミンは，腐敗によりアルギニンから生じる．
(5) トリメチルアミンオキシドは，魚の生臭さの原因物質である．
(6) 一般に食品中細菌数が10^8/g以上で，初期腐敗と判定される．
(7) トリメチルアミンは，食肉の鮮度判定に用いられる．
(8) K値は，ATPの分解物を定量する．
(9) 脂肪酸の自動酸化は，活性メチレン基の部位から始まる．
(10) 油脂の酸化は，光や金属で促進される． 　　　　　　　　　　　　　　重要
(11) 不飽和脂肪酸の量が多い油脂ほど，酸化されやすい．
(12) 酸価は，変敗の進行に伴い減少する．
(13) 過酸化物価は，変敗の進行に伴い増加し続ける．
(14) 塩蔵保存では，自由水の量が減少する． 　　　　　　　　　　　　　　重要
(15) 冷蔵により，微生物の増殖は完全に停止する．
(16) 酢漬けは，食品のpHを下げることで油脂の変敗を防止する．
(17) 紫外線照射は，ジャガイモの発芽防止に使用されている．
(18) ラジカル捕捉剤は，油脂の変敗防止のために使用される．
(19) 天然に存在する不飽和脂肪酸は，ほとんどシス型である．
(20) トランス脂肪酸とは，不飽和脂肪酸の二重結合がすべてトランス型のものをいう．
(21) トランス脂肪酸は，食用油脂の加工において水素を添加することで生成する． 　重要
(22) 食品中トランス脂肪酸含量の表示は，義務である．
(23) アミノカルボニル反応は，温度が高い方が進みやすい．
(24) HbA1cは，アミノカルボニル反応の産物である．

(25) カラメル色素は，糖とアミノ酸の反応により生成する．

(26) アクリルアミドの生成には，酵素が関与する．

(27) 酵素が関与する褐変反応には酸素は関与しない．

(28) ヘテロサイクリックアミンには，強い変異原性がある．

(29) N-ニトロソアミンの生成は，酸性条件下で促進される．

(30) フェオホルバイドは，ストレッカー分解により生じる．

10 食品添加物

10.1 食品添加物の有用性と安全性
(1) 食品添加物の定義と考え方

　食品衛生法第4条第2項において「添加物とは，食品の製造の過程において又は食品の加工若しくは保存の目的で，食品に添加，混和，浸潤その他の方法によって使用する物」と定義されており，保存料，甘味料，着色料，香料などが該当する(表10.1)．なお，同法では食品添加物を単に添加物と呼ぶ．

　食品添加物の使用により，食品の栄養価の維持・強化，食品の腐敗・変敗・化学変化の防止，食品の嗜好性の増大などの利点を消費者に与えている．一方，これまで食べられてきた食品とは異なるものが多く，ヒトが生涯にわたって摂取するものであるため，安全性の確保には細心の注意を払う必要がある．このため，消費者庁は，食品添加物の安全性を確保するために，内閣府に設置された食品安全委員会の意見を聴き，ヒトの健康を損なうおそれのない場合に限って，その使用を認めている．また，使用が認められた食品添加物について，マーケットバスケット方式による年齢階層別の摂取量調査を実施し，一日摂取許容量(ADI)(後述)の範囲内にあるかどうかを確認し，公表している．さらに，使用が認められた食品添加物であっても安全性の再評価を常に行っており，その結果，発がん性などの毒性が認められた場合，消費者庁に設置された食品衛生基準審議会の意見を聴いた上で，使用が取り消される．

Plus One Point

マーケットバスケット調査
スーパーマーケットなどで売られている食品を購入してその中に含まれている食品添加物量を分析し，その結果に国民健康・栄養調査に基づく国民1人あたりの食品喫食量(食品の種類や量)を乗じて，それらの総和から食品添加物一日摂取量を求める．

表10.1 食品添加物の使用目的による分類

使用目的	食品添加物の種類(用途)
食品の製造・加工に必要，品質の向上	膨張剤，安定剤，糊料，消泡剤，凝固剤，増粘剤，ゲル化剤，乳化剤，品質改良剤，品質保持剤など
食品の栄養価の向上	栄養強化剤
食品の腐敗，変質，化学変化の防止	保存料，防カビ剤，殺菌料，酸化防止剤など
食品の外観や風味の向上	甘味料，着色料，発色剤，漂白剤，酸味料，香料，調味料，光沢剤，苦味料など
その他	イーストフード

(2) 食品添加物の指定の基本的な考え方

わが国では，原則として使用が認められる食品添加物（天然香料および一般飲食物添加物以外のもの）を個々に指定し，指定されてない食品添加物を食品に使用することを禁じるポジティブリスト方式が採用されている．

食品添加物の指定にあたっては，① 国際的に安全性評価が終了し，安全性について問題なしとされたもの，② 国際的に広く使用されていること，③ 科学的な検討が可能な資料が整っていること，④ 消費者にとって利点があること，⑤ 化学分析などで食品に添加した添加物が確認できること，が基本となっており，内閣総理大臣（消費者庁）が，消費者庁に設置された食品衛生基準審議会の意見を聴いて，人の健康を損なうおそれがないと認めた場合にのみ指定される．

食品添加物の指定には，内閣府食品安全委員会の安全性の評価（食品健康影響評価）および消費者庁の審議（規格基準案の検討等）などが必要である．食品安全委員会の安全性の評価は，2010（平成22）年，食品安全委員会によって作成された「添加物に関する食品健康影響評価指針」に基づいて行われる．また，消費者庁の審議は，1996（平成8）年の厚生省生活衛生局長通知「食品添加物の指定および使用基準改正に関する指針について」（平成8年厚生省指針）に基づき，表10.2に示した基本的な考え方に従って科学的に行われている．

食品添加物の指定などを要請する者は，内閣総理大臣（消費者庁）宛てに，① 起源または発見の経緯および外国における使用状況，② 物理化学的性質および成分規格，③ 有効性に関する資料，④ 安全性に関する資料，⑤ 使用基準に関する資料を添えて要請書（要請資料）を提出する必要がある（表10.3）．ま

Plus One Point

食品添加物として指定されるための条件

(1) 安全性が実証または確認されるもの
(2) 使用により消費者に利点を与えるもの
　① 食品の製造，加工に必要不可欠なもの
　② 食品の栄養価を維持させるもの
　③ 腐敗，変敗，その他の化学変化などを防ぐもの
　④ 食品を美化し，魅力を増すもの
　⑤ その他，消費者に利点を与えるもの
(3) すでに指定されているものと比較して，同等以上か別の効果を発揮するもの
(4) 原則として化学分析などにより，その添加を確認し得るもの

表10.2　食品添加物の指定および使用基準改正に関する基本的考え方

1. 安全性：食品添加物の安全性が，要請された使用方法において，実証または確認されること
2. 有効性：食品添加物の使用が，次のいずれかに該当することが実証または確認されること
(1) 食品の栄養価を保持するもの．ただし，(2)に該当する場合またはその食品が通常の食事の中で重要なものでない場合には，食品中の栄養価を意図的に低下させることも，正当と認められる場合がある
(2) 特定の食事を必要とする消費者のための食品の製造に必要な原料または成分を供給するもの．ただし，疾病の治療その他医療効果を目的とする場合を除く
(3) 食品の品質を保持もしくは安定性を向上するものまたは味覚，視覚等の感覚刺激特性を改善するもの．ただし，その食品の特性，本質または品質を変化させ，消費者を欺瞞するおそれがある場合を除く
(4) 食品の製造，加工，調理，処理，包装，運搬または貯蔵過程で補助的役割を果たすもの．ただし，劣悪な原料または上記のいずれかの過程における好ましからざる手段もしくは技術（非衛生的なものを含む．）の使用による影響を隠ぺいする目的で使用される場合を除く

食品添加物の指定および使用基準改正に関する指針について（1996年 厚生省生活衛生局長通知）より抜粋．

表 10.3 食品添加物の指定・基準改正の要請に必要な資料

項目		指定	基準改正
対象添加物の概要	名称および用途	○	○
	起源または発見の経緯	○	△
	諸外国における使用状況	○	○
	国際機関等における評価	○	△
	物理化学的性質	○	△
	使用基準案	○	○
	その他	△	△
安全性に係る知見	体内動態試験	○	△
	毒性試験		
	亜急性毒性試験および慢性毒性試験	○	△
	発がん性試験	○	△
	1年間反復投与毒性／発がん性併合試験	○	△
	生殖毒性試験	○	△
	出生前発生毒性試験	○	△
	遺伝毒性試験	○	△
	アレルゲン性試験	○	△
	一般薬理試験	○	△
	その他の試験	△	△
	ヒトにおける知見	○	△
	一日摂取量の推計等	○	○

添加物に関する食品健康影響評価指針(2010年5月食品安全委員会)より抜粋.
(注1) 食品安全委員会による食品健康影響評価の行われた添加物の使用基準改正にあたっては,「基準改正」の資料を提出すること. 一方, 食品安全委員会による食品健康影響評価のなされていない添加物については, 原則として添加物の指定のための評価に必要とされる資料を提出する.
(注2) ○印は添付すべき資料. △印は新たな知見がある場合等必要な場合に添付すべき資料を示す.
(注3) 慢性毒性／発がん性併合試験をげっ歯類1種について実施した場合には, 慢性毒性試験および発がん性試験のげっ歯類1種についての試験を省略することができる.

た, 要請資料の作成は,「平成8年厚生省指針」および「添加物に関する食品健康影響評価指針」などに基づき作成することが求められている.

10.2 食品添加物の安全性

(1) 食品添加物の規格および基準の考え方

食品衛生法に基づき, 食品添加物の成分規格および必要に応じて使用基準が定められている. 成分規格とは, 食品添加物の純度や成分について最低限遵守すべき項目を示したものであり, 安定した製品を確保するために定められている. 使用基準は, 食品添加物をどのような食品に, どのくらいまで加えてもよいかということを示したもので, 過剰摂取による影響が生じないよう, 食品添

Plus One Point
森永ヒ素ミルク事件と食品添加物

1955(昭和30)年，産業廃棄物から再生した工業用の第二リン酸ナトリウムを乳質安定剤として使用したため，不純物として混入していたヒ素により，乳児にヒ素中毒が起こり，多数の死者が発生した．この森永ヒ素ミルク事件を契機に食品添加物に対する規制の強化が行われ，食品衛生法の改正や食品添加物公定書が作られ，成分規格が作成された．

Plus One Point
食品添加物公定書

食品衛生法第21条「内閣総理大臣は，食品添加物公定書を作成し，第13条第1項の規定により基準または規格が定められた添加物および食品表示法第4条第1項の規定により基準が定められた添加物につき当該基準及び規格を収載するものとする．」に基づいて作成されている．

無毒性量(NOAEL, No Observed Adverse Effect Level)

ある物質について何段階かの異なる投与量を用いて毒性試験を行ったとき，毒性学的なすべての有害影響が認められなかった最大の投与量をいう．

一日摂取許容量(ADI, Acceptable Daily Intake)

ヒトがある物質を毎日一生涯にわたって摂取し続けても，健康への悪影響がないと推定される1日あたりの摂取量．体重1 kg あたり1日に何 mg として表される．

加物の品目ごと，あるいは対象となる食品ごとに定められている．

食品添加物公定書は，食品添加物の成分規格，製造基準，使用基準，表示基準，保存基準を掲載したもので，食品衛生法に基づいて作成されている．成分規格や基準のほか，規格にかかわる通則，一般試験法，試薬・試液などについても収載されている．食品添加物に関する製造・品質管理技術の進歩および試験法の発達などに対応するため，おおむね5年ごとに改訂されている．

(2) 食品添加物の安全性評価

(a) 毒性試験

食品添加物は多くの食品に使われており，毎日食べる食品中に少量ずつではあるが，含まれている．したがって，ヒトが一生涯にわたって毎日摂取する可能性があるため，その毒性，とくに長期間摂取により起こる慢性毒性や発がん性については厳密に確認される必要がある．わが国では，食品添加物の安全性確保のため，ラット，マウス，イヌなどの実験動物や微生物，培養細胞などを用いて種々の毒性試験が義務づけられている．表10.4に安全性を確認するためのおもな試験を示す．

(b) 一日摂取許容量と使用基準の設定

食品添加物の安全性は，物質の分析結果，動物を用いた毒性試験結果などの科学的なデータに基づき，食品安全委員会の行う食品健康影響評価(リスク評価)によって確保される．図10.1に示すように，まず，実験動物に毒性の影響を与えない量である無毒性量(NOAEL)を求める．次に，この無毒性量から，ヒトが毎日一生涯にわたって摂取し続けても健康への悪影響がないと推定される一日摂取許容量(ADI)を求める．ADIは，NOAELを安全係数100で除して求められ，ヒトの体重1 kg あたりで表した数値(mg/体重 kg/日)で示される．なお，使用される安全係数は，ヒトと実験動物として使われるマウスやラットでは物質に対する感受性が異なるために種差を10倍，さらに，ヒトの間でも性差，年齢差などにより感受性の違いがあるために個体差を10倍とし，それらを乗じて100倍とされている．

食品添加物ごとにADIが設定され，これを参考に，食品添加物が使用できる食品と使用できる量を定めた使用基準を必要に応じて設定している．使用基準値は，厚生労働省が行う国民健康・栄養調査をもとに，日本人の各食品の摂取量を推定し，各食品に使用される食品添加物量の合計がADIを下回るよう，決められている．使用基準の決め方には，①対象食品を規定するもの，②使用量あるいは残存量を規定するもの，③使用目的，使用方法を規定するもの，④使用後の処理方法を規定するもの，⑤①〜④の組み合わせで規定するもの，がある．ただし，使用基準はすべての添加物に定められているわけではない．

10.2 食品添加物の安全性

表 10.4 安全性を確認するためのおもな試験

一般毒性試験	28日間反復投与毒性試験（亜急性毒性試験）	実験動物に28日間繰り返し与えて生じる毒性を調べる
	90日間反復投与毒性試験（亜急性毒性試験）	実験動物に90日間以上繰り返し与えて生じる毒性を調べる
	1年間反復投与毒性試験（慢性毒性試験）	実験動物に1年以上の長期間にわたって与えて生じる毒性を調べる
特殊毒性試験	繁殖試験	実験動物に二世代にわたって与え、生殖機能や新生児の生育に及ぼす影響を調べる
	催奇形性試験	妊娠中の実験動物の母体に与え、胎児の発生、生育に及ぼす影響を調べる
	発がん性試験	実験動物にほぼ一生涯にわたって与え、発がん性の有無を調べる
	抗原性試験	実験動物でアレルギーの有無を調べる
	変異原性試験（発がん性試験の予備試験）	細胞の遺伝子や染色体への影響を調べる 発がん性を検討する予備試験
その他	一般薬理試験	中枢神経系や自律神経系に及ぼす影響や消化酵素の活性を阻害し、実験動物の成長を妨げる性質の有無を調べる

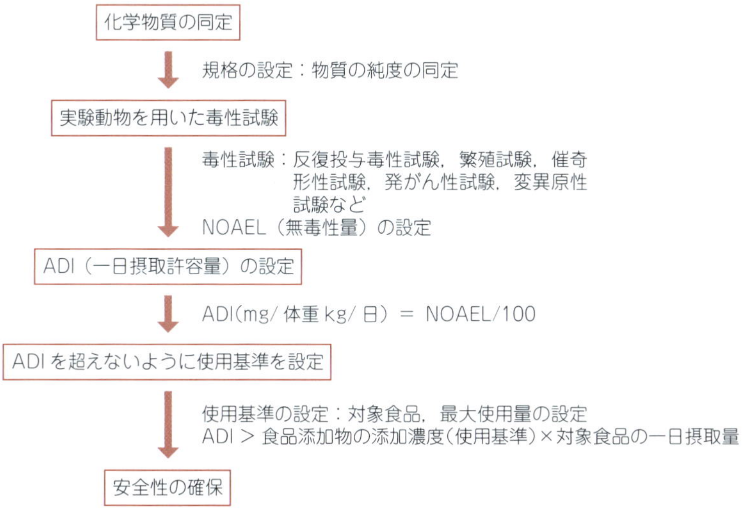

Plus One Point
食品衛生基準行政の消費者庁への移管

厚生労働省が所管する食品衛生行政のうち、食品衛生に関する規格・基準の策定や食品添加物の指定等の「食品衛生基準行政」が2024（令和6年）4月1日から消費者庁に移管される。厚生労働省は引き続き規格・基準が守られているかの監視や取り締まり等の「食品衛生監視行政」を行う。

食品衛生法等の改正の内容（2024年4月1日施行）

（1）厚生労働大臣の権限に属する事項のうち、食品衛生基準行政に係るものを、内閣総理大臣の権限とする。

（2）薬事・食品衛生審議会（厚生労働省）への意見聴取事項のうち、食品衛生基準行政に係るものは、消費者庁に設置する食品衛生基準審議会への意見聴取事項とするとともに、食品衛生監視行政に係るものは、厚生労働省の厚生科学審議会への意見聴取事項とする。

（3）食品衛生基準行政を担う内閣総理大臣と、食品衛生監視行政を担う厚生労働大臣の連携規定を設ける。

化学物質の同定
↓ 規格の設定：物質の純度の同定
実験動物を用いた毒性試験
　毒性試験：反復投与毒性試験、繁殖試験、催奇形性試験、発がん性試験、変異原性試験など
↓ NOAEL（無毒性量）の設定
ADI（一日摂取許容量）の設定
↓ ADI(mg/体重kg/日) ＝ NOAEL/100
ADIを超えないように使用基準を設定
↓ 使用基準の設定：対象食品、最大使用量の設定
　ADI ＞ 食品添加物の添加濃度（使用基準）× 対象食品の一日摂取量
安全性の確保

図 10.1 食品添加物の安全性評価方法

近年，食品の輸出入による国際間での流通が頻繁に行われているため，食品添加物についても国により種類や使用量が異なると貿易摩擦が起こることがある．そのため，わが国においても，FAO/WHO 合同食品規格委員会（コーデックス委員会，CAC）の基準値や，FAO/WHO 合同食品添加物専門家委員会（JECFA）の評価結果を参考に食品添加物の規格基準や使用基準を作成している．

10.3　食品衛生法による食品添加物の分類，指定，規格および基準，表示

（1）食品添加物の分類

わが国で使用できる食品添加物は，指定添加物，既存添加物，天然香料，一般飲食物添加物（一般に食品として飲食に供されている物であって添加物として使用される品目）の 4 種類に分類される．

指定添加物は，食品衛生法第 12 条に基づき，内閣総理大臣が安全性と有効性を確認して定めた添加物で，食品衛生法施行規則別表第 1「指定添加物リスト」に 2023（令和 5）年 7 月現在，475 品目が収載されている．わが国では，原則として，指定添加物以外の添加物の使用を禁止している（食品添加物の指定制度）．また，食品添加物は製造方法によって，化学的合成添加物といわゆる天然添加物（化学的合成添加物以外の添加物）に分類されるが，1995（平成 7）年の食品衛生法改正以降は合成品，天然物の区別なく，すべて指定制度が適用される．

既存添加物は，1995（平成 7）年の法改正当時，いわゆる天然添加物として使用されていた添加物である．1995 年まで指定添加物の対象が化学的合成品のみで天然物は除外されていたため，法改正以前にすでに広く使用されていた天然添加物については，長年の使用実績から経験的に安全とみなされ，特例的に指定制度の規定を適用せず，使用や販売などが認められている．1996（平成 8）年に公示された「既存添加物名簿」に 489 品目が収載されたが，その後，安全性に問題のあるもの，使用実態のないものが順次削除され，2020（令和 2）年 2 月現在，357 品目が収載されている．

そのほか，第 12 条では，天然香料と一般飲食物添加物を指定制度の対象外とし，使用を認めている．天然香料は，動植物から得られたもの，またはその混合物で，食品に着香の目的で使用される．「天然香料基原物質リスト」に約 600 品目が例示されている．一般飲食物添加物は，たとえばシソの葉から抽出したシソ色素，牛乳などから得られたカゼインなどが含まれる．「一般飲食物添加物品目リスト」に約 100 品目が例示されている．

（2）食品添加物の指定

食品添加物の指定は，一般的には，指定要請者がその添加物の安全性や有効性などに関する資料を添えて内閣総理大臣に要請書を提出し，食品衛生基準審

FAO/WHO 合同食品規格委員会（コーデックス委員会）（CAC, Codex Alimentarius Commission）
国際連合食糧農業機関（FAO）と世界保健機関（WHO）が 1963（昭和 38）年に設立した食品の国際基準（コーデックス基準）を作成する政府間組織．消費者の健康を保護するとともに，食品の公正な貿易を促進することを目的としている．180 か国以上が加盟している．

FAO/WHO 合同食品添加物専門家委員会（JECFA, FAO/WHO Joint Expert Committee on Food Additives）
国連の食糧農業機関（FAO）と世界保健機関（WHO）が合同で運営する専門家会合として，1956（昭和 31）年に設立された．食品添加物，汚染物質および動物用医薬品の安全性を科学的に評価して，一日摂取許容量（ADI），成分規格などを定めている．各国が食品添加物の規格基準を設定するときには，この評価結果を参考にしている．

議会で指定の可否が検討される(図10.2).新たに添加物として指定されるには,表10.2の基準を満たすものでなければならない.さらに,すでに指定されているものに比べて同等以上または別の効果を発揮すること,原則として化学分析などにより添加した物質を確認できることが望ましいとされている.なお,食品添加物の安全性評価やADIの設定については,食品安全基本法に基づき,内閣府の食品安全委員会が行う.

一方,2002(平成14)年に厚生労働省は,わが国で未指定の添加物が輸入食品などに使われていた事件が相次いだことを契機に,国際的整合性の観点から,①FAO/WHO合同食品添加物専門家委員会(JECFA)で一定の範囲内で安全性が確認されており,かつ,②米国およびEU諸国などで使用が広く認められていて,国際的に必要性が高いと考えられる添加物(国際汎用添加物)については,国が主体的に指定する方針を示した.この方針に基づき,42品目の食品添加物および54品目の香料について順次指定が行われている.

(3) 食品添加物の規格および基準

食品衛生法第13条の規定により,食品添加物には必要に応じて品目ごとに成分の規格,または保存,使用,製造などの方法について基準が定められている.規格や基準が定められたときは,その規格・基準にあわない添加物の製造,販売,使用などが禁止される.食品添加物の規格・基準は食品添加物公定書に収載されている(第21条).食品添加物公定書は1960(昭和35)年に第1版が刊行され,その後くり返し改訂され現在に至っている.

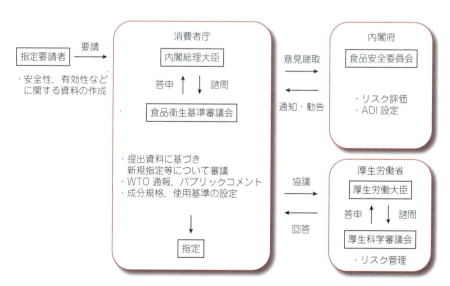

図10.2 食品添加物の新規指定などの流れ

(a) 成分規格

成分規格は，食品添加物に不純物や有害物質が混入するおそれのないよう，一定の品質を確保する目的で，個別品目ごとに含量，性状，確認試験，純度試験，乾燥減量，定量法などの規格を示したものである．1955（昭和30）年に起きたヒ素ミルク中毒事件を契機に，1957（昭和32）年に食品衛生法が改正され定められた．指定添加物はほとんどすべてについて，既存添加物および一般飲食物添加物は一部について定められている．

(b) 保存基準

保存中に分解するおそれのある一部の添加物（エルゴカルシフェロール，β-カロテンなど）では，品質維持のため密封容器や遮光容器，冷所などでの保管が定められている．

(c) 製造基準

不溶性の鉱物性物質の使用禁止，中華めん用かんすいを製造・加工する場合の基準，天然添加物の抽出用溶剤などが規定されている．

(d) 使用基準（厚生労働省 HP 内の「添加物使用基準リスト」を参照）

食品添加物は，不特定多数の人々が一生涯摂取し続けても健康に影響が及ばない用量で使用されなければならない．また，食品の品質を偽ったり，消費者を惑わしたりする目的で使用されることがあってはならない．そのため，食品添加物には品目ごとに**使用基準**が定められる場合がある．使用基準は，使用できる食品，使用量または残存量，使用目的，使用方法などについての制限が，必要に応じて組み合わされて設定される．使用基準は，各添加物の ADI に基

アルミニウムを含む添加物の問題点

アルミニウム（Al）は自然界に広く存在し，その化合物は食品添加物（膨張剤，製造用剤，着色料など）としても使用されている．しかし，実験動物に Al を多量投与すると，腎臓や膀胱への影響，握力の低下などが認められ，JECFA では暫定耐容週間摂取量（PTWI）として，2 mg/kg 体重/週を設定している．

わが国では 2011 ～ 12（平成 23 ～ 24）年にマーケットバスケット方式による Al の摂取量調査が行われ，その結果，推定摂取量の平均値はすべての年代でPTWI を下回ったものの，1 ～ 6 歳の小児では摂取量の多い 5％の人が PTWI を超える可能性が示唆された．小児は Al の 4 割を砂糖類・菓子類からとっていることから，添加物のベーキングパウダー（膨張剤）に含まれているミョウバン（硫酸アルミニウムカリウム，硫酸アルミニウムアンモニウム）が影響しているとみられている．このことから，厚生労働省は，小児の Al の摂取量への寄与が大きいパンと菓子類への膨脹剤の使用について，関係業界に対して，自主的な低減の取組みを依頼し，さらに今後，Al を含む食品添加物の使用基準を設定して，添加物由来の Al 摂取量の低減化を図る方針を示している．

暫定耐容週間摂取量：ヒトが一生涯摂取し続けても健康への悪影響がないと推定される，1週間あたりの摂取量の暫定値．この値を超えても直ちに健康に悪影響がみられるわけではない．

づいて決定される場合が多い．現在，指定添加物は約300品目に，既存添加物については約65品目に使用基準を定めている．

（4）食品添加物の表示

食品添加物を使用した場合，食品表示法により表示が義務づけられている．原則として，使用したすべての添加物について物質名(別名，簡略名，類別名も可)を表示することとなっている．また，保存料，防カビ剤，酸化防止剤，発色剤，漂白剤，着色料，甘味料，増粘剤(安定剤，ゲル化剤，糊料)の8種類の用途で使用した添加物については，物質名に用途名を併記しなければならない．たとえば，甘味料(サッカリンNa)，保存料(ソルビン酸)のように表記する．

一方，通常多種類の添加物を配合して使用するため，使用した個々の添加物の物質名をそれぞれ表示するよりも，その用途を表示した方がわかりやすいと考えられる添加物については，一括名表示が認められている．なお，調味料については，たとえば調味料(アミノ酸など)のように，カッコ内に添加した代表的なもののグループ名(アミノ酸，核酸，有機酸，無機塩)を表示することになっている．そのほか，表10.5のように表示が免除される場合がある．

わが国では，これまで，食品表示に関する一般的なルールは食品衛生法，JAS法，健康増進法の3つの法律に基づき定められてきた．しかし，この3法はそれぞれ法律の目的が異なるため，表示の制度が複雑でわかりにくいなどの問題点があった．そこで，これら3つの法律の義務表示に関する規定を統合して一つの法律とした食品表示法が2013(平成25)年に公布され，2015(平成27)年4月1日から施行されている．添加物表示に関する，旧制度からのおもな変更点は，① 原材料名の表示方法，② アレルゲンの表示方法などである．① は，これまで原材料と添加物を区分せず重量順に表示されていた一部の加工食品について，他の加工食品と同様に，添加物と添加物以外の原材料を明確に区分して〔原材料名の下に「添加物」の事項名を設けて表示する，改行して区切る，スラッシュ（／）で区切るなど〕，表示することになった．② は，個々の原材料や添加物の直後にカッコ書きする方法(個別表示)が原則となった．

一括名による表示

香料，調味料，酸味料，苦味料，光沢剤，乳化剤，膨脹剤，pH調整剤，酵素，チューインガム軟化剤，イーストフード，ガムベース，かんすい，豆腐凝固剤.

表10.5　食品添加物の表示免除

表示の免除	免除の理由	食品添加物例
加工助剤	加工工程で使用されるが，その後除去されたり，中和されたりして，最終食品にはほとんど残存していない	活性炭，ヘキサン，水酸化ナトリウム
キャリーオーバー	原材料に含まれるが，最終食品では微量で効果を示さない	パンに使用されるバターに含まれる酸化防止剤
栄養強化剤	食品に通常含まれる成分であり，FAO/WHOや多くの国で食品添加物として扱っていない	ビタミン，アミノ酸，無機質
小包装食品	表示面積が狭く($30\,cm^2$以下)，表示が難しい	
バラ売り食品	包装されていないので，表示が難しい	

10.4 おもな食品添加物の種類と用途

食品添加物の用途は，① 食品の保存性を高めるもの，② 風味や外観をよくするもの，③ 食品の製造や加工に使用されるもの，④ 栄養成分を強化するもの，など多方面にわたっている．指定添加物の用途別分類と現在の品目数を表10.6に示した．

（1）保存料

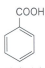

おもな保存料の化学構造

安息香酸

ソルビン酸

パラオキシ安息香酸エステル類

R＝エチル，プロピル，イソプロピル，ブチル，イソブチル

抗菌スペクトル
静菌作用や殺菌作用のある物質が効力を及ぼす微生物の範囲を抗菌スペクトルという．

保存料は食品中の微生物の増殖を抑制（静菌作用）して腐敗を防止したり，食中毒を予防する目的で使用される．殺菌料と異なり，殺菌作用はほとんどない．現在指定されているおもな保存料を表10.7に示した．そのほか，漂白や酸化防止の目的で用いられる亜硫酸塩類5品目（亜硫酸ナトリウム，二酸化イオウなど）が保存料としても許可されている．また，既存添加物として，ε－ポリリシン，しらこたん白抽出物など5品目がある．指定添加物はすべてに使用基準（対象食品，使用量）があるが，既存添加物には使用基準がない．

保存料はそれぞれに抗菌スペクトルが異なっており，目的に応じて使い分けられる．また，酸型保存料は酸性領域で強い抗菌力を示し，中性～アルカリ性領域では抗菌力が減弱する．そのため，酸型保存料を用いる場合は，食品のpHを低く保つため酸味料やpH調整剤を併用することが多い．パラオキシ安息香酸エステル類はpHの影響が少なく中性においても十分効果を発揮する．

これまでに安全性や使用実態がないなどの理由から指定削除された保存料として，サリチル酸，ロダン酢酸エチル，メチルナフトキノンなどがある．

また，保存料には分類されていないが，ナタマイシン（表面処理剤）がナチュラルチーズの表面のカビや酵母の生育を防止するために，またピペロニルブトキシド（防虫剤）が，穀類の害虫であるコクゾウなどの殺虫のために使用されている．

（2）防カビ剤

外国産の柑橘類やバナナなどは，長期間の輸送や貯蔵中に，しばしばカビが発生する．これを防止する目的で使用されるのが防カビ剤で，7品目が指定されている（表10.8）．使用法はワックスなどに混ぜて塗布またはスプレーする

表10.6 食品添加物の用途別分類

1. 食品の保存性を高めるもの
   保存料(20), 防カビ剤(7), 殺菌料(10), 酸化防止剤(18), 表面処理剤(1), 防虫剤(1), 被膜剤(3)
2. 食品の嗜好性を高めるもの
   着色料(25), 発色剤(3), 漂白剤(6), 色調調整剤(4), 甘味料(11), 調味料(約60), 酸味料(26), 香料(約150)
3. 食品の製造・加工に必要なもの
   増粘剤(23), 乳化剤(36), 品質改良剤(8), 品質保持剤(4), 結着剤(7), 小麦粉処理剤(4)
   消泡剤(1), 膨脹剤(41), pH調整剤(38), 製造用剤(26), 醸造溶剤(4), 豆腐凝固剤(5), 固結防止剤(4)
   ガムベース(11), かんすい(16), その他
4. 食品の栄養価を高めるもの
   栄養強化剤(約90)

( )：2017年6月1日現在の指定添加物品目数．

表 10.7　おもな保存料

品名	指定年	ADI[1]	特徴
安息香酸 安息香酸ナトリウム	1948	0〜5[2]	酸型保存料で，抗菌至適 pH は 2.5〜4.0．各種の微生物に対して有効．安息香(樹脂)に初めて発見され，天然に含まれる食品は多いが，現在は化学的合成品．古くから多くの国で使用されている．安息香酸は水に溶けにくく，ナトリウム塩は水によく溶ける
ソルビン酸 ソルビン酸カリウム ソルビン酸カルシウム	1955 1960 2010	0〜25[3]	酸型保存料．抗菌力は強くないが，カビ，酵母，好気性菌など広い範囲の微生物に対して作用するため，種々の食品に使用される．安息香酸とともに，世界各国で認められている．ナナカマドの未熟果の果汁に存在．ソルビン酸は水に難溶
デヒドロ酢酸ナトリウム	1953	設定せず	酸型保存料であるが，中性付近でもある程度効力が期待できる．天然には存在せず，日本，米国以外ではあまり使用されない．チーズ，バター，マーガリンに使用
プロピオン酸ナトリウム プロピオン酸カルシウム プロピオン酸	1963 1963 1983	特定せず	酸型保存料で，カビや細菌に有効．抗菌力は比較的弱く，毒性も弱く，また，酵母や乳酸菌に影響が少ないため，パンや洋菓子などに用いられる．自然界にも微生物の代謝産物として，発酵食品などに含まれている
パラオキシ安息香酸エチル パラオキシ安息香酸プロピル	1948 1948	0〜10	カビや酵母に強い抗菌作用がある．水に溶けにくく，pH の影響を受けない．抗菌力はエステル部の炭素数が多くなるほど強い．数種のエステル類を組み合わせて使用されることが多い．パラベンとも略称され，医薬品や化粧品などにも用いられる
パラオキシ安息香酸ブチル パラオキシ安息香酸イソプロピル パラオキシ安息香酸イソブチル	1948 1963 1963	設定せず[4]	
ナイシン	2009	0〜0.042	乳酸菌が産生する抗菌性ポリペプチドで，グラム陽性菌に有効．乳製品，食肉製品，みそなどに使用される．世界の多くの国で許可されている

1) JECFA(FAO/WHO 合同食品添加物専門家会議)による安全性評価(mg/kg 体重／日)，2) 安息香酸として，3) ソルビン酸として．
4) ブチルエステルは「現在の使用を認める」．

か，浸漬する方法などが一般的である．すべてに使用基準(対象食品，残存量)がある．また，表示はバラ売りの場合でも値札や棚などに物質名と用途名を記載するよう決められている．なお，防カビ剤は，わが国では添加物として取り扱われているが，外国ではポストハーベスト農薬(収穫後に使用する農薬)として規制されることが多い．

(3) 殺菌料

殺菌料は食品の腐敗や食中毒の原因となる微生物を死滅させる目的で，食品や飲料水，食器類，食品製造用器具・装置類などに使用される．現在，ハロゲン系殺菌料 6 品目(表 10.9)，過酸化水素および過酢酸製剤が許可されている．高度サラシ粉を除くすべてに使用基準があるが，殺菌料は使用後，洗浄や分解などにより除去されるため，表示は加工助剤として免除される．

過酸化水素には強力な殺菌，漂白作用があり，古くからゆでめん，かまぼこ，しらす干しなどに広く用いられていたが，弱い発がん性が認められたことなどから，1980(昭和 55)年に使用基準が「最終食品の完成前に分解又は除去しなければならない」と改正された．以後，かずのこの漂白・殺菌と飲料用紙パックの殺菌にのみ使用されていた．しかし，最近，生しらすに過酸化水素を分解す

表 10.8 防カビ剤

品名	指定年	ADI[1]	対象食品	特徴
ジフェニル (DP)	1971	0～0.05[2]	レモン，グレープフルーツ，オレンジ類	青カビ，緑カビに有効．昇華性のため，貯蔵・運搬時の容器に入れる紙片に浸潤させて使用する
オルトフェニルフェノール (OPP) 同ナトリウム (OPP-Na)	1977	0～0.4 0～0.2[3]	柑橘類	果実，野菜類の防カビ剤として欧米で広く使用されている．他の防カビ剤に抵抗性を示す白カビに有効
チアベンダゾール (TBZ)	1978	0～0.1	柑橘類，バナナ	とくに軸腐れ病や緑カビ病に有効．食品添加物，農薬のほかに，駆虫薬としても使用されている
イマザリル (IMZ)	1992	0～0.03	柑橘類[4]，バナナ	外国ではポストハーベスト農薬として広く使用されているが，わが国では農薬としては使用できない
フルジオキソニル	2011	0～0.4	柑橘類[4]，キウィ，リンゴなどの12種類	おもにブドウ，野菜類の灰色カビ病の防除，種子消毒剤として，わが国を含む世界各国で農薬登録されている
アゾキシストロビン	2013	0～0.2	柑橘類[4]	穀類，豆類，果樹などの植物病原菌に対して広い抗菌活性を有し，わが国を含む多くの国で農薬登録されている
ピリメタニル	2013	0～0.2	柑橘類[4]，モモ，リンゴなどの8種類	灰色カビ病菌などに対して活性が高い．多くの国で果実，野菜，豆類に対して農薬として使用されている

1) JECFA/JMPR による安全性評価(mg/kg 体重/日)．2) 条件つきで 0.05～0.25．3) 条件つきで 0.2～1.0．
4) ミカンを除く．

表 10.9 ハロゲン系殺菌料

品名	指定年	ADI[1]	特徴
次亜塩素酸ナトリウム	1950	設定せず	果実，野菜，食品製造装置，器具などの殺菌消毒に用いられる．ごまには使用できない
高度サラシ粉	1959	設定せず	油脂，デンプンなどの漂白，果実や野菜などの消毒に用いられる．使用基準がない
亜塩素酸ナトリウム	1968	0～0.03[2]	かずのこの加工品，生食用野菜類，卵類(卵殻部に限る)，柑橘類果皮，食肉，食肉製品などに許可されている
次亜塩素酸水	2002	設定せず	塩酸または食塩水を電気分解して得られる．強酸性，弱酸性および微酸性の次亜塩素酸水がある．果実，野菜，食品製造装置，器具などに用いられる
亜塩素酸水	2013	0～0.03[2]	亜塩素酸を主成分とする酸性～弱酸性の水溶液で，精米，豆，果実，野菜類および食肉・魚介類の殺菌などに許可されている
次亜臭素酸水	2016	設定せず	次亜臭素酸を主成分とする水溶液で，食肉の表面殺菌の目的以外に使用してはならない

1) JECFA による安全性評価(mg/kg 体重/日)．2) 亜塩素酸イオンとして．

るカタラーゼ活性があることがわかり，その特性を応用した過酸化水素処理法が開発されたことなどにより，2016(平成28)年に釜揚げしらす及びしらす干しに対する使用基準(過酸化水素としての最大残存量 0.005 g/kg 未満)が設定された．

過酢酸製剤は，過酢酸，過酸化水素，酢酸，1-ヒドロキシエチリデン-

1,1-ジホスホン酸などを含有する混合物で，2016（平成28）年に食肉，果実および野菜の表面殺菌の目的で許可された．

指定削除になった殺菌料には，2-(2-フリル)-3-(5-ニトロ-2-フリル)アクリル酸アミド(AF-2)，ニトロフラゾン，クロラミン類などがある．

（4）酸化防止剤

酸化防止剤は，空気中の酸素による食品の品質低下を防止する目的で使用される．とくに油脂類は自動酸化によって過酸化物が生成され，異臭や異味だけでなく胃腸障害などの健康被害をもたらす．また，食品中の色素も酸化により褐変や変色がみられ，食品としての価値が低下する．油脂の酸化防止には，おもに脂溶性酸化防止剤，色素の変色防止には水溶性酸化防止剤が用いられる．

おもな酸化防止剤を表10.10に示した．アスコルビン酸類を除くすべてに使用基準がある．酸化防止剤の多くはフェノール性化合物で，自身が酸化されることによって抗酸化作用を発揮する．金属封鎖剤は，酸化を促進する金属イオンと結合するため，酸化防止効果を有する．フェノール性化合物は単独で用いるよりも2種以上併用したほうが効果的であり，クエン酸などの有機酸（相乗

表10.10 おもな酸化防止剤

	品名	指定年	ADI[1]	特徴
脂溶性 フェノール性酸化防止剤	没食子酸プロピル	1953	0〜1.4	天然由来成分で，油脂，バターに使用される．抗酸化作用が強いが，鉄などの金属が共存すると着色する
	ブチルヒドロキシアニソール(BHA)	1954	0〜0.5	化学的合成品で，酸化防止効果に優れている．動物実験で発がん性が示されたが，その後安全性に問題はないとの結論が出されている
	ジブチルヒドロキシトルエン(BHT)	1956	0〜0.3	化学的合成品で，強い酸化防止作用を有する．熱に安定で，加熱加工食品に使用量が多い．プラスチック製品などにも用いられる．脂溶性で代謝が遅く，体内への蓄積が懸念されている
	dl-α-トコフェロール	1971	0.15〜2	脂溶性ビタミンで d 体は天然油脂中に存在する．酸化防止効果はBHTやBHAに比べ劣るが，対象食品や使用量の制限がなく，広く利用されている．酸化防止の目的に限り使用できる．
	L-アスコルビン酸ステアリン酸エステル	1964	0〜1.25[2]	抗酸化作用はあまり強くないが，他の酸化防止剤と併用される．栄養強化剤としても許可．使用基準がない
	L-アスコルビン酸パルミチン酸エステル	1991		
	クエン酸イソプロピル	1983	0〜14	金属封鎖作用があり，BHTやBHAと併用すると相乗作用がある．油脂，バターに使用される
水溶性	エリソルビン酸 エリソルビン酸Na	1961	特定せず	L-アスコルビン酸の立体異性体で，強い抗酸化作用を有する．酸化防止の目的に限り使用でき，対象食品や使用量の制限はない．食肉製品，水産製品，野菜，果物などに広く使用されている
	L-アスコルビン酸 L-アスコルビン酸Na	1983	特定せず	用途はエリソルビン酸とほぼ同様．抗酸化作用はエリソルビン酸よりやや劣るが，栄養強化剤，品質改良剤としての用途もある．使用基準がない
	EDTA Na₂, EDTA CaNa₂[3]	1983	0〜2.5[4]	金属封鎖剤，対象食品（缶詰・瓶詰食品）と使用量などの制限がある

1)JECFAによる安全性評価(mg/kg体重/日)，2)両エステルの合計として，3)EDTA：エチレンジアミン四酢酸．
4)EDTA CaNa₂として．

ブチルヒドロキシアニソール（BHA）　　ジブチルヒドロキシトルエン（BHT）

L-アスコルビン酸　　L-アスコルビン酸パルミチン酸エステル　　エリソルビン酸

おもな酸化防止剤の化学構造

剤)を一緒に用いると効果がさらに増強される．このほか，静菌，漂白作用のある亜硫酸塩類も酸化防止の目的で広く使用されている．また，既存添加物として，グアヤク脂，没食子酸，カテキン，ルチン，酵素分解リンゴ抽出物など約30品目あり，グアヤク脂については使用基準がある．

（5）着色料

着色料は，食品に好ましい色調を与えて嗜好価値を高めたり，食品加工などに伴う変色や退色を補う目的で使用される．また，加工食品の製造ごとの色調の変動を調整する目的にも使用される．ただし，着色によって食品の品質を偽るおそれがないよう使用基準が定められている．着色料は合成着色料と天然着色料に大別される．

合成着色料は，タール色素とその他の色素に分けることができる．タール色素は，かつて石炭タールを原料として合成されたことがこの名の由来であるが，近年は石油から得られる芳香族炭化水素を主原料としている．染料として使用されるタール色素は3000種にものぼるが，現在わが国で食品添加物に指定されているものは12品目で，すべて水溶性の酸性色素である（表10.11）．8品目についてはアルミニウムレーキも指定されている．化学構造からはモノアゾ系，キサンテン系，トリフェニルメタン系，インジゴイド系に分類される．使用基準は使用禁止食品を定めているが，使用量の制限はない．

わが国ではこれまでに25品目のタール色素が指定されたが，発がん性や肝毒性などの理由から13品目が指定から削除されている．現在，使用量が最も多いものは食用黄色4号で，次いで食用赤色102号，食用黄色5号などがよく使用されている．タール色素は微量で着色性がよく，安価で光，熱，酸などに対して安定なものが多いが，近年は安全性への懸念などから使用量は大幅に減少している．また，タール色素はその製造の過程で有害物質が混入するおそれ

アルミニウムレーキ
タール色素を水酸化アルミニウムに吸着させ水に溶けにくくしたもので，油性食品や粉末食品に使用される．

表 10.11　食用タール色素

品名	別名	指定年	構造[1]	ADI[2]	外国での許可状況
食用赤色 2 号[3]	アマランス	1948	A	0〜0.5	欧州各国で使用，米国は不許可
食用赤色 3 号[3]	エリスロシン	1948	X	0〜0.1	世界各国で広く使用
食用赤色 40 号[3]	アルラレット AC	1991	A	0〜7	米国でおもに使用
食用赤色 102 号[3]	ニューコクシン	1948	A	0〜4	欧州各国で使用，米国は不許可
食用赤色 104 号	フロキシン	1948	X	—	
食用赤色 105 号	ローズベンガル	1948	X	—	外国ではほとんど不許可
食用赤色 106 号	アシッドレッド	1957	X	—	
食用黄色 4 号[3]	タートラジン	1948	A	0〜7.5	世界各国で広く使用
食用黄色 5 号[3]	サンセットイエロー FCF	1948	A	0〜2.5	世界各国で広く使用
食用緑色 3 号[3]	ファストグリーン FCF	1948	T	0〜25	欧州では不許可
食用青色 1 号[3]	ブリリアントブルー FCF	1948	T	0〜12.5	世界各国で広く使用
食用青色 2 号[3]	インジゴカルミン	1948	I	0〜5	世界各国で広く使用

1) A：モノアゾ系，X：キサンテン系，T：トリフェニルメタン系，I：インジゴイド系.
2) JECFA による安全性評価(mg/kg 体重/日).　3) 各色素のアルミニウムレーキを含む.

があり，製造ロットごとの製品検査が義務づけられており，合格したものでなければ使用できない．

　その他の合成色素は，天然物を起源とするものが多い(表 10.12)．リボフラビン類を除いていずれも使用基準がある

　一方，天然着色料は，既存添加物としてカラメル色素，コチニール色素，ウコン色素など約 50 品目，一般飲食物添加物としてアカキャベツ色素，ブドウ果汁色素など約 75 品目がある．カラメル色素は糖類を焙焼して得られる褐色の色素で，食品への使用量が最も多い着色料で，着色料全体の約 96％を占めている．製法によりカラメルⅠ，Ⅱ，Ⅲ，Ⅳがある．コチニール色素は，サボテンに寄生するエンジムシの乾燥体から得られる赤色色素で，主成分はアントラキノン系のカルミン酸である．欧米で古くから用いられており，飲料，菓子類などに広く使用されている．近年，天然着色料は合成着色料に代わって使用量が増加しているが，着色性，安定性に劣るものが多く，高価になる傾向がある．なお，既存添加物のアカネ色素は発がん性が認められたため，2004(平成 16)年に使用禁止となった．

(6) 発色剤

　発色剤は，それ自体は無色であるが，食品中の色素と反応してその色を安定化する働きがある．亜硝酸ナトリウム，硝酸ナトリウム，硝酸カリウムの 3 品目が 1959(昭和 34)年に指定され，いずれも使用基準(対象食品，残存量)がある．

　食肉の赤色は肉に含まれているミオグロビンなどの色素タンパク質による

表 10.12　その他の合成着色料

品名	指定年	ADI[1]	特徴
鉄クロロフィリンナトリウム	1955	設定せず	葉緑素のマグネシウムを鉄に置換し，さらに水溶性にした緑色色素
銅クロロフィリンナトリウム 銅クロロフィル	1957 1959	0〜15	銅クロロフィルを加水分解して水溶性にしたもの 葉緑素のマグネシウムを銅に置換した脂溶性緑色色素
三二酸化鉄	1957	0〜0.5	赤色色素．バナナ（果柄），コンニャクに使用される
リボフラビン リボフラビン5′-リン酸エステルナトリウム リボフラビン酪酸エステル	1957 1957 1963	0〜0.5	黄色〜だいだい色で，栄養強化剤として各種食品に用いられるが，着色料としてもよく用いられる
β-カロテン	1960	0〜5[2]	緑黄色野菜などに含まれる脂溶性黄色色素．現在は化学合成され，マーガリン，菓子類などに使用される．栄養強化剤としても用いられる
ノルビキシンカリウム ノルビキシンナトリウム	1968	0〜0.6[3]	ベニノキ種子の色素ビキシンを加水分解して得られる水溶性黄色色素．ソーセージ，チーズなどに使用される
二酸化チタン	1983	特定せず	白色色素
β-アポ-8′-カロテナール	2014	0〜5[2]	カロテノイドの一種で，国際汎用添加物として指定される．天然にも微量含まれている
カンタキサンチン	2014	0〜0.03	

1) JECFA による安全性評価 (mg/kg 体重/日)．2) β-カロテン，β-アポ-8′-カロテナールなどのカロテノイドの Group ADI．
3) ノルビキシンとして．

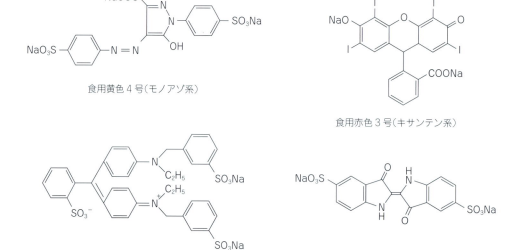

食用黄色4号（モノアゾ系）

食用赤色3号（キサンテン系）

食用青色1号（トリフェニルメタン系）

食用青色2号（インジゴイド系）

おもな合成着色料の化学構造

が，これらは空気中で酸化されると褐変する．亜硝酸塩はこの色素タンパク質と反応し，安定な赤色のニトロソ化合物に変化させ，加熱によりさらに安定な赤色色素を生成する．古くからハムやソーセージの製造にこの反応が用いられてきた．硝酸塩も食品中で微生物によって還元されて亜硝酸塩になり，同様の効果を発揮する．なお，亜硝酸塩は発色作用のほかに，食中毒の原因となるボツリヌス菌の増殖阻止作用もあり，欧米では食肉加工品による食中毒防止の目

的で使用されている．ただし，わが国で認められている使用量では保存料としての効果は期待できない．

　亜硝酸塩は酸性下で，第二級アミン類と反応すると，発がん性のN-ニトロソアミンを生成する．このため，第二級アミン含量の高い魚肉，魚卵製品では，食肉製品と比べて残存量が低く設定されている．また，亜硝酸塩を多量に摂取すると，血中のヘモグロビンがメトヘモグロビンになって酸素運搬能が低下し，呼吸困難，チアノーゼなどの中毒症状を呈する．ただし，野菜などには硝酸塩が比較的多量に含まれ，一部は還元されて亜硝酸塩を生じるため，ヒトが食品から摂取する亜硝酸塩は野菜(漬物を含む)などに由来するものが大半を占めており，食品添加物由来の摂取量はごくわずかである．

　そのほか，色調調整剤として，硫酸第一鉄，グルコン酸第一鉄が野菜類の退色を防ぐために，ニコチン酸類が食肉加工品の赤色を保持するために指定されている．

（7）漂白剤

漂白剤は食品中の色素や褐変物質などを脱色するために使用されるもので，酸化漂白剤(亜塩素酸ナトリウム)と還元漂白剤(亜硫酸ナトリウム，次亜硫酸ナトリウム，二酸化イオウ，ピロ亜硫酸カリウム，ピロ亜硫酸ナトリウム)の6品目が指定されている．

　亜塩素酸ナトリウムは殺菌作用もあり，果物，生食用野菜，卵殻などに用いられるが，最終食品への残存は認められていない．亜硫酸塩類は，カンピョウ，果実酒，天然果汁などに使用され残存量の規制がある．ごま，豆類および野菜に使用してはならない．なお，亜硫酸には多量摂取によるアレルギー喘息の報告がある．

（8）甘味料

甘味料は砂糖の代替品として，食品に甘味や風味を与える目的で使用される．最近では低カロリー食や糖尿病食の甘味料として使用されることが多い．指定添加物は11品目で，合成甘味料8品目と天然物由来の甘味料3品目である(表10.13)．そのほか，既存添加物としてカンゾウ抽出物，D-キシロース，ステビア抽出物など12品目が，一般飲食物添加物としてアマチャ抽出物，カンゾウ末などが使用されている．

サッカリンは1970年代に動物実験において膀胱がんが発生したため使用が一時禁止されたが，その後の研究でヒトにおけるがんの発生リスクは低いと判断され，現在は100か国以上で許可されている．また，フェニルケトン尿症の患者はフェニルアラニンの摂取を制限する必要があるため，アスパルテームを使用した食品にはフェニルアラニン化合物であることを表示しなければならない．一方，ズルチン，サイクラミン酸塩(チクロ)はかつて甘味料として指定されていたが，その後の研究で発がん性が認められたため，それぞれ1968(昭和43)年，1969(昭和44)年に指定削除となっている．

おもな甘味料の化学構造

サッカリン

スクラロース

アスパルテーム

D-ソルビトール

表 10.13 おもな甘味料

	品名	指定年	ADI[1]	甘味度[2]	特徴
合成甘味料	サッカリンナトリウム サッカリン サッカリンカルシウム	1948 1961 2012	0〜5[3]	約500	1879年に甘味作用が発見されて以来，世界各国で使用されている．水に難溶のサッカリンはチューインガムのみに，水溶性のナトリウム，カルシウム塩は種々の食品に使用される．濃度が高いと苦味を生じ，酸性で加熱すると分解して甘味を失う
	アスパルテーム	1983	0〜40	約200	フェニルアラニンとアスパラギン酸からなるジペプチド．ショ糖に近い甘味を有するが，加熱すると分解して甘味が消失する
	スクラロース	1999	0〜15	約600	ショ糖に似た甘味を有し，熱に安定で，種々の食品に使用される
	アセスルファムカリウム	2000	0〜15	約200	耐熱性や耐酸性に優れ，各種食品に幅広く使用されている．他の甘味料との併用により甘味の強化や向上が得られる
	ネオテーム	2007	0〜2	約10000	アスパルテームのメチルエステル誘導体．風味増強作用もある．熱に安定でフェニルケトン尿症にも安全と思われる
	アドバンテーム	2014	0〜5	約20000	アスパルテームのメチルエステル誘導体．合成甘味料の中で最も甘味が強い．フェニルケトン尿症にも安全と思われる
天然物由来の甘味料	D-ソルビトール	1957	特定せず	約0.6	ブドウ糖を還元して製造される糖アルコール．リンゴ，ナシなどの果実類にも広く存在する．保湿性，安定性に優れ，清涼感がある
	グリチルリチン酸二ナトリウム	1969	設定せず	約200	マメ科植物甘草の根の甘味成分．使用はみそ，しょうゆに限られている．天然添加物のカンゾウ抽出物，カンゾウ末は種々の食品に使用できる
	キシリトール	1997	特定せず	約1.0	キシロースに水素添加して製造されるが，天然にも存在する．甘味度，熱量はショ糖と同程度で，清涼感があり，熱にも安定である

1) JECFA による安全性評価(mg/kg 体重 / 日)，2) ショ糖を1としたときの甘味度，3) サッカリンとして．

（9）調味料

調味料はアミノ酸類，核酸類，有機酸塩類，無機塩類など約60品目が指定されている．また既存添加物として17品目が許可されている．このうち，L-グルタミン酸カルシウム，クエン酸カルシウム，乳酸カルシウム，D-マンニトールに使用基準がある．

調味料はわが国で最も使用量の多い添加物で，とくにL-グルタミン酸ナトリウムは大量に使用され，調味料全体の約85％を占める．そのほか使用量が多いのは，グリシン，5'-リボヌクレオチド二ナトリウム，5'-イノシン酸二ナトリウム，DL-アラニンなどである．L-グルタミン酸ナトリウムは1960年代に，空腹時に大量に摂取すると中華料理店症候群(CRS)が起こるとの報告があるが，現在では，CRSとグルタミン酸ナトリウムの摂取との間に明確な関係は認められていない．

（10）香料

香料は品目数が非常に多く，指定添加物として約150品目，天然香料として約600品目の使用が認められている．さらに，指定添加物はイソチオシアネート類，エステル類のように総称で指定されているものが18品目あるため，食品に使用されている合成香料の総数はおよそ3000種とみられている．香料は，

着香の目的以外の使用が禁止されているが，対象食品や使用量の制限はない．

(11) 栄養強化剤

栄養強化剤ではアミノ酸類，ビタミン類，無機質類が使用され，一部に使用基準が定められている．

必須アミノ酸は，指定添加物としてL-ロイシンを除く8種が，既存添加物としてL-ロイシン，L-リジン（リシン），L-ヒスチジンがある．ビタミン類には，指定添加物としてビタミンA，B_1，B_2，B_6，葉酸，ナイアシン，ビオチン，パントテン酸，D，Eおよびそれらの誘導体などが，既存添加物としてシアノコバラミン，メナキノン，トコフェロール類がある．また，無機質類はカルシウム塩類，鉄塩類，銅塩類，亜鉛塩類，マグネシウム塩類が使用される．これらの食品添加物を栄養強化の目的で使用した場合は，表示を省略することが認められている．また，食品中の栄養成分であるため，JACFAでは食品添加物として扱っていない．

(12) その他の食品添加物

その他，食品の品質の向上や製造・加工に必要な食品添加物については，**表10.14**に示した．

表 10.14　その他の食品添加物

種　類	目的	食品添加物例
増粘剤（安定剤・ゲル化剤・糊剤）	食品に滑らかな感じや，粘性を与える	メチルセルロース，アルギン酸ナトリウムなど
乳化剤	水と油を均一に混ぜ合わせる	ポリソルベート，グリセリン脂肪酸エステルなど
結着剤	肉の結着性，保水性を高める	ピロリン酸四ナトリウム，メタリン酸カリウムなど
品質保持剤	食品の保湿や舌ざわりをよくする	プロピレングリコール，グルコン酸カリウムなど
品質改良剤	パン，魚肉ねり製品，天然果汁などに用いる	エリソルビン酸，L-Sシステイン塩酸塩など
保水乳化安定剤	マヨネーズ，ドレッシングなどに用いる	コンドロイチン硫酸ナトリウム
消泡剤	食品の製造工程において，泡消しに用いる	シリコーン樹脂
製造用剤	食品の製造工程で，脱水，中和，ろ過などに使用される	アセトン，塩酸など
pH調整剤	食品のpHを調節し，品質をよくする	クエン酸，乳酸ナトリウムなど
醸造用剤	清酒，みそなどの製造に用いられる	硫酸アンモニウム，リン酸二水素アンモニウムなど
発酵調整剤	清酒，チーズに用いられる	硝酸カリウム，硝酸ナトリウム
膨脹剤	パン，菓子類の生地を膨張させ食感をソフトにする	硫酸アルミニウムカリウム，炭酸水素ナトリウムなど
イーストフード	パンなどの製造の際に，イーストの栄養源となる	炭酸カルシウム，塩化アンモニウムなど
ガムベース	チューインガムの基材	エステルガム，酢酸ビニル樹脂など
チューインガム軟化剤	チューインガムを軟らかく保つ	プロピレングリコール，グリセリン，D-ソルビトール
かんすい	中華めんの製造に用いられる．食感，風味を出す	炭酸ナトリウム，ポリリン酸ナトリウムなど
豆腐凝固剤	豆腐を作る際に豆乳を凝固させる	塩化マグネシウム，グルコノデルタラクトンなど
小麦粉処理剤	小麦粉の熟成期間の短縮，小麦粉の漂白など	過硫酸アンモニウム，二酸化塩素など
離型剤	パンの製造に用いる	流動パラフィン

練習問題

次の文を読み，正しいものには○，誤っているものには×をつけなさい．

重要 (1) 一日摂取許容量(ADI)は，ヒト試験によって求められる．

重要 (2) 一日摂取許容量(ADI)は，ヒトが一生涯にわたって毎日摂取し続けても健康に影響を及ぼさないと判断できる量である．

重要 (3) 一日摂取許容量(ADI)は，体重 50 kg の成人が摂取する 1 日の量(mg)で表される．

重要 (4) 一日摂取許容量(ADI)は，最小毒性量(LOAEL)に安全係数として 1/100 を乗じて求められる．

重要 (5) 使用基準値は，国民健康・栄養調査などによって推定される添加物の摂取量が ADI(一日摂取許容量)を上回るように定められている．

(6) 使用基準は，主として添加物の生理作用からみて，食品に使用するにはとくに注意を要するときに定められる．

(7) 使用基準は，すべての食品添加物について定められている．

(8) FAO/WHO 合同食品添加物専門家委員会は，世界的レベルで ADI を設定している．

重要 (9) 天然香料は，指定添加物に含まれる．

(10) 指定添加物には，およそ 200 品目の使用が認められている．

重要 (11) 天然物由来の食品添加物については，表示しなくてよい．

重要 (12) 製造工程で使用された添加物は，最終食品に残存していなくても表示義務がある．

(13) ソルビン酸は，わが国以外ではほとんど使用されていない保存料である．

(14) イマザリルは，外国ではポストハーベスト農薬として取り扱われている．

(15) 次亜塩素酸ナトリウムは野菜の消毒に使用が認められている．

(16) 食品に漂白剤を使うことは禁止されている．

重要 (17) dl-α-トコフェロールは，酸化防止の目的に限り使用できる．

重要 (18) β-カロテンは，栄養強化の目的以外に使うことはできない．

(19) 亜硫酸塩類は，食肉の発色剤として指定されている．

(20) タール色素には，対象食品と使用量の制限が定められている．

重要 (21) 着色料は一括名での表示が許されている．

(22) サッカリンは動物実験において膀胱がんが発生したため，指定を解除された．

(23) アスパルテームはショ糖の約 200 倍の甘味をもつジペプチドで，使用基準はない．

■出題傾向と対策■
この分野の出題頻度は高い．添加物の分類，ADI と使用基準，用途名と物質名，表示および表示免除の規定について整理し，理解しておこう．

■出題傾向と対策■
毎年出題されている．添加物の種類，定義，用途，表示基準などを理解しておこう

11 食品の器具・容器包装, 異物, 衛生動物

11.1 器具・容器包装

食品衛生法において, 器具とは「飲食器, 割ぽう具その他食品または添加物の採取, 製造, 加工, 調理, 貯蔵, 運搬, 陳列, 授受または摂取の用に供され, かつ, 食品または添加物に直接接触する機械, 器具その他の物をいう. ただし, 農業および水産業における食品の採取の用に供される機械, 器具その他の物は, これを含まない」と定められている（第4条の4項）. また, 容器包装とは, 「食品または添加物を入れ, または包んでいる物で, 食品または添加物を授受する場合そのままで引き渡すもの」をいう（第4条の5項）. 食品衛生法における器具および容器包装に関連する規定を表11.1に示す. また, 広く使用されている器具および容器包装の種類を表11.2に示す.

器具・容器包装はセラミック, 金属, プラスチック, 天然素材などの多様な原材料から作られ, これら原材料は原料モノマー, 添加剤, 不純物など, さまざまな化学物質を含有する. 器具および容器包装は, 食品などに直接接触することから, 使用条件によっては化学物質が食品に移行する可能性がある. したがって, 器具・容器包装の安全性を確保するために, 原材料についての厳密な規格基準が設けられている. すなわち, 食品, 添加物等の規格規準（昭和34年, 厚生省告示第370号）において, 「器具もしくは容器包装またはこれらの原材料一般の規格」（巻末資料参照）, 「器具もしくは容器包装またはこれらの原材料の材質別規格」（巻末資料参照）が定められている. 規格規準に合致しない製品は,

国際整合的な食品用器具・容器包装の衛生規制の整備（2018（平成30）年の食品衛生法改正等の一部を改正する法律）

食品用器具・容器包装について, 合成樹脂を対象として安全性を評価した物質のみ使用可能とするポジティブリスト制度が導入された. ネガティブリストに加えてポジティブリストが導入され, 規制対象物質がおおよそ30から1000物質以上に増えて安全対策が大幅に強化される.

表11.1 器具および容器包装に関する食品衛生法のおもな規定

（第15条）営業上使用する器具および容器包装は, 清潔で衛生的でなければならない.
（第16条）有毒な, もしくは有害な物質が含まれ, もしくは付着して人の健康を損なうおそれがある器具もしくは容器包装または食品もしくは添加物に接触してこれらに有害な影響を与えることにより人の健康を損なうおそれがある器具もしくは容器包装は, これを販売し, 販売の用に供するために製造し, もしくは輸入し, または営業上使用してはならない.
（第18条）厚生労働大臣は, 公衆衛生の見地から, 薬事・食品衛生審議会の意見を聴いて, 販売の用に供し, もしくは営業上使用する器具もしくは容器包装もしくはこれらの原材料につき規格を定め, またはこれらの製造方法につき基準を定めることができる.

表 11.2　器具および容器包装の種類

・器具
　飲　食　用：箸やスプーン，茶碗，皿，コップなど
　陳列販売用：はかりや手袋など
　調　理　用：鍋や釜，まな板，包丁，炊飯器など
　製造加工用：コンベアやパイプなど
　貯蔵運搬用：タンク，ボトル，コンテナなど
・容器
　瓶，缶，箱，袋，パック，カップ，トレイなど
・包装
　包装紙，セロファン紙，ラップフィルム，アルミホイルなど

製造，輸入，または営業上使用してはならない．

11.2　器具および容器包装の原材料

（1）プラスチック製品

プラスチック製品とは，プラスチックを原材料とするか，あるいは食品との接触面がプラスチックである器具あるいは容器包装のことをいう．ただし，内面がプラスチックでコーティングされた金属缶は，これに含まれていない．

プラスチックは合成樹脂とも呼ばれ，エチレンあるいはプロピレン，スチレンなどのモノマーが加熱あるいは加圧によって成形・加工されたポリマーのことである．必要に応じて添加剤（酸化防止剤，安定剤，可塑剤，滑剤，着色剤など）を加えることにより，強度や耐熱性などの機能性を向上させることがで

合成樹脂の安定剤，ジブチルスズ化合物

　有機スズ化合物は，スズとアルキル基やアリール基が結合した化合物の総称である．一般的に，アルキル基が1つ結合したモノアルキルスズ化合物や2つ結合したジアルキルスズ化合物は合成樹脂の安定剤や触媒として使用されている．また，アルキル基が3つ結合したトリアルキルスズ化合物は漁網や船底の防汚材として使用されていた（現在は使用していない）．

　ジアルキルスズ化合物は，ポリ塩化ビニル樹脂の安定剤として添加されている．ポリ塩化ビニル樹脂は使用していると光や熱によって樹脂から塩素ラジカルが生成し，連鎖的に樹脂が分解されていく．ジアルキルスズ化合物は，この塩素ラジカルを捕捉することによって安定剤としての機能を発揮する．ジアルキルスズ化合物のうち，ジブチルスズ化合物はしばしばポリ塩化ビニル樹脂製品に利用されるが，ほ乳類の中枢神経障害などの毒性を示すことが知られているため，食品衛生法では材質試験において添加量の上限が50 μg/gと定められている．これは実質的には使用禁止措置である．したがって，食品などに接触する場合にはジオクチルスズ化合物が用いられるほか，水道管にはジメチルスズ化合物が使用されている．また，シリコン製品（クッキングシートなど）から食品へのジブチルスズ化合物の移行も懸念される．

　ジブチルスズ化合物についてはさまざまな毒性が検討されている．実験動物を用いた試験においては，中枢神経系への影響，胸腺委縮に伴うリンパ細胞の枯渇，胎仔の催奇形性などが報告されている．

きる．プラスチックは熱に対する性質の違いから，熱硬化性樹脂（加熱により重合して硬化し，再加熱しても再成型できない樹脂）および熱可塑性樹脂（冷却により硬化するが，再加熱により軟化し，再成型できる樹脂）の2つに分類することができる．代表的なプラスチックの種類・主原料・特徴・用途について表11.3（p.138参照）に示す．

（a）プラスチックが健康に及ぼす影響

前述のように，プラスチックは原料モノマーの重合によって合成されるが，未反応のモノマーや添加剤がプラスチック中に含まれている．そのため，プラスチック製品を使用するとともに，これらの不純物が溶出して食品などを汚染し，ヒトの健康を害する危険性がある．たとえば，ポリ塩化ビニル樹脂の柔軟度の調節を目的に添加される可塑剤フタル酸エステル類，ポリスチレンの合成副産物であるスチレンの二量体（スチレンダイマー），ポリカーボネート樹脂の製造原料であるビスフェノールAなどは，内分泌撹乱作用を示すことが懸念されてきた（詳しくは，p.135，136のコラムを参照）．

また，ポリ塩化ビニル樹脂に含まれる未反応の塩化ビニルモノマー，ポリ塩化ビニリデン樹脂の未反応の塩化ビニリデンモノマーは，動物実験レベルで発

塩化ビニルの可塑剤，フタル酸エステル

ポリ塩化ビニル樹脂は，可塑剤（図11.1）の添加量を変えることにより，樹脂の硬度を変えることができるため，広範に使用されてきた．しかし，可塑剤自体はプラスチックポリマーと化学的に結合しているわけではないため，ポリ塩化ビニル製品の使用とともに環境中あるいは食品中に移行していくことになる．フタル酸エステル類が問題とされた当初は，内分泌撹乱作用を示すことが懸念された．実際に，フタル酸エステル類が生体内で代謝されて生成する可能性のある4-ヒドロキシ体は女性ホルモン受容体に結合することが報告されている．

また，フタル酸エステル類は，精巣において正常なステロイドホルモンの合成を撹乱し，精子形成の異常を引き起こすことが知られている．さらにフタル酸エステル類は，室内空気から常に検出されるため，シックハウス症候群の原因物質として考えられている．

このように，フタル酸エステル類はさまざまな生体影響を示すことが明らかとなったため，現在，食品用途あるいは玩具用途の製品には使用されていない．非フタル酸系可塑剤としては，アジピン酸系およびセバシン酸系，クエン酸系，リン酸エステル系の可塑剤が使用されているが，出荷量としてはフタル酸エステル類が大部分を占めている．

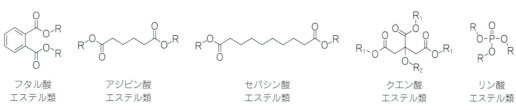

図11.1　プラスチック可塑剤

がん性を示すことが報告されているため，国際がん研究機関(IARC)は2つのモノマーをそれぞれグループ1(ヒトに対して発がん性がある)およびグループ3(ヒトに対する発がん性については分類できない)に分類している．熱硬化性樹脂では，合成原料であるホルムアルデヒドが発がん性を示す(IARC グループ1)とともに，シックハウス症候群あるいは化学物質過敏症の原因になることが懸念されている．

(b) プラスチックの規格基準

プラスチック製品を安心に使用するために，プラスチックに含有される物質

コラム ポリカーボネート食器や缶詰内側エポキシ樹脂原料ビスフェノールA

プラスチック製品の項で述べたように，ポリカーボネート樹脂には原料としてビスフェノールAが使用されている．そのため，ポリカーボネート製品中には重合未反応のビスフェノールAが混入しており，人々は食品などを介してビスフェノールAを摂取している．内分泌撹乱化学物質に関連する諸問題のなかでも，ビスフェノールAは特別な問題提起(低用量による健康影響)をしたので，ここではこの点を中心に述べたい．

ビスフェノールAと女性ホルモン(17β-エストラジオール)とは，ベンゼン環にOH基をもつという構造的な共通点がある(図11.2左)．このOH基はポリカーボネート樹脂中ではホルムアルデヒドとの架橋に利用されているが，生体内ではビスフェノールAが女性ホルモン受容体に結合するための重要な部分構造である．一般的には，毒性物質による生体影響は曝露量に依存して増大していくものと理解されている(図11.2右)．しかし，ビスフェノールAは，従来の毒性試験において生体影響がみられないと報告された1000分の1程度の用量で，実験動物に対して性周期あるいは生殖系の異常を引き起こすことが明らかにされた．この低い用量(2.4〜10 µg/kg)は，乳幼児などの推定最大曝露量と近いことから，乳幼児などへの影響が懸念される．

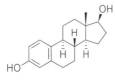
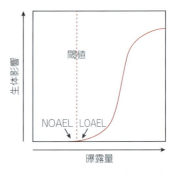

図11.2 ビスフェノールA，17β-エストラジオール(左)および一般的な毒性物質の曝露量と生体影響との関係(右)
NOAEL：無毒性量(no observed adverse effect level)，LOAEL：最小毒性量(lowest observed adverse effect level)．

の材質およびプラスチック製品の使用とともに溶出してくる物質の基準値が規定されている（**表11.3**，巻末資料参照）．

カドミウムや鉛は，すべてのプラスチックの着色料などに使用されているほか，非食用のポリ塩化ビニルの安定剤として使用されている．また，非食用のポリ塩化ビニリデンにはバリウムが使用されている．これらの非食用樹脂が食用樹脂として誤って使用されないようにするため，食品衛生法において材質試験が実施されている．

プラスチックの材質試験の項目としては，金属類のほか，原料モノマーおよび添加剤などがある．すべてのプラスチックはカドミウムおよび鉛の限度値を100 μg/g，ポリ塩化ビニリデンはバリウムの限度値を100 μg/gと定めている．また，ポリ塩化ビニルは安定剤として使用しているジブチルスズ化合物の限度値を50 μg/g（二塩化物）などとしている．ポリスチレン樹脂では，未反応のスチレンに加えて，原料中の不純物としてトルエン，エチルベンゼン，イソプロピルベンゼンおよびプロピルベンゼンなどの揮発性物質が含まれている．それらの合計の限度は5 μg/gとなっている．

一方，溶出試験においては，すべてのプラスチックで蒸発残留物の規格が定められているほか，フェノール樹脂およびユリア樹脂，メラミン樹脂ではフェノールおよびホルムアルデヒドの溶出限度値が定められている（それぞれ，5 μg/mLおよび不検出）．ポリエチレンテレフタレートは，モノマーを重合させる際に触媒としてゲルマニウムやアンチモンが使用されており，それぞれの限度値は0.05および0.1 μg/mLとされている．なお，溶出試験では，器具および容器・包装中の残存モノマーや添加物が食品に移行する量を予測するために，食品に近い性状の食品疑似溶媒，あるいは実際よりも溶出量の多い溶媒を定められた条件下で用いる．

疑似溶媒は食品の性状によって，次のように使い分けられる．
① 油脂・脂肪性の食品にはヘプタン，② 酒類には20％エタノール，③ これら以外でpH 5以下の食品には4％酢酸，④ pH 5を超える食品には水を用いる．一方，溶出量の多い溶媒としては，① 重金属，ゲルマニウムおよびアンチモンには4％酢酸，② メタクリル酸メチルおよびカプロラクタムには20％エタノールを用いる．

（2）セラミック製品

セラミック製品とは，ガラス製品および陶磁器製品，ホウロウ引き製品などのような，ケイ酸塩などの無機物を主原料として高温で溶融あるいは焼成することにより製造される製品をいう．プラスチック製品などとは異なり高温下で製造される過程で有機物質は完全に消失するため，セラミック製品で食品衛生上問題となるのはおもに無機物質である．

ガラスにはいくつかの種類があるが，一般的に食器などに使用されるものはソーダ石灰ガラスおよび鉛ガラス（クリスタルガラス），ホウケイ酸ガラス（耐

表11.3 おもなプラスチックの種類・主原料・特徴・用途・材質試験・溶出試験

区分	名称(略号)	主原料	おもな特徴	用途	材質試験	溶出試験
熱硬化性樹脂	フェノール樹脂(PF)	フェノール,ホルムアルデヒド	硬い,耐熱性,耐酸性,アルカリに弱い	汁椀,盆,鍋・やかんの取っ手など		蒸発残留物,フェノール,ホルムアルデヒド
	ユリア樹脂(尿素樹脂,UF)	尿素,ホルムアルデヒド	硬い,光沢,安価,耐水性弱い	漆器用素地		蒸発残留物,フェノール,ホルムアルデヒド
	メラミン樹脂(MF)	メラミン,ホルムアルデヒド	硬い,光沢,耐熱性	食器類		蒸発残留物,フェノール,ホルムアルデヒド
熱可塑性樹脂	ポリエチレン(PE)	エチレン	化学的に安定,加工性,熱接着性,ガス透過性	ポリ袋,ラップフィルム,瓶・容器のふたなど		蒸発残留物
	ポリプロピレン(PP)	プロピレン	耐熱性,防湿性,熱接着性	ポリ袋,ボトル,トレイ,食器,弁当など		蒸発残留物
	ポリ塩化ビニル(PVC)	塩化ビニル	耐水性,防湿性,可塑剤との相溶性	ラップフィルム,キャップシーリング,手袋,パイプなど	ジブチルスズ化合物,クレゾールリン酸エステル,塩化ビニル	蒸発残留物
	ポリ塩化ビニリデン(PVDC)	塩化ビニリデン	耐水性,ガスバリヤー性	ラップフィルム,ケーシングフィルム,コーティング剤	バリウム,塩化ビニリデン	蒸発残留物
	ポリスチレン(PS)	スチレン	耐酸性,衝撃・溶媒・精油に弱い	コップ,調味料入れ,トレイ,パックなど	揮発性物質*	蒸発残留物
	AS樹脂(AS)	アクリロニトリル,スチレン	耐衝撃性,耐熱性	食器,ジューサー,ミキサー,玩具など		蒸発残留物
	ABS樹脂(ABS)	アクリロニトリル,ブタジエン,スチレン	光沢,耐衝撃性,耐熱性	食器,ジューサー,ミキサー,玩具など		蒸発残留物
	ポリメタクリル酸メチル樹脂(PMMA)	メタクリル酸メチル	透明,耐酸性,耐アルカリ性	しょうゆ差し,バターケース,ショーケースの仕切り板		蒸発残留物,メタクリル酸メチル
	ポリエチレンテレフタレート(PET)	エチレングリコール,テレフタル酸	透明,耐衝撃性,耐薬品性,耐寒性,ガスバリヤー性	ボトル,トレイ,パックなど		蒸発残留物,アンチモン,ゲルマニウム
	ポリカーボネート(PC)	ビスフェノールA,塩化カルボニルまたはジフェニルカーボネート	透明,耐熱性,耐衝撃性,電気絶縁性	食器,ほ乳瓶,電子レンジ容器など	ビスフェノールA,ジフェニルカーボネート,アミン類	蒸発残留物,ビスフェノールA
	ナイロン(ポリアミドPA)	ジカルボン酸,ジアミンまたはアミノ酸,ラクタム	耐摩耗性,耐薬品性,酸素バリヤー性	複合フィルム,多層ボトル,ボイル・レトルト用食品包材		蒸発残留物,カプロラクタム
	ポリ乳酸(PLA)	乳酸またはラクチド	易分解性,熱・衝撃・アルカリに弱い	サラダ容器,青果用袋,梱包材など		蒸発残留物,総乳酸

*スチレン,トルエン,エチルベンゼン,イソプロピルベンゼンおよびプロピルベンゼン.

11.2 器具および容器包装の原材料

発泡スチロール容器原料のポリスチレン

　発泡スチロールの原料であるポリスチレンは，スチレンの重合反応により製造される．その製造過程で，いくつかのスチレンオリゴマーが副生成物としてポリスチレン中に残存する．これらのスチレンオリゴマーは，発泡スチロール製容器などを使用していると食品中に溶出するため，生体内に移行する．スチレンオリゴマーのなかでも，スチレン分子が２つ結合したスチレンダイマーは，内分泌撹乱作用を示すことが懸念された．しかし，実際にはスチレンダイマー自体に女性ホルモン様の作用はまったくみられなかった．

　ヒトを含めた動物の体には，生体外から侵入した化学物質などの異物を代謝酵素によって代謝し，糞あるいは尿などを介して生体外に排出するためのさまざまなシステムが備わっている．スチレンダイマーも同様のシステムによって代謝を受けるが，その過程で女性ホルモン様の作用を示す物質へと変換され，この代謝物が内分泌撹乱作用を発揮する可能性があることが明らかとされている．

熱ガラス）である．コップや皿などの食器類およびボウルや鍋のふたなどの調理器具類，ガラス保存容器類のほか，食品加工設備ののぞき窓も含まれる．

　陶磁器製品には，皿や茶碗などの食器類および壺やかめなどの保存容器，土鍋などの調理器具などがある．表面には，ガラス質の釉薬の薄い膜が塗られている．

　ホウロウ引き製品は，金属素材にガラス釉薬を焼結したもので，鍋ややかんのような調理器具のほか，大型の容器としても使用されている．

　これらのセラミック製品は，材料中あるいは釉薬に重金属が含まれている場合があり，製品を使用する際に食品中にも移行する可能性がある．したがって，食品衛生法によって，それぞれの製品に対して規格が設けられている（巻末資料参照）．カドミウムおよび鉛以外にも，亜鉛およびアンチモン，クロム，スズ，銅，ニッケル，バリウム，ヒ素の溶出が懸念される．

（３）金属製品

　金属製品とは，食品に接触する部分が金属の単体あるいは合金でできている製品であり，加熱調理器具および食器，容器，包装用箔などとして使用されている．金属素材をセラミックあるいはプラスチックで被覆したものは対象としないが，金属缶をプラスチックで被覆したものは対象とする．

　食品衛生法では，金属製品中の鉛(0.1％以下)およびアンチモン(5％以下)，メッキ用スズ(0.1％以下)，ハンダ中の鉛(0.2％以下)の含有量（巻末資料 p.186，Ⅳ.1 参照），金属缶からの各種溶出物（巻末資料 p.189，Ⅳ.2 参照）について規格基準を設けており，材質試験および溶出試験によりチェックしている．溶出試験では，食品中の酸や塩分により金属製品から溶出するカドミウムおよび鉛，ヒ素を測定対象とするほか，プラスチックで被覆されている場合には蒸発残留物およびエピクロルヒドリン，塩化ビニル，フェノール，ホルムアルデヒドの試験も実施される（巻末資料 p.187 ～ 189，Ⅳ.2 参照）．

（4）ゴム製品

ゴム製品とは，食品に接する面にゴムが使用されている器具および包装容器であり，天然ゴムのほか，イソプレンゴム，スチレン・ブタジエンゴム，シリコーンゴムなどが使用されている．ゴム製品の製造過程において，原料ゴムに対して有機系および無機系のさまざまな添加剤が加えられている．添加剤としては，架橋剤，加硫促進剤，架橋助剤，酸化防止剤，充てん剤などがある．そのほか，ゴム成分の分解産物や不純物も残存しており，食品を介した人への曝露による健康被害が懸念される．そのため，材質試験および溶出試験での上限値が設けられている．おもなゴム製品の用途としては，乳児用乳首，手袋，パッキン，クッキングシートなどがあげられる．

材質別規格の材質試験のおもな項目としては金属類および酸化防止剤がある．金属類としては，ゴム製品の充てん剤の不純物であるカドミウムおよび鉛が測定されている（巻末資料参照）．酸化防止剤はゴムの劣化を防ぐために添加されており，フェノール誘導体であるブチルヒドロキシトルエン（BHT と略される）が広く使用されている．溶出試験の項目としては，金属類（亜鉛）のほか，酸化防止剤フェノール類，残留ホルムアルデヒドなどがあげられる（巻末資料参照）．

（5）天然素材およびその加工品

天然素材および加工品とは，木や竹などの天然素材，紙やセロハン，木綿や麻などの天然繊維を加工した布などを材料とする器具および容器包装のことである．紙ナプキンも，食品に直接使用される場合があることから器具として取り扱われる．これらの素材には食品衛生法の材質別規格は設けていないが，近年，天然素材に対する加工処理過程で漂白剤や防カビ剤などが使用されるため，注意する必要がある．

11.3 異物

異物とは，生産，貯蔵，流通の過程で不都合な環境や取り扱い方に伴って，食品中に侵入または混入したあらゆる固形あるいは半固形物をいう．ただし，高倍率の顕微鏡を用いなければ，その存在が確認できないほどの微細なものは対象としない．

食品衛生法第6条に，「次に掲げる食品又は添加物は，これを販売し，又は販売の用に供するために，採取し，製造し，輸入し，加工し，使用し，調理し，貯蔵し，若しくは陳列してはならない．」ものとして，「不潔，異物の混入又は添加その他の事由により，人の健康を損なうおそれがあるもの」がある．つまり，異物の侵入，混入は衛生管理上の問題となる．

異物は，目視したとき不快感をもつだけでなく，摂取後に体内を傷つけたり，寄生虫が混入していたり，病原微生物が付着していたりすると健康被害の要因となる．また，異物は上記のように食物の生産から消費に至るまでの各段階で

表 11.4 外来異物の種類とその事例

種類	具体例
鉱物性異物	天然鉱物片(小石や土砂など)，鉱物性加工品(金属：サビ含む，ガラス，陶器，プラスチックなど)の破片および断片 (傷害を受けるおそれ，付着した微生物の混入のおそれがある)
動物性異物	食用部位以外の牛，豚，鳥類，および節足動物(ダニ，クモ，昆虫など)，ネズミなどの体やその一部，動物の毛，昆虫の卵，排泄物(糞尿)，かじり跡 (寄生虫や病原体を伴うおそれがある)
植物性異物	異種植物種子，非可食性植物体(雑草)やその断片(わらくずや籾殻)，植物繊維加工品の断片(繊維，糸くず)，カビ類など (付着した微生物の混入やカビ毒の摂取のおそれがある)
その他	プラスチック類，ゴム，毛髪や体毛

混入する可能性があり，異物が検出された場合，各段階が正常に機能しているのかどうか，他の有害物質なども存在するのではないかという疑いが生じる．

おもな外来異物の種類を**表 11.4**に示す．

国民生活センターによると，異物が入っていた食品別の上位は「調理食品」，「穀類」，「菓子類」であり，異物が入っていた異物の内容別の上位はゴキブリやハエなどの「虫など」，カッターや針金などの「金属片など」，毛髪や体毛などの「人の身体に係るもの」であった(2014 年度)．

異物の混入防止には，衛生的な食品原料を選別すること，製造・保管時に昆虫やネズミの侵入を防ぐこと，容器や食品製造機器の損耗，破片の飛散，腐食を防ぐための保守点検，製造工程の管理・検査，金属探知，目視による確認などを実施すること，さらにこれらに携わる人々の衛生教育や衛生管理を行うことが重要となる．

11.4 衛生動物

衛生動物とは，直接的あるいは病原微生物や寄生虫を媒介し間接的に人に害を及ぼす動物の総称である．これには，通常，寄生虫は含まれない．食品衛生上で問題となるおもな衛生動物は，ネズミ(鼠族)，昆虫(毒ヘビ，ハチ，毒ガなど)，衛生害虫(ハエ，カ，ノミ，シラミ，ゴキブリ，ダニなど)などであり，動物性異物でもある．これらは，人への害の及ぼし方の違いから次の 3 つに分類することができる．

① 病原微生物などを媒介する動物

ハエ(イエバエ，クロバエ，キンバエ，ニクバエなど)，カ(シナハマダラカ，コガタアカイエカなど)，ノミ(ネズミノミ，イヌノミ，ネコノミなど)，シラミ(コロモジラミなど)，ゴキブリ(クロゴキブリ，チャバネゴキブリ，ヤマトゴキブリなど)，ダニ(イエダニ，ヒョウヒダニ，ヒゼンダニ，ツツガムシなど)，ネズミ類(ドブネズミ，クマネズミ，ハツカネズミなど)

② 有毒な動物

　ハチ，毒ヘビ，毒ガなど．

③ 不快な動物

　ゴキブリ，ネズミ，ユスリカなど．

　これまでの衛生動物対策としては，侵入の防護，天敵の利用，わなによる捕獲，殺鼠剤・殺虫剤の使用などが行われてきた．一方で，住環境における暖房の普及や住居の気密性の向上，温暖化に伴う動物の生息域の変化などは，衛生動物の生態にも影響を与えているのではないかと推測され，注視しておく必要がある．

練 習 問 題

　次の文を読み，正しいものには○，誤っているものには×をつけなさい．

（1）油脂・脂肪性の食品の溶出試験には疑似溶媒として20％エタノール溶液を用いる．

（2）酒類の溶出試験には疑似溶媒として水を用いる．

（3）（1）および（2）の食品に該当しないpH5以下の食品の溶出試験には疑似溶媒として4％酢酸溶液を用いる．

（4）（1）および（2）の食品に該当しないpH5以上の食品の溶出試験にはヘプタンを用いる．

（5）重金属の溶出試験には，溶出量が多い溶媒として20％エタノールを用いる．

（6）ユリア樹脂に求められる溶出試験において，フェノールおよびホルムアルデヒドの溶出限度値が設けられている．

（7）ポリエチレンテレフタレート（PET）樹脂に求められる溶出試験において，ビスフェノールAの溶出限度値が設けられている．

（8）ポリ塩化ビニリデン（PVDC）樹脂に求められる材質試験において，ジブチルスズ化合物の限度値が設けられている．

（9）セラミック製品では，食品衛生上の問題として有機物質による健康影響は想定されていない．

（10）クッキングペーパーはゴム製品であり，金属類および酸化防止剤による汚染が予想される．

（11）天然素材および加工品については，材質別規格は設けられていない．

12 食品汚染物質

12.1 食品中の環境汚染物質

　近年，産業活動に伴い種々の化学物質が生活環境中に放出されている．これらの環境汚染物質が大気中や土壌中に放出されると，大気や土壌を汚染し，土壌に染み込んだ汚染物質は雨水により河川水へと移動する．河川水は海へと流れ込んでいくが，河川や海中で生育するプランクトンや水生植物が，まずその中に汚染物質を取り込み，蓄積する．次いでこれらを食べる小さな生物が体内に蓄積し，さらに大型の生物がそれを食べて濃縮していく．この過程において環境中に放出された汚染物質濃度より生物体内中の濃度が高くなっていく．これを食物連鎖による生物濃縮という．このため，食物連鎖の上位に位置するヒトは環境汚染物質を高濃度に含んだ食品を体内に入れ，健康被害を受ける可能性がある．

　環境に放出された化学物質がヒトに健康被害を与える条件として，① 化学的安定性が高いこと，② 生体組織への親和性が高いこと，がある．

　化学的安定性が高い化学物質とは，日光，酸素，水などにより分解されにくく，微生物によっても代謝反応を受けにくい物質で，重金属類，農薬 DDT，PCB やダイオキシン類などがこれに該当する．

　生体組織への親和性が高い化学物質には，DDT，PCB，メチル水銀のように体脂肪に溶けやすいもの，水銀，カドミウムのように生体中のタンパク質と結合しやすいものがある．

　また，生体成分と似ているため，それと置き換わってしまうものもある．これには，リンと同族元素であるヒ素，イオウと同族元素であるセレンがある．放射性物質であるストロンチウム 90 はカルシウムと，セシウム 137 やセシウム 134 はカリウムと同族元素で類似しているため，体内に取り込まれ蓄積される．

生物濃縮
p.151 も参照．

12.2　有害元素

（1）カドミウム（Cd）

カドミウムは電池，メッキ，合金，顔料などの工業原料として利用されている．カドミウムを取り扱う工場やカドミウムを含む製品の廃棄が，環境中への排出源となっている．また，カドミウムは鉱物中や土壌中などに銅，亜鉛，鉛などの金属とともに存在するため，鉱山の開発や精錬などにより，高濃度のカドミウムが廃水として環境中へ放出され，土壌に蓄積されていく．汚染された農地で栽培された米などの作物中にカドミウムが多く含まれ，慢性カドミウム中毒による健康被害が発生する．

（a）イタイイタイ病の発症

腰痛など激しい痛みを伴い，少しの衝撃でも骨折してしまう原因不明の奇病が，1911（明治44）年頃から富山県神通川流域で発生していることが1955（昭和30）年に報告された．痛みに耐えられず，「痛い，痛い」と訴えることから，イタイイタイ病という病名がついた．この疾病は，三井金属鉱業神岡鉱業所から排出された廃水に含まれていたカドミウムによって汚染された飲料水や，カドミウムを含む灌漑用水で育った農作物を摂取したことで起こった．イタイイタイ病は高齢の経産婦で多発したが，その理由は，次のように説明されている．

長年に渡ってカドミウムで汚染された食物や水を摂取することにより，メタロチオネインと結合したカドミウムが腎臓に蓄積され，近位尿細管を損傷し，カルシウムの再吸収が低下してカルシウムの欠乏を招く．これに妊娠，授乳，内分泌の変調，老化などの要因が重なって高齢の経産婦で骨粗鬆症を伴う骨軟化症が生じた．

（b）カドミウムを多く含む食品とその対策

カドミウムは土壌または水など環境中に広く存在するため，米，野菜，果実，肉，魚など多くの食品に含まれているが，わが国においては米から摂取する割合が最も多く，日本人のカドミウムの一日摂取量の約4割は米から摂取されていると推定されている．1970（昭和45）年，玄米のカドミウム基準値が1.0 mg/kg未満と定められた．しかし，カドミウム濃度が0.4 mg/kgを超える米が生産される地域は，カドミウムにより環境汚染されている可能性があるため，0.4 mg/kg以上1.0 mg/kg未満の米は国が買い上げて市場流通しないよう措置が取られてきた．2011（平成23）年，米のカドミウム基準値が0.4 mg/kg以下と改正されたため，この措置は廃止された．

（2）水銀（Hg）

水銀は古くより農薬，殺虫剤，温度計，電池，触媒などに広く使用されてきた．環境への放出は，鉱山，製錬所，農薬，水銀使用工場からの排水および水銀含有製品の廃棄などにより起こる．金属水銀や無機水銀は，消化管からの吸収率は低く，体内に入ると，粘膜の腐食，口内炎，腎障害などの末梢性の障害を起こす．一方，メチル水銀のような有機水銀は，脂溶性で，消化管からの吸

収率はきわめて高く，血液脳関門を容易に透過して脳に蓄積しやすいため，中枢神経障害を引き起こす．

（a）水俣病と第二水俣病の発症

1950年代，熊本県水俣湾周辺を中心とする不知火海（八代海）沿岸で，手足にしびれやふるえが生じ，目のみえる範囲が狭まり（視野狭窄），耳も聞こえにくくなり，言葉がはっきりしゃべれず（構音障害），つまずいたりよろめいたりして歩けない人が多数発生した．当初は，原因不明であったため，地域の名前をとって<u>水俣病</u>という病名がつけられた．1965（昭和40）年，新潟県阿賀野川流域においても，同様の発生が確認され，<u>第二水俣病（新潟水俣病）</u>と呼ばれるようになった．知覚障害，運動失調，視野狭窄，構音障害，聴力障害などの症状は，ハンター・ラッセル症候群と呼ばれるメチル水銀中毒の典型的症状である．

水俣病は，チッソ水俣工場のアセトアルデヒド製造で触媒として使用された無機水銀（硫酸水銀）から副生されたメチル水銀化合物が工場排水中に流出して近海を汚染したのが原因であり，新潟水俣病は，阿賀野川上流の昭和電工株式会社鹿瀬工場で同様に副生されたメチル水銀化合物を含む排水が阿賀野川に排出されたのが原因である．いずれも，化学工場から海や河川に排出されたメチル水銀化合物を魚介類が食物連鎖を通じて体内に高濃度に蓄積し，これを日常的に多食した住民に発生した中毒性の中枢神経疾患である．

メチル水銀化合物は血液脳関門と同様に血液胎盤関門を通過するため，メチル水銀化合物を蓄積した魚介類を食べた母親から胎盤を介して胎児の脳中に蓄積し，生まれながらにして，知能障害，発育障害，言語障害や四肢運動障害・歩行障害，眼球運動障害など脳性麻痺様の症状が現れる胎児性水俣病が発生した．

（b）魚介類からの水銀摂取

魚介類は自然界に存在する水銀を食物連鎖の過程で体内に蓄積するため，日本人の水銀摂取の80%以上が魚介類由来となっている．また，食物連鎖の上位にあるマグロなどの大型魚やキンメダイなどの深海魚は，他の魚介類と比較して水銀濃度が高い．

1973（昭和48）年，厚生省（当時）は魚介類中の水銀について，総水銀0.4 ppm，メチル水銀として0.3 ppmの暫定的規制値を定めた（ただし，マグロ類や深海性魚介類，河川産の魚介類については，当時の摂食実態などから適用対象外とされている）．

上述のようにメチル水銀は胎盤を通して胎児に移行しやすいため，魚介類を介した水銀摂取が胎児に影響を与える可能性が懸念されている．2005（平成17）年，厚生労働省は，妊婦への魚介類の摂食と水銀に関する注意事項を公表し，その中で魚介類の調査結果などからの試算をもとに妊婦が注意すべき魚介類と摂食量の目安について示した．2010（平成22）年には見直しが行われ，対象魚

血液脳関門
脳の働きに大切な神経細胞を有害物質から守るバリアー機能．アミノ酸やグルコースなどの神経活動のエネルギー源となる栄養素は脳内に選択的に輸送されるが，水溶性の高い物質あるいは大きな分子は透過しにくく，異物が入り込めないようにしている．一方，脂溶性の物質は細胞膜を通過できるので，脳内を移動できる．

血液胎盤関門
胎盤にある物質の移行を抑制する働き．物質の母胎‐胎児循環を制限することで，化学物質の曝露から胎児を守っている．母胎と胎児の血液が直接混ざり合わないようになっている．母体‐胎児間の移動は受動拡散によって行われるため，大きい分子は移動しにくく，脂溶性のものの方が移動しやすい．

表 12.1　妊婦が注意すべき魚介類の種類とその摂食量（筋肉）の目安

摂食量（筋肉）の目安	魚介類
1回約80gとして妊婦は2か月に1回まで（1週間あたり10g程度）	バンドウイルカ
1回約80gとして妊婦は2週間に1回まで（1週間あたり40g程度）	コビレゴンドウ
1回約80gとして妊婦は週に1回まで（1週間あたり80g程度）	キンメダイ，メカジキ，クロマグロ，メバチ（メバチマグロ），エッチュウバイガイ，ツチクジラ，マッコウクジラ
1回約80gとして妊婦は週に2回まで（1週間あたり160g程度）	キダイ，マカジキ，ユメカサゴ，ミナミマグロ，ヨシキリザメ，イシイルカ，クロムツ

参考1：マグロの中でも，キハダ，ビンナガ，メジマグロ（クロマグロの幼魚），ツナ缶は通常の摂食で差し支えがないので，バランスよく摂食．
参考2：魚介類の消費形態ごとの一般的な重量は次のとおり．
　　　寿司，刺身1貫または1切れあたり15g程度．
　　　刺身1人前あたり80g程度．
　　　切り身1切れあたり80g程度．

介類が追加された（表12.1）．

（3）鉛（Pb）

鉛は採鉱，精錬，成型が簡単であるため，古代より水道管，陶器用釉薬，化粧品，鍋などに使用されていた．現在，金属鉛は自動車用蓄電池の極板やハンダの原料としても使用されている．また，一酸化鉛は鉛クリスタルガラス，塩化ビニル樹脂の安定剤の原料として使用される．環境への汚染は，これらの産業活動により排出された鉛による土壌汚染のほか，自動車や航空機用ガソリンのアンチノック剤として加えられる四エチル化鉛がガソリンの燃焼により無機鉛として環境中へ排出されることにより起こる．現在，日本では，揮発油等の品質の確保等に関する法律に基づき，自動車用の有鉛ガソリンは販売が禁止されている．

鉛は，造血系への影響として，貧血，尿中ALA増加，ALA-D阻害，神経系への影響として，脳炎，聴力障害，知能指数低下，末梢神経障害，腎臓障害などを引き起こすことが知られている．近年，低濃度鉛曝露と小児の知能指数低下や各種行動障害の関連が疑われている．

（4）ヒ素（As）

ヒ素は地殻中に広く分布しており，火山活動や森林火災，鉱物の風化などの自然現象によって環境中に放出されるため，自然環境中や生物体に広く存在する．天然では単体として存在することは少なく，酸素や炭素などの他の元素が結合して，さまざまな形のヒ素化合物となって存在している．ヒ素は古くから利用されてきており，現在でも農薬，木材防腐剤，殺虫剤，除草剤，顔料，半導体の原料として使用されている．

ALA
5-アミノレブリン酸またはδ（デルタ）アミノレブリン酸．ヘモグロビンに含まれるヘム合成経路の最初の生成物．

ALA-D
δ-アミノレブリン酸脱水素酵素．

(a) ヒ素の毒性

3価の無機ヒ素は，生体細胞内の種々の酵素の活性部分に存在するチオール基（SH基）と親和性が高いため，その活性を阻害し，強い生体毒性を示す．5価の無機ヒ素の毒性は3価より低いが，体内でグルタチオンにより3価に還元され，毒性を示す．ヒ素の慢性曝露による健康障害には，色素沈着症，角化症，多発性神経炎，気管支炎，肺がん，皮膚がんなどがある．

一方，有機ヒ素化合物は，水溶性で排泄されやすいものが多いため，無機ヒ素化合物に比べて毒性は弱い．海産物には種々の有機ヒ素化合物が多く含まれており，魚介類にはアルセノベタイン，昆布，ワカメなどの海藻中にはアルセノシュガーが存在する．しかし，これら有機ヒ素化合物の毒性はきわめて低く，食べたことによるヒ素中毒の報告例はない．

(b) ヒ素による食中毒

ヒ素が原因で起こった食中毒例として，森永ヒ素ミルク事件がある．1955（昭和30）年，岡山県を中心に西日本一帯で，森永乳業徳島工場製造の粉ミルクを飲用した人工栄養児の間に，発熱，下痢，肝障害，色素沈着，貧血などの症状を示す患者が約12,000人近く発生し，130人の死亡者が出た．このヒ素中毒事件は，粉ミルクの乳質安定剤として使用されていた第二リン酸ナトリウムにヒ素（As_2O_3）が不純物として多く含まれていたことにより起こった．この事件を契機に食品衛生法の改正が行われ，食品添加物において規格基準が設けられるようになった．

(5) スズ（Sn）

スズは展延性に富み，かつ他の金属と合金を作りやすい性質があることからその用途は広い．無機スズのおもな用途は，ハンダ合金，歯科用アマルガム，還元剤，有機合成触媒，顔料である．缶詰のメッキとしても広く使用されている．有機スズ化合物のうち，モノブチルスズやジブチルスズは，プラスチックの安定剤や樹脂合成の触媒などに利用されてきた．また，トリブチルスズやトリフェニルスズは，殺菌剤，魚網防汚剤，船底塗料などに使用されていたが，現在はその有害性から魚網防汚剤や船底塗料には使われていない．

無機スズによる食中毒は，缶ジュースや缶詰フルーツの缶に使用されていたブリキ（鉄にスズをめっきしたもの）から溶出した高濃度のスズの摂取により起こる急性中毒であり，その症状は吐き気，嘔吐，下痢，疲労感および頭痛である．缶詰中のスズの溶出は亜硝酸イオンによって加速される．有機スズ化合物の毒性は種類によって異なるが，無機スズ化合物より毒性が強い．トリアルキルスズなかでもトリメチルおよびトリエチル化合物の毒性は強く，血液脳関門を通過し，中枢神経系を傷害して四肢の脱力・麻痺，全身の振戦（ふるえ）などを引き起こす．

(6) 有害元素の食品衛生法に基づく規格基準

環境中からの汚染などにより食品中にカドミウム，水銀，鉛，ヒ素などの有

Plus One Point

ヒジキ中のヒ素

2004（平成16）年，英国食品規格庁が，ヒジキには発がんリスクが指摘されている無機ヒ素が多く含まれているため，食べないように勧告を出した．ヒジキには，海藻のなかでも例外的に毒性が高い無機ヒ素が多く含まれてはいるが，水もどしや煮るといった調理操作後にはヒ素含有量は減少することが報告されている．このため，ヒジキ摂取によりヒ素による健康被害が生じたという報告例はない．

表 12.2　食品衛生法に基づく食品中の有害金属の規格基準

対象食品		項目	基準値
米（玄米および精米）		カドミウムおよびその化合物	0.4 mg/kg 以下
清涼飲料水	ミネラルウォーター類（殺菌・除菌有・無）	カドミウム 水銀 鉛 ヒ素	0.003 mg/L 以下 0.0005 mg/L 以下 0.05 mg/L 以下 0.05 mg/L 以下
	ミネラルウォーター類以外の清涼飲料水	鉛 ヒ素 スズ*	検出してはならない 検出してはならない 150.0 ppm 以下
粉末清涼飲料		鉛 ヒ素 スズ*	検出してはならない 検出してはならない 150.0 ppm 以下

＊金属製容器包装入りのもの.

害元素が含まれる可能性がある．これらの元素について，食品衛生法に基づき「食品，添加物等の規格基準」（昭和34年厚生省告示第370号）により食品の規格基準が示されている．基準値は，必要に応じてそのつど改正が行われている．

2006（平成18）年，コーデックス委員会がカドミウムの精米の国際基準値を0.4 mg/kg 以下と決定したことから，わが国でも2011（平成23）年，米の基準値を玄米中1.0 mg/kg 未満から玄米および精米中0.4 mg/kg 以下に改正した．

2014（平成26）年12月，コーデックス委員会におけるナチュラルミネラルウォーター等の規格設定および水道法の水質基準改正の動きを受けて，清涼飲料水等の規格基準が一部改正された（厚生労働省告示第482号）．表 12.2 に規格基準を示す．

12.3　放射性物質

（1）放射性物質と生体への影響

（a）放射性物質

同じ原子番号（陽子数）で，中性子数が異なる原子核をもつ原子を同位体というが，このなかで不安定な原子核から安定な原子核に変わろうとするときに放射線を放出しながら壊変（崩壊）する同位体を放射性同位体という．放射性同位体の元素を含む物質を一般的に放射性物質という．放出するおもな放射線には，α（アルファ）線，β（ベータ）線，γ（ガンマ）線がある．エネルギーの強さはα線＞β線＞γ線の順であり，透過力の強さはγ線＞β線＞α線の順である．

（b）内部被曝と外部被曝

α線，β線，γ線を放出する放射性物質の生体への影響は，放射性物質が生体内にあるか，生体外にあるかにより異なる．生体外からの被曝（外部被曝）では，α線は透過力が弱いため，体表の角質層で止まってしまう．β線は皮膚を

Plus One Point

放射線と放射能

放射線を出す物質を放射性物質という．放射性物質は放射線をだしながら不安定な原子核から安定な原子核に変わっていく．この放射線をだす能力を放射能という．放射性物質，放射線，放射能を混同して使うことが多いので，注意を要する．

放射線の単位

ベクレル（Bq）：放射性物質が1秒間あたりに崩壊する原子の個数を表す単位．放射性物質がもつ放射能の強さを表す．

グレイ（Gy）：吸収線量の単位．照射された放射線が「もの」にあたると，もっているエネルギーを「もの」に与える．単位質量あたりに放射線から受けるエネルギーの量を表す．

シーベルト（Sv）：放射線が人体にあたったときに，どのような影響があるのかを評価するための単位．放射線の種類や放射線を受ける組織・臓器により人体への影響の大きさが異なるため，係数をかけあわせ，それらをすべて足して求める．

通過するが，体の奥深くまで届くことはない．γ線は身体の奥の重要な臓器まで到達する．すなわち，外部被曝の危険性はγ線＞β線＞α線の順となる．

一方，放射性物質が食べ物や飲料水を介して体内に入り，生体内で被曝（内部被曝）する場合，γ線は透過力が強いため，周りの細胞にあまり影響を与えずに透過してしまうが，α線は透過せず周りの細胞にエネルギーを与えて影響を及ぼす．このため，内部被曝での危険性はα線＞β線＞γ線の順となる．

（c）確定的影響と確率的影響

放射線の人体への影響には，確定的影響と確率的影響がある．確定的影響は短時間に比較的高い量の放射線を受けた場合に現れ，被曝線量が多くなるほど症状は重くなる．おもな症状として，脱毛，白内障，赤斑，水疱，潰瘍，不妊，白血球減少がある．

それぞれの健康影響が現れる最も低い放射線量を閾値（「しきいち」ともいう）といい，閾値以下では確定的影響はでない．一方，確率的影響は，閾値が存在しないと考えられており，被曝量が多くなるほど発生率が高くなる．比較的低い放射線量を受けた場合，被曝後，数年以上経て白血病，がんなどの症状が現れる．

（d）臓器親和性，半減期

放射性物質は元素の種類により臓器親和性が異なる．セシウム（Cs）137，セシウム（Cs）134 は，セシウムがカリウムと同族元素のため，カリウムの存在する筋肉，肝臓，腎臓，肺，生殖器，骨など全身に広がって影響を及ぼす．ヨウ素（I）131 は甲状腺に集まり甲状腺がんを引き起こす．ストロンチウム（Sr）90 はストロンチウムがカルシウムと同族元素のため，カルシウムと置き換わり骨に蓄積される．

また，放射性物質の崩壊する速度はそれぞれ異なる．放射性物質が放射線をだすことによって，もとの量の半分になる時間を物理学的半減期という．物理学的半減期が長いものほど，自然界や生体内で放射線を長期間放出するので影響が大きい．生体内に入った放射性物質は代謝を受けて体外に排泄されていく．体内に取り込まれた放射性物質が代謝・排泄によって体外に排出され，取り込

表 12.3 放射性物質の半減期

核　種	物理学的半減期	生物学的半減期	
ストロンチウム 90	29 年	49 年	
ヨウ素 131	8 日	乳児 5 歳児 成人	11 日 23 日 80 日
セシウム 134	2.1 年	1 歳まで 9 歳まで	9 日 38 日
セシウム 137	30 年	30 歳まで 50 歳まで	70 日 90 日

んだ量が半分になるまでの時間を生物学的半減期という．表 12.3 に放射性物質の半減期を示す．

（2）食品の放射線汚染

（a）自然放射線からの被曝

地球には宇宙から放射線（宇宙線）が降り注いでいる．また，大地や大気，食べ物にも自然起源の放射性物質が含まれている．日常生活で受ける自然放射線の量は，日本人 1 人あたり年間約 2.1 ミリシーベルト（mSv）と見積もられている*．このうち，食べ物（カリウム 40 などが含まれる）からは，0.99 mSv の被曝を受けている．

* 放射線による健康影響等に関する統一的な基礎資料，平成 28 年度版 ver.2017001.

（b）原子力発電所の事故後の食品中の放射性物質の基準値

2011（平成 23）年 3 月 11 日に起こった東日本大震災による東京電力福島第一原子力発電所の事故によって大量の放射性物質が放出され，食品，水道水，大気，海水，土壌が汚染された．食品の安全と安心を確保するため，食品の国際規格を作成しているコーデックス委員会の指標に基づき，2012（平成 24）年 4 月 1 日に，食品からの被曝線量の上限を放射性セシウム以外からの線量も含めて年間 1 mSv とする基準値を設定した．食品に関する基準値は，すべての人が摂取する「飲料水」，「一般食品」，乳児が食べる「乳児用食品」，子どもの摂取量がとくに多い「牛乳」の 4 つの区分に分けられ設定されている（表 12.4）．「一般食品」の基準値 100 ベクレル（Bq）/kg は，上述した年間 1 mSv の基準値から，「飲料水」の線量（約 0.1 mSv/ 年）を差し引いた線量（約 0.9 mSv/ 年）を「一般食品」に割りあて，日本の食料自給率なども考慮しつつ，摂取量などを踏まえて年齢・性別ごとに限度値を算出し，それらの限度値のうち，最も小さい値を全年齢の基準値としたものである．

また，内閣府食品安全委員会において，小児の期間については，放射線の感受性が成人より高い可能性が指摘されたことから，子どもが食べる，あるいは，子どもの摂取量がとくに多い「乳児用食品」および「牛乳」については，「一般食

表 12.4　食品中の放射性セシウムの基準値[*1]

食品群	基準値（Bq/kg）
一般食品	100
乳児用食品[*2]	50
牛乳[*3]	50
飲料水	10

*1　規制の対象は，福島原発事故により放出した放射性核種のうち，半減期 1 年以上の放射性核種全体（セシウム 134，セシウム 137，ストロンチウム 90，プルトニウム，ルテウム 106）としているが，セシウム以外の核種は測定に時間がかかるため，放射性セシウムと他の核種の比率を用いて算出し，合計して被曝線量が 1 mSv を超えないように放射性セシウムの基準値を設定．
*2　乳児用食品：乳児用調製粉乳，乳幼児を対象とした調製粉乳，乳幼児向け飲料，乳幼児食品，ベビーフード，その他（服薬補助ゼリー，栄養食品等）．
*3　牛乳：牛乳，低脂肪乳，加工乳等，乳飲料．

放射線照射食品

　食品への放射線照射は，1952(昭和27)年，バレイショ(ジャガイモ)へのX線照射による発芽抑制効果が報告され，その後，国際的に食品照射の研究開発が進められた．現在，発芽防止のほかに殺菌・殺虫のための使用が50か国以上で認められており，100品目以上の照射食品が生産されている．

　わが国では，食品への放射線照射は，食品衛生法第11条第1項に基づく「食品，添加物等の規格基準」において，原則，食品に放射線を照射してはならないと定められている．ただし，1972(昭和47)年に食品衛生調査会で安全性について審議を行い，放射線の線源〔コバルト(Co)60〕，種類(γ線)，吸収線量〔150グレイ(Gy)を超えてはならない〕や再照射防止を規定した上で，ジャガイモの発芽防止の目的での放射線照射が認められている．放射線照射されたバレイショは，放射線を照射した旨を包装のみやすい場所に記載することが義務づけられている．

品」の基準値(100 Bq/kg)より2倍厳しい基準値(50 Bq/kg)が設定されている．「飲料水」の基準値10 Bq/kgは，WHO(世界保健機関)が示している指標値に従って設定されている．

　食品中の放射性物質に関する検査は，原子力災害対策本部が定めたガイドラインに基づき，地方自治体において実施されている．行ったモニタリング検査の結果は，厚生労働省に報告され，厚生労働省のウェブサイトで公表されている．検査の結果，基準値を超えた場合は，その食品の回収・廃棄が行われるとともに，出荷制限が行われている．

12.4　ダイオキシン類

　ダイオキシン(polychlorinated dibenzo-*p*-dioxin，PCDD)は，ポリ塩化ジベンゾ-パラ-ダイオキシンと呼ばれる一群の有機塩素化合物の略称である．PCDDは塩素を含む農薬の製造や，化成品廃棄物などの不完全燃焼に伴って非意図的に生成され，大気，水，土壌などの環境を汚染する．ダイオキシンは，難分解性で脂溶性が高く，生体への蓄積性が高い．このため，環境中のPCDDが，食物連鎖をとおして生物濃縮され，動物やヒトの体内に高濃度に蓄積することがある．

　PCDDと近縁の有機塩素化合物のなかには，ポリ塩化ジベンゾフラン(PCDF)やコプラナーPCB(Co-PCB)と略称される一群の化合物があるが，これらの化合物の環境中での動態や毒性学的な性質はPCDDとよく類似している．このためPCDD，PCDF，Co-PCBの三者をあわせてダイオキシン類と総称する．

　ダイオキシン類のなかでは2,3,7,8-四塩化ジベンゾ-パラ-ダイオキシン(TCDD)の毒性が最も強い．実験動物モルモットにおけるTCDDのLD$_{50}$値(50%致死量，経口)は0.6 µg/kgであり，遅延性の致死作用がきわめて強い．

厚生労働省ホームページ「食品中の放射性物質への対応」
http://www.mhlw.go.jp/shinsai_jouhou/shokuhin.html

Plus One Point

生物濃縮

環境汚染によって有害物質が生態系に残留すると，食物連鎖(例：植物→草食動物→肉食動物→上位肉食動物)によって有害物質は濃縮される．これを生物濃縮と呼ぶ．1つの食物連鎖では，有害物質は10倍に濃縮される．仮に4段階の食物連鎖があると，最上位の肉食動物においては1万倍(10^4倍)に濃縮された有害物質を取り込むことになる．

ダイオキシン

塩素のつく位置と数によって75種類ある．

$m + n = 1 - 8$

50%致死量

13.4節参照．

ポリ塩化ジベンゾフラン（PCDF）

135種類ある．

コプラナーPCB（Co-PCB）

平面構造をもつPCBで13種類ある．

2,3,7,8-四塩化ジベンゾ-パラ-ダイオキシン（TCDD）

耐容一日摂取量（TDI）

ヒトが生涯にわたって継続的に摂取しても健康に影響を及ぼすおそれがない，1日あたりの摂取量．4 pg（ピコグラム）＝ 4×10^{-12} g

TEQ（毒性等価換算濃度）

ダイオキシン類と総称される個々の化合物は，それぞれの毒性の強度が同じではないため，ダイオキシン類としてその存在量を示すとき，それを構成する個々の化合物の量を，相当する毒性を示すTCDDの量に換算して表示したもの．

しかし，この致死作用は実験動物による種差が大きい．実験動物においてTCDDは，体重減少，胸腺萎縮，皮膚障害（クロルアクネ：塩素により生じる吹き出物），心筋障害，肝障害，生殖毒性（精子の減少，子宮内膜症），奇形（口蓋裂），発がん（肝臓，肺，皮膚など）などの有害作用をもたらすほか，内分泌系や中枢神経系への影響も観察されている．

ヒトがダイオキシン類に曝露された事例としては，有機塩素農薬の製造工場における職業性曝露，イタリアのセベソの化学工場爆発〔1976（昭和51）年〕による住民などの被災，1960年代のベトナム戦争の枯葉剤作戦に従事した米兵などの被害などが知られている．また，北九州一帯で起きたカネミ油症事件〔1968（昭和43）年〕の病因物質はPCDFとCo-PCBであることが明らかにされている．これらの事例調査から，比較的共通して確認されているのはクロルアクネの発生である．このほかには肝障害，神経障害，内分泌系への影響などが示唆されている．

国際がん研究機関（IARC）はダイオキシン類のなかでTCDDのみを，ヒトに対する発がん性が十分に確かめられたものとしてグループ1に分類している．農薬工場やセベソ事故の被曝露者で全がん発生率が高いこと，動物実験で十分な証拠があることなどがその根拠となっている．世界保健機関（WHO）は，ダイオキシン類の健康問題は致死毒性ではなく，環境をとおしたヒトへの低濃度曝露がもたらす生殖機能，免疫機能，脳機能などへの影響であるとしている．

日本では2000（平成12）年に，ダイオキシン類の耐容一日摂取量（TDI）を4 pg TEQ/kg/日と定めている．

通常の生活環境では，ダイオキシン類のほとんどは食品を介して取り込まれる．食品群別にみると魚介類からの摂取量が最も多く，肉・卵，調味料，乳・乳製品や砂糖・菓子からの摂取がこれに続く（図12.1）．平成26年度の日本人の食品からのダイオキシン類の摂取量は0.70 pg TEQ/kg/日である（図

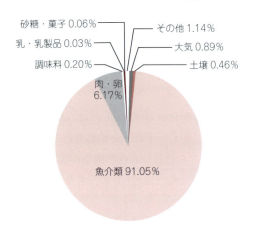

図12.1　日本におけるダイオキシン類の1人一日摂取量
資料：厚生労働省，環境資料より環境省作成．
環境省 編，「平成28年版環境白書」(2016)，p.252．

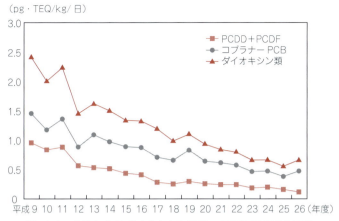

図12.2 食品からのダイオキシン類の一日摂取量の経年変化
環境省 編,「平成28年版環境白書」(2016), p.252.
資料：厚生労働省, 環境資料より環境省作成.

12.2). 食品からの総摂取量はTDI値を下回っているが, 欧米ではTDI値を1〜2 pg TEQ/kg/日としており, この値と比べると日本人の摂取量が低いとはいえない. また, 母乳のダイオキシン類濃度は低下しているものの, 乳児は依然としてTDI値を超える曝露を受けている.

12.5 PCB

ポリ塩化ビフェニル(polychlorinated biphenyl, PCB)は, ビフェニルを塩素化した化合物である.

PCBは化学的に安定で電気絶縁性, 不燃性が高いことから, 変圧器や蓄電器(トランス, コンデンサー)の絶縁油, 熱媒体(化学工場, 暖房器具), 溶剤(印刷インキ, ノーカーボン紙)などに使用された. しかし, PCBの有害性が明らかになり, 1972(昭和47)年に国内生産・使用が中止された. 1973(昭和48)年には「化学物質の審査及び製造等の規制に関する法律(化審法)」において, 環境中で安定性が高く, 生物体内に蓄積されやすい有害化学物質である「第1種特定化学物質」に指定され, 全面的に使用禁止になった. PCBの処理が重要な課題となっている. 難分解性のため現在も環境汚染が続いており, 野生生物や食品全般から検出される. 食品衛生法で, 魚介類, 牛乳, 乳製品, 育児用粉乳, 肉類, 卵類, および容器包装に暫定規制値0.5〜5 ppmが設けられている.

実験動物のラットやマウスにおけるPCBの急性毒性は強くないが, 連続摂取によって肝臓肥大, 免疫機構の抑制などを引き起こす. サルにおいては, 脱毛, 紅斑, まぶたの浮腫, 月経異常などの症状がみられる.

わが国では, 食品の製造過程でPCBが混入したことによる大規模な食品公害として, 以下のようなカネミ油症事件を経験している. 1968(昭和43)年3月頃から北九州一帯で, 顔や首などににきび様皮膚症状, 眼脂(めやに)の増加,

ポリ塩化ビフェニル (PCB)
209種類ある

$m + n = 1 - 10$

Plus One Point
ダーク油事件

カネミ油症事件が起きた同年2月頃より西日本一帯で, 飼料に添加されたカネミ倉庫社製のダーク油(食用米ヌカ油製造時の副産物)が原因でニワトリのヒナ200万羽が発病し, うち40万羽が死亡するダーク油事件も発生していた.

眼瞼の腫脹(まぶたのはれ)などを訴える患者が多く現れた．いずれの患者もカネミ倉庫社製の米ヌカ油(ライスオイル)を食べていた．その後この事件は，カネミ倉庫社における米ヌカ油の精製工程で，熱媒体として使用されていたPCBがパイプから漏れ出し，米ヌカ油に混入したことが原因であるとされた．

被害者の中毒症状は「油症」と呼ばれ，にきび様皮疹(クロルアクネ)，色素沈着，眼脂の過多，全身の倦怠感，頭痛，四肢の異常感覚，せき，たん，気管支炎，腹痛，月経異常などの多彩な症状がみられる．現在まで症状が継続している例もあり，有効な治療法はなく対症療法のみである．「油症」は，当初PCBによる食中毒と考えられたが，のちに主原因物質は前述のダイオキシン類のPCDFであることが実証され，ダイオキシン類による健康障害であることが明らかとなった．

ダイオキシン類
12.4節参照．

12.6　内分泌撹乱化学物質

(1) 内分泌撹乱化学物質とは

1990年代以後，環境に存在する化学物質が生体内に取り込まれ，女性ホルモン，男性ホルモン，甲状腺ホルモンなどと類似した作用，またはこれらのホルモンの働きを阻害する作用を現すことによって，生殖系，神経系，免疫系などに悪影響を及ぼす可能性が指摘されてきた．このような作用をもつ化学物質は，内分泌撹乱化学物質(いわゆる環境ホルモン)と呼ばれる．WHOの国際化学物質安全性計画(IPCS)は，内分泌撹乱化学物質を「健康な生物またはその子孫あるいは小集団に対し，内分泌機能を変化させて，結果的に健康に有害な影響を及ぼす外因性の物質または混合物」と定義している．

これまでに環境汚染物質のダイオキシン類，熱媒体やノンカーボン紙に使用されたPCB，殺虫剤のDDT(dichloro-diphenyl-trichloroethane)，調理用手袋やプラスチック製のおもちゃに含まれる可塑剤のフタル酸エステル類，船底塗料に含まれる有機スズ，ポリカーボネート樹脂やエポキシ樹脂の原料のビスフェノールAなど，多くの化学物質が内分泌撹乱作用をもつことが報告されている(表12.5)．なかでもビスフェノールAは，通常の毒性試験では有害影響が認められない低い用量で，実験動物マウスの新生仔に精子数の減少などの生殖毒性を及ぼす．

(2) 内分泌撹乱化学物質による作用

野生生物については，これらの内分泌撹乱化学物質の作用によると考えられるさまざまな生殖・行動異常が報告されている．たとえば，貝の付着を防ぐ船底塗料に使用された有機スズの作用で，世界の沿岸域において，メスの貝にペニスをもつ(インポセックス)ものが出現している．また，米国フロリダ州の湖では，DDTとその代謝物DDEの作用で，ペニスが極端に小さく生殖不能なオスのワニが出現し，卵の孵化率も低くなり，個体数が減少している．

内分泌撹乱化学物質との因果関係が示唆されるヒトの健康障害としては，精

Plus One Point

奪われし未来

1996(平成8)年，シーア・コルボーンらが，著書"Our Stolen Future"(邦訳『奪われし未来』)で，化学物質が内分泌系に作用して世界各地で野生生物の生殖・行動異常が多発している事実を伝え，ヒトの健康への影響について警告を発した．この本の発表が端緒となり，内分泌撹乱化学物質の問題が世界的に注目されるようになった．

表 12.5 内分泌撹乱作用をもつ，おもな化学物質

分類	化学物質
環境汚染物質	ダイオキシン類, PCB
農薬	DDT, メトキシクロル, アトラジン, ビンクロゾリン
可塑剤	フタル酸エステル類
スチロール樹脂の原料	スチレン
ポリカーボネートやエポキシ樹脂製品の原料	ビスフェノール A
金属	有機スズ, 水銀, カドミウム
工業用洗剤	ノニルフェノール, 4-オクチルフェノール
植物性エストロゲン	クメストロール, ゲニステイン, ダイゼイン
医薬品	DES(diethylstilbestrol), エチニルエストラジオール

子数・精液量の減少，精子の運動能力の低下，尿道下裂の増加などの生殖器官に関する異常，乳がん，精巣がん，前立腺がんなどの増加，先天異常，性的早熟，免疫系や神経系への影響などが報告されている．しかし，曝露量との関係が十分に把握されていないことなどから，なお因果関係が確立されたとはいえない．

IPCS は「内分泌かく乱化学物質の科学的現状に関する国際的評価」〔2002(平成 14)年〕を発表し，内分泌撹乱化学物質がヒトに有害影響を及ぼしているという証拠はまだ十分でなく，さらに厳密な調査研究が必要であるとしている．しかし，一部の野生生物については，貝類のインポセックス，英国の下水処理場排水に曝露された魚類のビテロゲニン(女性ホルモンの刺激で体内に生成される卵黄タンパク)誘発など，有害影響の十分な証拠があるとしている．その後 10 年を経て，2012(平成 24)年に国連環境計画(UNEP)と WHO は「内分泌撹乱化学物質の科学の現状」を発表した．その中で，胎児期および思春期における内分泌撹乱化学物質への曝露は，その後の生殖器疾患，内分泌系に関連するがん，ADHD などの行動・学習障害，感染症，喘息，肥満，糖尿病の増加にかかわっているおそれがあること，また，野生生物は内分泌撹乱化学物質により健康影響を受けていること，さらに，多くの化学物質が内分泌撹乱作用をもつことを報告している．

日本では，1998(平成 10)年に環境省が「環境ホルモン戦略計画 SPEED'98」に着手した．この計画のもとで研究された 67 物質のうち，ビスフェノール A, o,p'-DDT, 4-ノニルフェノール, 4-$tert$-オクチルフェノールの 4 物質が，魚類に対して内分泌撹乱作用をもつと推定されている．また，水圏中のノニルフェノール濃度は生態系に影響を及ぼすレベルにあるとみられている．環境省は引き続き，「化学物質の内分泌かく乱作用に関する環境省の今後の対応方針について ExTEND2005」および「化学物質の内分泌撹乱作用に関する今後の対応 EXTEND2010」，「同，EXTEND2016」をとおして，化学物質の内分泌撹乱作用に関する各種取り組みを推進している．

農薬　pesticide
病害虫 pest を殺すもの cide という意味を含んでいる.

急性毒性, 慢性毒性
13.4節参照.

DDT

BHC の異性体
α-, β-, γ-, δ-の異性体のうちγ-BHC(リンデン)が強い殺虫効果をもつが, わが国では粗製 BHC を用いていたため, 残留性の高いβ-BHC が汚染をもたらした.

γ-BHC

アルドリン

ディルドリン

現在, 内分泌撹乱化学物質の健康影響に関する研究は, 生殖系を中心としたものから, 神経系や脳への影響にまで及んでいる. たとえば, 日常的な摂取レベルの PCB は小児の神経発達に影響する可能性が指摘されている. また動物実験では, 微量のビスフェノール A への胎児期や授乳期の曝露が脳の機能に影響を及ぼすことが明らかにされている.

12.7 農薬

農薬は農作物の生産性を高め, 市場に食料を安定供給できる役割をもつことから, 一定の有用性をもつものである. しかし, 農薬はおもに殺虫剤, 殺菌剤, 除草剤として, 害虫, 病原菌, 雑草などを死滅させることを目的とするため, 強い急性毒性をもっている. また, 農薬は消毒剤や燻蒸剤, 植物の発芽・成長調整剤, 落果防止剤, 殺鼠剤, 害虫忌避剤などとして, 広範囲に使用される.

農薬の利用に伴って一部が農作物へ残留することは避けられない. また, 農薬は開放系の空間に直接散布される. 農薬は農業以外でも, ゴルフ場, 河川堤防, 学校校庭などに散布されるとともに, 殺鼠剤やゴキブリやシロアリを駆除するために一般家庭でも多用されるので, 環境放出型のものでもあり, 環境汚染や生態系への影響にも注意を払う必要がある. 散布および空中散布された農薬の一部は河川, 湖沼, 地下水, 海洋などを汚染する. そして食物連鎖をとおして魚介類の体内に濃縮される. 土壌から牧草を経て家畜が取り込むこともある. これらは農薬による食品汚染を意味する. 残留農薬や農薬による食品汚染は慢性毒性の観点から問題となる.

有機塩素系農薬の殺虫剤 DDT(ジクロロジフェニルトリクロロエタン), BHC(ベンゼンヘキサクロライド), ドリン剤(アルドリン, ディルドリン, エンドリン)は, わが国の戦後の食料不足の時期に確実に農業の生産性をあげ, 1960年代以後の高度経済成長のもとで農業の省力化政策が進められる上で大きな役割を果たした. しかし, 有機塩素系農薬は化学的に非常に安定で分解しにくいため環境中での残留性が高く, 脂溶性で植物や動物中に長期に渡って蓄積される. とくにβ-BHC による牛乳, 母乳, 人体の汚染が大きな社会問題となった. 有機塩素系農薬は現在使用禁止になっている. また, いもち病防除のために水田に大量散布されていた有機水銀系農薬として殺菌剤フェニル水銀があるが, 水銀の慢性毒性が問題となり, 現在は使用禁止となっている.

有機リン系農薬の殺虫剤としてパラチオンがあるが, 毒性が強いことから使用禁止になっている. 現在では, 環境や生体内で易分解性のマラチオン, フェニトロチオン(スミチオン)などが使用されている. しかし, 有機リン系農薬は毒性が強く, 生体内の神経伝達物質のアセチルコリンを分解するコリンエステラーゼを阻害する作用をもつため, 副交感神経を興奮させ, 呼吸困難などを引き起こす. また, カルバメート系農薬で, 殺虫剤, 除草剤, 殺菌剤として用いられるカルバリルなども, コリンエステラーゼを阻害する作用をもつが, 有機

急性参照用量（ARfD）

　食品添加物，農薬，動物用医薬品などのリスク評価で設定される一日摂取許容量（ADI）（13.6 節参照）は慢性毒性の指標であり，ヒトがある物質を毎日一生涯にわたって摂取し続けても，現在の科学的知見からみて健康への悪影響がないと推定される1日あたりの摂取量とされている．

　しかし，農薬の代謝および毒性の性質・程度によっては，短期間の経口摂取においても，ヒトの健康に及ぼす影響が懸念される農薬も存在することから，急性毒性の指標である**急性参照用量**(ARfD，Acute Reference Dose）も用いられる．ARfD は，ヒトがある農薬を24時間またはそれより短い時間に経口摂取した場合に健康に悪影響を示さないと推定される1日あたりの摂取量である．ARfD は，ADI の設定と違って，単回経口投与で発現するまたは発現する可能性のある毒性影響を根拠として設定する．すなわち，単回経口投与などにより生じる可能性のある毒性影響に対する無毒性量のうち，最小値を安全係数100（種差10，個体差10）で割ることによって算出する．

リン系農薬より弱い．

　以上のように，残留性の高い農薬や急性毒性の強い農薬の使用が次々と禁止されていくが，その代わりに低毒性・低残留性農薬の開発が進み，農薬の使用量自体はかえって増加する傾向にある．

　ネオニコチノイド系農薬は，1990年代にニコチンの化学構造類似物（ニコチノイド）として開発された新しい（ネオ）殺虫剤である．わが国では，アセタミプリド，イミダクロプリド，クロチアニジン，ジノテフラン，チアクロプリド，チアメトキサム，ニテンピラムの7種類が使用されている．昆虫神経のシナプス部分の後膜に存在するニコチン性アセチルコリン受容体に作用し，神経伝達を撹乱することで殺虫効果を現す．ネオニコチノイド系農薬は有機リン系農薬に比べ安全性が高く，植物の根から吸収され全体に浸透し，葉などを食害する昆虫が駆除され（浸透移行性），その効果が長い（持続性）という利点があり，散布回数を減らせるため現在では世界中で最も主流の殺虫剤となっている．一方で，2006（平成18）年以降，養蜂のために飼育されているミツバチなどの大量死・大量失踪いわゆる蜂群崩壊症候群が世界中で報告され，ネオニコチノイド系農薬が原因の1つではないかと指摘されている．

　生産者によって収穫された農作物は，消費者の手に届くまでに選別，洗浄，輸送，保管などさまざまな過程を経る．欧米では収穫後の農産物の貯蔵および輸送中に害虫やカビから守るために，殺虫剤，殺菌剤などの農薬を用いた処理が広く行われている．収穫後に使用する農薬を**ポストハーベスト農薬**という．わが国では，農薬は農作物の収穫前に使用するものとする概念があり，貯蔵穀物の防虫のために臭化メチルで燻蒸するなど，一部の場合を除いては，収穫後の農産物に農薬を使用することを認めていなかった．そこで，使用を可能にするために，農薬を食品添加物として指定している．輸入柑橘類やバナナなどの

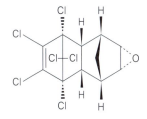

エンドリン

パラチオン

マラチオン

フェニトロチオン

防カビ剤
10.4節参照.

防カビ剤(防ばい剤)として,イマザリル,ジフェニル,オルトフェニルフェノールおよびオルトフェニルフェノールナトリウム,チアベンダゾール,フルジオキソニル,アゾキシストロビン,ピリメタニルがある.

12.8　飼料添加物,動物用医薬品

畜産動物や養殖水産動物は,高密度飼育・養殖下では病気にかかりやすくなる.そこで,成長促進,感染症の予防・治療などを目的として飼料添加物や動物用医薬品が与えられる.飼料添加物や動物用医薬品の安全上の問題は,畜水産物(肉,卵,乳,魚など)に薬物が残留し,それを摂食したヒトの健康に影響(菌交代症,アレルギーを起こしやすい過敏症の誘起)が及ぶこと,抗菌性物質が恒常的に使用されることによって耐性菌が出現すること,などである.

菌交代症
抗生物質の摂取などによって生体内に常在する細菌種が減少し,ほかの菌種が増加し,細菌叢が著しく変化することで起こる病気.

(1) 飼料添加物

飼料添加物は,一般的には飼料にある物質を微量添加して長期間連続投与されるものである.飼料添加物は,飼料の安全性の確保および品質の改善に関する法律〔飼料安全法,1975(昭和50)年〕に従い,有効性,安全性,残留性などの審査に基づき農林水産大臣によって指定される.

飼料添加物の使用目的は,① 飼料の品質の低下防止(抗酸化剤,防カビ剤,粘結剤など),② 栄養成分などの補給(ビタミン,ミネラル,アミノ酸など),③ 栄養成分の有効利用の促進(抗菌性物質,酵素,生菌剤など)の3つに限定される.このうち抗菌性物質については,① 牛,豚,鶏,ウズラ以外の動物(水産動物など)の飼料には使用できない,② 対象動物,発育段階,添加濃度を定める,③ 搾乳中,産卵中または屠殺前7日間の動物には使用できない,などの制限がある.飼料安全法により,飼料添加物の適性使用を義務づけ,医薬品が基準値を超えて残留することがないよう規制されている.

(2) 動物用医薬品

畜産物,水産物の効率的な生産や安定供給のために動物用医薬品が使用される.動物用医薬品は,畜産動物や養殖水産動物の病気の診断・治療・予防などに使用するもので,その多くは抗生物質,合成抗菌剤,寄生虫駆除剤,ホルモン剤である.動物用医薬品の使用方法は飼料添加物と違い,一般的には飼料・飲料へ添加,強制経口投与,注射などにより,高用量が短期間(原則最大7日間)投与される.

動物用医薬品は,医薬品医療機器等法(旧薬事法)に基づいて品目ごとに農林水産大臣の承認を得て製造販売される.承認から使用に至る各段階において,医薬品が基準値を超えて残留することがないよう規制されている.動物用医薬品の承認審査では,残留性が高いものの承認は拒否される.適正に使用しないと残留するおそれのあるものは使用基準が定められている(動物用医薬品の使用の規制に関する農林水産省令).

使用基準では医薬品の剤形ごと(一般の動物では注射剤,強制経口投与剤,

乳房注入剤など，養殖水産動物では，飼料添加剤や薬浴剤など）に，使用対象動物，用法・用量，使用禁止期間などが定められている．このほか，医薬品医療機器等法では，副作用の強いもの，耐性菌を生じやすいものなどを要指示医薬品として獣医師の処方せんや指示がなければ，販売・授与ができないようにしている．要指示医薬品は，抗菌性物質，ホルモン剤，ワクチンなど100種近くある．

12.9　農薬，飼料添加物と動物用医薬品の残留規制
（1）農薬の残留規制

農薬は農薬取締法によって登録された農薬以外は販売することができない（平成26年度の登録有効成分数563，有効登録件数4,339）．また，登録に際して，以下に述べる残留基準を超えるような残留を招かないように，農薬の使用対象作物，使用量や回数，使用時期などを定めている．これを農薬の安全使用基準という．

食品衛生法では，食品中に残留する濃度の限度値（残留基準）を定め，これを超えた食品の流通を禁止している．農薬の残留基準は，食品衛生法（第12条）に基づく成分規格において設定される．個々の食品については，農薬ごとに残留基準が決められている．

基準値の設定は，まず農薬の一日摂取許容量（ADI）を食品添加物の場合とほぼ同様に，実験動物における無毒性量を一定の安全係数（通常100）で割って決定する．また，その農薬の残留が予想される食品ごとの一日摂取量（国民健康・栄養調査に基づく推定値）を算出する．全食品から摂取する農薬の総和がADI値を超えないように残留基準が設定される．

わが国では，1968（昭和43）年にキュウリ，トマト，ブドウ，リンゴを対象に，BHC，DDT，パラチオン，ヒ素，鉛の残留基準が設定された．その後，輸入農作物の種類，輸入先などが拡大し，わが国では登録されていない農薬や残留基準未設定の農薬が検出された．その対策として，農薬約200種類について残留基準値を設定し，農薬が食品から基準値を超えて検出された場合は，その食品の流通を禁止できるネガティブリスト制度を実施していった．しかし，残留基準未設定の農薬が検出されても，食品の流通を禁止することができなかった．

そこで，2006（平成18）年に施行された改正食品衛生法では，ネガティブリスト制度を廃止し，新たにポジティブリスト制度が導入され，農薬等（農薬・飼料添加物・動物用医薬品）約800種類について規制が設けられることになった．ポジティブリスト制度による農薬の残留規制方式では，残留基準の設定された農薬が食品から基準値を超えて検出された場合，加えて残留基準未設定の農薬で一律基準（0.01 ppm）を超えて検出された場合も，その食品の流通を禁止できることとなった．ネガティブリスト制度からポジティブリスト制度への移行によって，残留基準が設定されている農薬等の数は大幅に増加したが，残

食品添加物の一日摂取許容量
13.6節参照．

留基準は国際基準や米国，EUなどの値を参考にした暫定基準も含まれているため，食品安全委員会の食品健康影響評価などを経て順次見直しが行われている．

12.7節でポストハーベスト農薬について述べたが，ポストハーベスト農薬の農産物中の残留量は，収穫後の使用のため収穫前使用より多くなる．よって，輸入農産物には，ポストハーベスト農薬が高い濃度で残留する可能性がある．農薬の残留基準として著しく高い値が設定されるものとして，クロルプロファム(バレイショ)50 ppm，フェニトロチオン(小麦)10 ppm，ペルメトリン(茶) 20 ppmなどがあり，これらはポストハーベスト農薬としての残留量を考慮したものである．

（2） 飼料添加物と動物用医薬品の残留規制

わが国では，畜水産物の生産段階で，飼料安全法および医薬品医療機器等法により飼料添加物と動物用医薬品の残留を規制している．さらに畜水産物として消費者に届けられる段階においては，食品衛生法により残留規制が行われる．食品衛生法(第11条)に基づく成分規格において，「食品は抗生物質または化学的合成品たる抗菌性物質および放射性物質を含有してはならない」と定めているが，1996(平成8)年に抗生物質オキシテトラサイクリン，寄生虫駆除剤フルベンダゾール，ホルモン剤ゼラノールなど6種の動物用医薬品に残留基準が設定された．その後，合成抗菌剤スルファジミジン，寄生虫駆除剤イベルメクチン，チアベンダゾールなども設定されている．

基準値の設定は，食品添加物の場合と同様にADIに基づいて設定される．なお，動物用医薬品のADIの決定の際には，通常の毒性試験に加え，常在細菌叢への影響，アレルギー反応などが評価される．さらに，前述の2006(平成18)年施行の農薬のポジティブリスト制度は，多くの動物用医薬品の残留規制にも適用されている．残留基準未設定の動物用医薬品は，一律基準(0.01 ppm)を超えて残留してはならないこととなっている．

■出題傾向と対策■
重金属，ダイオキシン類についての出題頻度は高い．放射線についても出題される傾向がある．整理し，理解しておこう．

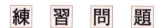

次の文を読み，正しいものには○，誤っているものには×をつけなさい．

(1) 水俣病の原因は，魚介類に蓄積した無機水銀である．

(2) 無機水銀は，有機水銀よりも毒性が強い．

(3) 水銀の毒性は化合物の化学型によって異なるが，魚介類に暫定的規制値が定められているのはメチル水銀のみである．

(4) 魚介類や海藻に含まれる有機ヒ素化合物は，無機ヒ素化合物に比べ毒性が低い．

(5) 清涼飲料水の成分規格で，ヒ素，鉛，カドミウムは「検出してはならない」と定められている．

（6）清涼飲料水の成分規格で，金属製容器包装入りのものについて，スズは「150 ppm 以下」と定められている．
（7）放射線のエネルギーは，ガンマ（γ）線が最も強い．
（8）セシウム137の沈着部位は，骨である．
（9）ヨウ素131の集積部位は，甲状腺である．
（10）ジャガイモの放射線照射は，殺菌の目的で行われている． 重要
（11）ポリ塩化ジベンゾ-パラ-ダイオキシン，ポリ塩化ジベンゾフラン，コプラナーPCBをあわせてダイオキシン類と総称する．
（12）日本人はダイオキシン類を，肉・乳製品からとくに多く摂取する． 重要
（13）カネミ油症事件は，PCBが混入した米ヌカ油を摂取して起きた食中毒事件である． 重要
（14）ダイオキシン類，PCBは内分泌撹乱作用をもっている．
（15）有機塩素系農薬のBHCやDDT，ドリン剤，有機リン系農薬のパラチオンは，使用が禁止されている． 重要
（16）ネオニコチノイド系農薬は浸透移行性，持続性があり，散布回数を減らすことができる開発されたばかりの殺虫剤である．
（17）農作物の貯蔵および輸送中の害虫やカビを防ぐために，収穫直前に使用する農薬をポストハーベスト農薬という． 重要
（18）飼料添加物や動物用医薬品として抗生物質を使う際の安全上の問題には，菌交代症などのヒトへの健康影響，耐性菌の出現などがある．
（19）農薬の残留基準値の設定は，農薬の一日摂取許容量を超えないように設定される． 重要
（20）残留基準が設定されていない農薬の残留量の一律基準は，0.1 ppmである． 重要

13 食品の毒性学

13.1 食品の毒性学

　私たちの身のまわりには，天然物質に加え膨大な合成化学物質が存在している．化学物質は私たちの生活を豊かにする反面，ときには生体に有害な影響を与えることがある．化学物質の有害影響を科学的に明らかにする学問分野を**毒性学**という．

　毒性学においては，生体を構成する物質や栄養素以外のすべての化学物質は**生体異物**（ゼノバイオティクス）であって，潜在的に毒性をもっていると仮定している．さらに，化学物質が有害であるかどうかは，その摂取方法と摂取量によって決まるという考え方が毒性学の基本原理となっている．ゼノバイオティクスとは，医薬品，農薬，食品添加物，環境汚染物質，カビ毒や食品中の非栄養成分などの天然物も含む概念である．食品の毒性学では，これらのうち食品にかかわりのある化学物質を対象にその有害影響を明らかにすることにより，ヒトにおける健康影響評価（リスク評価）や安全性の評価を行う．

13.2 食品の健康影響評価

　2003（平成15）年に制定された**食品安全基本法**では，食品の安全性の確保にかかわる施策を策定するときは，原則として施策ごとに食品健康影響評価（食品のリスク評価）を行うよう規定している．施策の策定とは，たとえば厚生労働省が食品添加物を指定するとき，食品中の農薬の残留基準を設定するときなどである．食品健康影響評価は，内閣府に設置された食品安全委員会が，食品衛生行政の規制や指導にあたる厚生労働省や農林水産省などの要請を受けて行うほか，食品安全委員会自らの判断で行うこともある．後者の例としては，BSE感染源としての輸入牛肉，食品中の鉛，カビ毒などにかかわる食品健康影響評価が行われている．

　食品健康影響評価という概念は，食品安全基本法において初めて規定されたものであり，「生物的（食中毒菌，ウイルス，寄生虫，プリオン），化学的（残留農薬，動物用医薬品，添加物，汚染物質，自然毒），物理的（金属，プラスチッ

2024（令和6）年度4月から，指定添加物の指定，食品中の農薬の残留基準値の設定などは，厚生労働省から消費者庁へ移管．

クなどの異物，放射性物質)などの危害要因を含む食品，あるいは不適正な状態(菌叢，腐敗，pH，温度)に置かれた食品を摂取することによって，どれくらいの確率でどの程度の健康への悪影響が起きるかを科学的に評価すること」であるとされている．

なお，リスク評価については，FAO/WHO 合同食品規格委員会(コーデックス委員会)のガイドラインによれば，次の4つの構成要素からなることが示されている．

① 危害要因に関する情報整理：健康に悪影響を及ぼしうる食品中の生物的，化学的，物理的因子を特定する．
② 危害要因による健康被害の解析：危害要因の量と健康への影響について，用量・反応関係を検討する．
③ 曝露評価：食品の摂取に伴う危害要因への曝露量を推定する．
④ 前記3つの要素をまとめ，健康への悪影響が発生する確率や影響の重篤性を推定する．

これまでに食品安全委員会が実施してきた食品健康影響評価は，農薬，動物用医薬品，添加物，その他の化学物質・汚染物質，遺伝子組換え食品，新開発食品，微生物，ウイルス，プリオンなど，広い範囲にわたる．しかし，これらの危害要因のなかには，コーデックス委員会が示すようなリスク評価のガイドラインを適用するための具体的手法が十分に確立していないものもある．食品安全委員会では，このような危害因子にかかわる健康影響評価の進め方についての検討も行い，その結果を，「安全性評価基準」，「安全性評価の考え方」，「評価指針」などとして公表している．このような検討が行われた危害要因には，遺伝子組換え食品，遺伝子組換え微生物を利用して製造された添加物，家畜などへの抗菌性物質の使用により選択される薬剤耐性菌，特定保健用食品，添加物などがある．

13.3 食品添加物の安全性評価

食品添加物の指定を要請するとき，安全性に関しては，毒性試験として，遺伝毒性試験，反復投与毒性試験，発がん性試験，生殖毒性試験，発生毒性試験，アレルゲン性試験など．また，体内動態試験やヒトにおける知見，1日摂取量の推計等に関する資料が必要となる．食品添加物として指定してもよいと判断されたときは，最大無毒性量(無毒性量，NOAEL)に基づいて一日摂取許容量(ADI)が設定される．ADI が設定された食品添加物は，使用対象食品とその一日摂取量を考慮して，ADI を超えない範囲で，対象食品に添加してもよい食品添加物の上限濃度が決められる．これが食品添加物の使用基準における使用量の限度となる．図 13.1 に，安全性評価にかかわる毒性試験から使用基準の設定までの流れを示した．

食品添加物の安全性評価は，安全性の確認をもっぱら動物実験に頼っており，

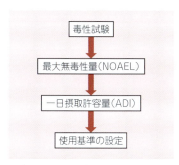

図 13.1 食品添加物の安全性評価と使用基準設定

ヒトが摂取するようになってからは，その影響が調べられることはない．また，食生活の条件や健康状態はヒトそれぞれ違うにもかかわらず，不特定多数のヒトが特定の食品添加物を一律に摂取し，その摂取期間はほぼ一生涯にわたるということも考慮されていない．すなわち，安全性評価は，動物実験のみによる仮定と予測の積み重ねによっているため，食品添加物がヒトにおよぼす影響のすべてを説明するのには無理がある．さらに，安全性評価は食品添加物を利用するという前提に立っているので，評価が進めば進むほど，多くの食品添加物とつき合わなければならないという事態になる．

安全性評価に限界があるとすれば，食品添加物の安全性を確保するためにはどうすればよいのか．一つの方法としては，安全かどうかのみを議論するだけでなく，本当に必要かどうかを考え，種類と使用量を必要最小限にすることが大事になる．そのためには，行政，生産者，消費者との間で，情報公開と議論を行って社会的合意を作っていく（リスクコミュニケーション）ことがいっそう必要となる．

13.4 毒性試験

食品添加物を対象とした毒性に関する試験等の概要を以下に述べる．

（1）急性毒性試験

急性毒性試験*は，動物（ラット，マウスなど）に，試料を比較的大量に1回投与したとき，短時間・短期間（1～2週間）のうちに現れる影響（急性毒性）を観察する．

急性毒性の指標として，動物の半数（50%）を死亡させるのに必要な推定試料量である半数致死量（50%致死量，Lethal Dose 50%：LD_{50}）が求められる（図 13.2）．LD_{50} は反復投与毒性試験における用量設定の基礎となる．

（2）反復投与毒性試験

反復投与毒性試験は，動物（ラットなど）に，試料を少量添加した飼料や飲料水を，短期間（28日間，90日間）あるいは長期間（1年間）反復摂取させ，どのような障害が現れるかを調べる．前者は亜急性毒性試験，後者は慢性毒性試験

* 急性毒性試験は食品添加物の安全性評価に必要な資料から除かれている．

LD_{50}
化学物質の毒性の強さを死亡率で評価でき，数値が小さいものほど毒性が強い．LD_{50} は動物の種差，性差，投与径路（経口，腹腔内，皮下，静脈，吸入）の違いによって大きく変動することが知られている．

LD_{50} の例
サッカリンナトリウム 17,500 mg/kg（ラット，経口），mg/kg：実験動物の体重1 kg あたりの試料投与量．

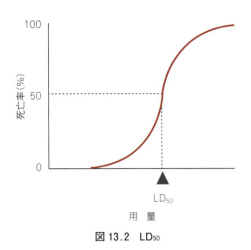

図 13.2　LD$_{50}$

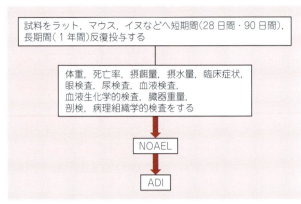

図 13.3　反復投与毒性試験

とも呼ばれる．試料の添加量は，多数の死亡を伴わずに毒性影響が認められる用量から，まったく認められない用量の範囲で数段階を設定する．

　試験期間中は，動物の一般状態，体重，摂餌量などを観察し，試験終了時には解剖し，その所見，臓器重量，病理組織学的な検査，血液の生化学的検査などを行う．結果を総合的に判断して，試料の NOAEL を決定する（図 13.3）．

NOAEL
p.169 参照．

（3）生殖毒性試験

　次世代に及ぼす影響を調べる試験である．二世代生殖毒性試験では，あらかじめ一定期間試料を与えた F0 世代の雌雄の動物（ラットなど）を交配させ，妊娠・出産させる．雌動物には妊娠・哺乳期間も試料を与え，F1 世代の出産仔にも離乳直後から試料を与える．F1 に試料を与え続けながら，交配，F2 を出産させる．交尾，妊娠，出産，哺乳，離乳，仔の成長に及ぼす影響を観察する．試験の成績から NOAEL を求める（図 13.4）．

（4）発生毒性試験

　出生前発生毒性試験として，妊娠中の動物および発生中の生物に与える影響

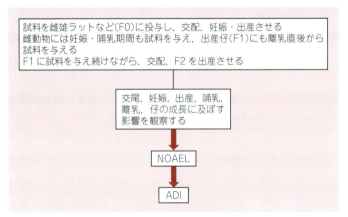

図 13.4　生殖毒性試験

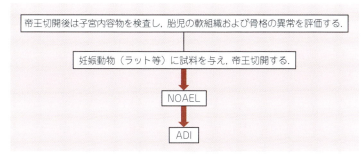

図 13.5　発生毒性試験

について調べる．胎児の死亡，構造異常，または発育異常と同様に母体への影響の評価などが含まれる．

　妊娠動物（ラット等）に，通常，着床（交配後5日目など）から予定帝王切開の前日まで試料を与える．NOAEL を求める．（図 13.5）．

（5）遺伝毒性試験

　遺伝毒性試験は化学物質の発がん性や遺伝的障害を調べるスクリーニング試験である．変異原性を調べる試験などがある．試験結果が，陽性であった場合は遺伝毒性物質とみなされるが，陰性であった場合は非遺伝毒性物質となり，ADI を算出できる（図 13.6）．

エイムス（Ames）試験：試験にはヒスチジンの合成能力を欠損させたサルモネラ属菌を用いる．この菌はヒスチジンを添加しない培地では増殖できないが，変異原物質が作用して突然変異が起こるとヒスチジンの合成能力が回復（復帰突然変異）し，ヒスチジン無添加の培地でも増殖できるようになる．エイムス試験はこのことを利用した変異原物質の検出法である．

染色体異常試験：ヒトリンパ球またはチャイニーズ・ハムスターの培養細胞に試料を添加し，染色体異常の有無を観察する試験管内（*in vitro*）試験法である．

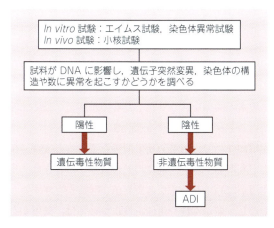

図 13.6　遺伝毒性試験

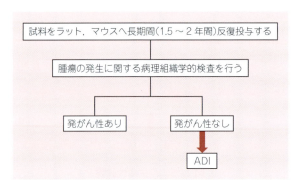

図 13.7 発がん性試験

小核試験：試料を与えた動物（マウス）の骨髄赤血球を観察し，小核（染色体の切断や分裂の異常によって染色体が細胞質中に取り残されると小核になる）をもつ赤血球の出現頻度を調べる生体内（*in vivo*）試験法である．

（6）発がん性試験

発がん性試験は，動物（ラットやマウスなど）に試料を長期間（1.5〜2年）反復投与し，発がん性の有無を調べる試験である．投与終了後，病理組織学的検査を行い，腫瘍の発現頻度や発生個数が高い場合は発がん性ありと判定されるが，低い場合は発がん性なしと判定され，ADIを算出できる（図13.7）．

（7）アレルゲン性試験

試料のアレルギー誘発性を予測する．即時型アレルギー誘発性は，適切な感作および惹起方法で試験する．

遅延型アレルギーを指標とするアレルゲン性試験は，モルモットを用いた皮膚感作性試験やマウスを用いたリンパ節反応試験を利用することができる．

（8）体内動態試験

食品添加物の安全性評価においては，上記の毒性に関する試験以外に，試料を動物に投与して吸収，分布，代謝，排泄を調べる体内動態に関する試験．

13.5 毒性の特質

化学物質のある量によって反応（作用）がどの程度現れるかという関係づけを用量・反応関係と呼んでいる．この場合，用量は投与量あるいは摂取量で，反応は特定の反応（臓器毒性など）の強さ，もしくはある集団における特定の反応（死亡など）の出現率となる．

化学物質の用量と反応出現率の関係をグラフ化したものが用量・反応曲線であり，化学物質の用量が増えると反応も増加する（図13.8）．

化学物質の特定の有害作用について，用量・反応関係を調べるときは，用量が増えると有害作用の出現率も増加するが，逆に用量が減少するときは，用量がゼロになる前に，有害作用が認められなくなる限界値（閾値）が存在するという考え方を前提とする．ただし，発がん性や遺伝毒性については，閾値が存在

ヒトにおける知見

ヒトにおける適切な臨床試験，疫学データ等があれば評価に活用する．アレルゲン性が疑われる場合，動物試験の結果をヒトに外挿することは困難なことが多く，ヒトにおける知見を重視する．

しない（用量をゼロとしない限り，有害作用をゼロにすることはできない）とする考え方が一般的である（図13.8）．

食品添加物の反復投与毒性試験（慢性毒性試験）などでは，実験的に求めた閾値にあたる用量，すなわちどのような有害な影響も認められなかった用量のうち，最も大きい用量を最大無毒性量（無毒性量，NOAEL：No Observed Adverse Effect Level）と呼んでいる（図13.9）．NOAELは食品添加物のADIを設定する際の基礎データとして用いられる．なお，実験で設定した最小用量でも有害な影響が認められた場合はNOAELが得られないため，これを最小毒性量（LOAEL：Lowest Observed Adverse Effect Level）として後述の安全係数を適用する際に用いる．

NOAELの例
サッカリンナトリウム 500 mg/kg/日．mg/kg/日：実験動物の体重1 kgあたりの1日の試料投与量．

ADI
$$\text{ADI} = \text{NOAEL} \times \frac{1}{\text{安全係数}}$$

ADIの例
安息香酸 5 mg/kg，ソルビン酸カリウム 25 mg/kg，食用赤色2号 0.5 mg/kg，サッカリンナトリウム 5 mg/kg．mg/kg：ヒトの体重あたりで表した値．

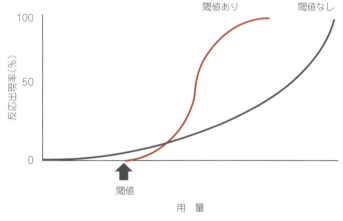

図13.8　用量・反応曲線

13.6　食品添加物の一日摂取許容量と使用基準
（1）一日摂取許容量

一日摂取許容量（ADI：Acceptable Daily Intake）は，ヒトがある食品添加物を生涯にわたって摂取し続けても有害な影響を受けないと考えられる1日摂取量と定義されている．ADIは，動物実験の結果から得られるNOAELを安全係数（不確定係数とも呼ばれる）で割ることによって，ヒトの許容摂取量として算出されたものである．

安全係数は，通常，実験動物とヒトとの種差，およびヒトの個体差をそれぞれ最大10倍と想定して，両者を掛け合わせた100が用いられる（図13.9）．

ADIの設定は，用量・反応関係において，閾値が存在するという考え方を前提としているので，遺伝毒性物質で発がん性をもつ食品添加物はADIを設定することはできないが，非遺伝毒性物質で発がん性をもつものはADIが設定されている．それは，発がんメカニズムの違いにより閾値が存在するという考え方をとっているためである．

Plus One Point
実質的安全量（VSD：Virtually Safe Dose）

発がん性物質の規制は実質的安全量に基づいて行われる場合がある．発がん性物質は閾値が存在しないということを受け入れた上で，ある発がん性物質の使用を許容したときに予想される発がん率が十分に小さければ，その使用が認められる．WHOや米国環境保護庁（U.S.EPA）は，発がん性のある農薬や水道水中の発がん性物質に対して，許容できる生涯（70年間）の発がん率が 10^{-5} あるいは 10^{-6} となるようVSDを設定している．VSDは，動物実験で得られた用量と発がん率との関係を，数学的モデルを用い，低用量域まであてはめることによって推定される．

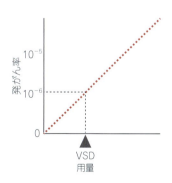

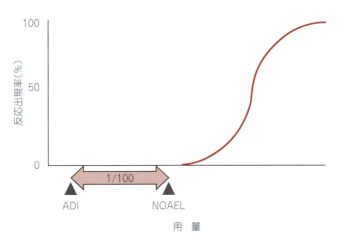

図13.9　NOAELおよびADIの設定

（2）使用基準

食品添加物（指定された多くの化学的合成品）には，それを使用できる対象食品，使用量，使用制限を規定した使用基準が設けられている．食品添加物の実際の一日摂取量（使用対象食品の一日摂取量×食品添加物の濃度）は，その食品添加物のADIを超えてはならない．そこで，ADIを超えない範囲で，対象食品に添加してもよい食品添加物濃度の限度，すなわち使用基準が定められる．

使用対象食品の一日摂取量は，国民健康・栄養調査に基づく対象食品の平均一日摂取量に2〜10の係数（摂取係数と呼ばれる）を乗じた値があてられる．これは，個人によって食品の摂取量は変動することが想定されるため，対象食品の平均摂取量を超えて摂取されても安全性を確保できるようにするためである．

食品添加物が指定された後は，厚生労働省によって，各食品添加物の実際の摂取量調査が行われている．現在のところ，個々の食品添加物の摂取量については，いずれもそのADIより低いことが確かめられている．

13.7　異物の動態

毒性学では，異物が生体に摂取され毒性を現すまでの過程は2つの段階に分けられる（図13.10）．

1つは異物が作用部位（標的器官）に到達するまでの動態学的段階である．もう1つは作用部位に到達した異物が毒作用を発現する薬理学的段階であるが，毒性発現のメカニズムが解明されている異物は多くない．

異物は消化管から吸収され，門脈から肝臓へ運ばれ全身循環血中に移行し臓器や組織に分布する．異物によっては，消化管や肝臓に存在する薬物代謝酵素によって代謝を受ける．そして，循環血中の異物は未変化体や代謝物として腎臓や肝臓を経て尿中や胆汁中へ排泄される．この異物の体内動態（吸収，分布，

ADIの範囲
ADI ＞ 食品添加物の実際の一日摂取量
＝使用対象食品の一日摂取量×添加してもよい食品添加物の濃度（使用基準）

異物の体内挙動
異物の体内での挙動（吸収，分布，代謝，排泄）の全体を指して，異物の体内運命ともいわれる．

代謝, 排泄)は作用部位に到達することのできる量, すなわち毒性発現を決定する重要な要因となる. 体内動態を調べることによって, 異物の毒性発現を予測したりすることができる.

（1）異物の消化管からの吸収

異物や栄養素は主として小腸から吸収される.

小腸内側の粘膜の表面はヒダでおおわれており, このヒダに絨毛と呼ばれる突起が無数にある. さらに, 絨毛の表層の上皮細胞も細かい微絨毛でおおわれていて, その表面積は数百 m^2 に達する. そのため, 小腸では物質の効率的な吸収が行われ, 異物をはじめ食物に含まれる栄養素や水分の約 8 割が吸収される.

異物と栄養素は, 小腸の上皮細胞の膜を通過して吸収されるが, 吸収のしくみに基本的な違いがある. 水溶性の栄養素のグルコースは, 濃度勾配に従いながら(濃度の高いほうから低いほうに向かって)輸送担体(トランスポーター)と呼ばれるタンパク質を介して取り込まれ, これを受動輸送の促進拡散という. K^+, Na^+, Ca^+ および Cl^- なども濃度勾配に依存して, イオンチャネルという膜貫通タンパク質を通じて細胞膜を通過する. 栄養素の糖, アミノ酸および水溶性ビタミンなどは, 生体のエネルギー（ATP）を消費し, 濃度勾配に逆らい, 輸送担体の仲介により細胞膜を通過する. これは能動輸送といわれる.

一方, 異物はおもに濃度勾配に従いながら受動輸送の単純拡散によって細胞膜を通過する. 膜を構成する成分が脂質(脂質二重層)であるため, 脂溶性の異物は, 膜の内外に濃度の差がある限り, 無制限に吸収され, 速度は一般に脂溶性の高い異物ほど速い. このしくみによる吸収は, 特定の担体を必要とせず,

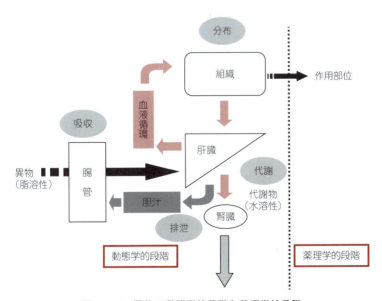

図 13.10　異物の動態学的段階と薬理学的段階

DDT, PCB, ダイオキシン類
第12章も参照.

生体エネルギーの供給がなくても起こる.

経口摂取された異物の毒性発現は吸収の程度によって左右される. 農薬のDDT, 環境汚染物質のPCBやダイオキシン類などは, 脂溶性が高く吸収されやすい. 食品添加物のタール色素の多くは, その分子の化学構造にスルホ基をもっている. スルホ基は分子の脂溶性を低下させるため, タール色素の吸収は著しく低下する. イオン化する異物は, 胃や腸のpHにより解離度が変わり, 非解離型になると脂溶性になり吸収されやすい. 水溶性の異物でも小さい分子は, 生体膜の細孔を通過することによって吸収される.

(2) 異物の体内分布

消化管から吸収された異物が, 小腸粘膜の下層にある毛細血管の血流中に取り込まれた後, 全身を循環し, さまざまな臓器・組織に移行することを分布という.

血流中の異物が臓器・組織に移行するためには, 毛細血管壁を通過しなければならない. その後, 単純拡散で細胞膜も通過して組織内に分布する. 膜を通過するのは, 消化管での吸収のときと同じくある程度の脂溶性を備えた異物に限られる. また, 通過のしくみは, それぞれの臓器・組織ごとに少しずつ異なる. 分布には, 異物の分子量や脂溶性, 毛細血管壁の解剖学的特徴, 脂肪組織の量, 組織中の血流量など種々の要因が関係し組織間での濃度差が生じる. よって, 異物は, 異物ごとに固有の体内分布を示す. PCBを実験動物に曝露した場合, 皮膚や脂肪組織中の濃度は脳の約10倍となる. PCBは, 脂肪との親和性が高いため蓄積することにより, 体外排泄が遅くなる.

メタロチオネイン
腸管, 肝臓, 腎臓に存在するタンパク質のメタロチオネインは構成アミノ酸の約30%をシステインが占め, SH基が多く, 重金属(カドミウム, 水銀, 亜鉛, 銅など)と結合しやすい.

異物の毒性発現には異物が標的部位へ到達することが必要である. 体内に吸収された異物の毒性は, 体内分布のパターン(臓器・組織への移行量)とその臓器への組織蓄積性に左右される. カドミウムに親和性が高いメタロチオネインは, 腎臓ではカドミウムと結合することで生体防御物質としての役割を担っている. しかし, カドミウムを長期間摂取すると, カドミウムが腎臓に蓄積することになる. 公害病のイタイイタイ病はカドミウムの慢性中毒であり, 腎機能障害をもつが, このことはカドミウムの体内分布からわかる.

異物代謝の場
肝臓以外にも, 小腸, 腎臓, 肺, 皮膚, 胎盤などに存在する酵素による代謝がある.

(3) 異物の代謝

吸収された異物の多くは体内の酵素によって化学構造が変化する. この生体内変化が異物の代謝であり, 変化した物質を代謝物という.

異物の代謝はおもに肝臓で行われる. 肝臓には, 他の組織に比べて異物の代謝にかかわる多様な薬物代謝酵素が存在している. 異物は第1相反応としての酸化, 還元, 加水分解, 第2相反応としての抱合などの代謝反応を受ける. なお, 消化管内には腸内細菌が常在しており, 腸内細菌の酵素による異物の代謝もある.

薬物代謝酵素による酸化反応においては, 基質となる異物の違いに応じて, フェノール, アルコール, アルデヒド, カルボン酸, O-脱アルキル体, N-脱

Plus One Point
チトクロムP450 (CYP)
肝小胞体に由来する肝臓ホモジネート分画の肝ミクロソームにある分子量約50,000前後のヘムタンパク質で, NADPHと分子状酸素を要求し, 異物に一酸素原子を添加する. ヒト肝チトクロムP450にはCYP3A4, CYP2C9, CYP1A2, CYP2E1など多くの分子種がある. シトクロムP450ともいう.

アルキル体，エポキシドなどの代謝物が生成する．脂溶性の物質は極性をもつことで水溶性が増加する．関与する薬物代謝酵素としては，肝小胞体膜上に存在するチトクロム P450 が最も重要である．

還元反応においては，たとえばニトロ基やアゾ基が還元されてアミノ基を生成する．これらは肝ミクロソーム画分や可溶性画分にある酵素，または腸内細菌の作用によって起こる．エステルやアミドでは，ミクロソームやそれ以外に存在する加水分解酵素または腸内細菌の作用によって加水分解が起こる．

抱合反応は，異物や酸化で生じた代謝物に生体内の極性の高い成分が結合する反応である．グルクロン酸抱合，硫酸抱合，グルタチオン抱合，グリシン抱合などにより，より極性が増す．これらの代謝には肝可溶性画分に局在する硫酸転移酵素，肝小胞体膜上に深く埋まって存在する UDP-グルクロン酸転移酵素などがかかわる．

異物が吸収され，体内に分布し作用部位に到達し毒性を発現するためには，脂溶性であることが必要である．一方で，多くの異物の代謝物は極性が増し水溶性が高くなっている．後述するように，水溶性の物質は尿や胆汁中への排泄が速やかなため，代謝は異物の排泄を促進する方向への変化であり，毒性を弱くしている（解毒している）といえる．

ところが，異物は代謝によって，逆に強い毒性をもった代謝物を生成することがある．この変化を代謝活性化といい，生成物を活性代謝物という．異物の代謝過程で，きわめて化学反応性の高い代謝物が生成し，これが酵素や DNA などの生体成分と結合することがある．これが起因となって，細胞の壊死，突然変異，発がんなどが起こることが知られている．カビ毒アフラトキシン B_1，第二級アミンと亜硝酸の反応でできる N-ニトロソ化合物，食品の加熱調理で生成する多環芳香族炭化水素やヘテロサイクリックアミンなどは，チトクロム P450 による代謝によって活性代謝物が生成し，発がんに関与している．

異物の代謝反応はさまざまな要因によって変動する．たとえば異物の代謝速度などは動物の種類によって違うことから種差がある．動物ごと（ラット，マウスなど）に異物の毒性発現は異なっているため，動物実験のデータをヒトにあてはめる場合，種差は障害となる．また，ヒトの場合，薬物代謝酵素の種類や量は遺伝的（先天的）な違いに基づく人種差や個人差があり，異物の代謝に影響する．また，年齢，疾病，薬の摂取，飲酒や喫煙などの生活習慣，摂取した食物成分なども影響する．

薬物代謝酵素の活性が環境汚染物質などで増強される場合もある．この場合，他の異物の代謝が促進するため，毒性発現に影響が及ぶことになる．逆に，食品成分などにより薬物代謝酵素の活性の阻害が起こることもある．

（4）異物の排泄

異物とその代謝物の体外への排泄経路には，おもに尿中排泄と胆汁中排泄がある．

アフラトキシン B_1，N-ニトロソ化合物，多環芳香族炭化水素，ヘテロサイクリックアミン
8.2 節，9.6 節参照．

Plus One Point

エタノールの代謝

エタノールは，エタノール（アルコール脱水素酵素）→アセトアルデヒド（アセトアルデヒド脱水素酵素）→酢酸のように代謝され，最終的には水と二酸化炭素に分解され体外へ排出される．代謝物アセトアルデヒドはエタノールに比べて毒性が強く，飲酒後の二日酔いの症状のおもな原因はこのアセトアルデヒドにあると考えられている．

Plus One Point

アセトアルデヒド脱水素酵素（ALDH）

ALDH の代謝能力の強弱にはタイプがある．それは酵素の構造を決める遺伝子の違い，すなわち遺伝子多型による．酒に弱い人は代謝能力の弱いあるいは失っているタイプの ALDH をもっている．日本人は，このタイプの ALDH をもつ人が多い（出現率約 50％）．欧米人は代謝能力の強いタイプの ALDH をもっている．
一方日本人の 85％は，欧米人より強いアルコール脱水素酵素（ADH）をもつ．したがって，日本人はアセトアルデヒドの生成速度が大きく，アセトアルデヒドを分解する速度が遅いことになる．このことから，酒に「強い」「弱い」は遺伝的要因に基づくことがわかる．

Plus One Point

薬物代謝酵素の誘導

酵素誘導は，基質となる異物が増加するとCYPなど薬物代謝酵素が増加するため起こる現象である．フェノバルビタール，3-メチルコラントレン，DDTやPCBなどの誘導剤がある．エタノールも酵素誘導を起こすため，習慣的な飲酒でそれなりの量のALDHが生成するので，「飲めば強くなる」傾向にある．恒常的な飲酒になればCYPが多く誘導され，エタノールを直接分解するようになり，「酒に強くなったと錯覚する」状態になる．

腸肝循環

腸→肝臓→胆汁→腸の経路を繰り返し循環する．

腎臓へ流入した血液は，腎臓の糸球体でろ過され血管外へ出る．このとき，血球や血漿タンパク質以外のほとんどの血液中の成分(ブドウ糖，アミノ酸，ミネラル類)，血漿タンパク質と結合した異物以外の異物とその代謝物は血管外へ出る．これを糸球体ろ過という．糸球体でろ過された物質は尿細管を通過するが，その99%までが尿細管の上皮細胞を介して再吸収を受け再び血流中にもどり，残りの1%が尿として排泄される．これを尿細管再吸収という．この再吸収では，小腸での吸収と同じく，栄養素はおもに能動輸送によって，異物は単純拡散によって血流中に取り込まれる．よって，栄養素は尿として排泄されないが，水溶性の高い異物やその代謝物は尿中へ排泄されやすい．逆に，脂溶性の高い異物は再吸収を受けやすく，尿中への排泄は少なくなる．このように腎臓では，糸球体ろ過と尿細管再吸収によって異物が排泄される．

胆汁は肝臓でつくられて，胆のうに蓄えられ十二指腸へ排泄され，食物中の脂肪の消化を助けているが，一部の異物やその代謝物は，肝臓を経て胆汁中へ排泄されることがある．代謝により抱合体となった異物は，水溶性になっており，胆汁中に排泄されることが多い．胆汁は尿とならんで重要な異物の排泄経路となっている．ところで，腸管内に排出された異物の多くは糞便として体外へ排出されるが，一部の抱合型代謝物は腸内細菌の酵素によって加水分解され脂溶性になると再び腸管で吸収され，体内へ逆戻りすることがあり，異物の体外への排泄が遅くなる．これを腸肝循環という．胆汁中のグルクロン酸抱合体はそのまま糞中に排泄される場合と，細菌によって加水分解を受けて脂溶性となり再吸収される場合に分かれる．

尿と胆汁のほかに，乳汁(母乳)，毛髪，唾液，呼気などが異物の排泄経路となることがある．

母乳は母体側にとって異物の排泄経路である．ほかの体液に比べて脂質成分が多く，脂溶性の物質は母乳に排泄されやすい．母乳中へは，公害の水俣病の原因物質メチル水銀，PCB，ダイオキシン類など脂溶性の高い汚染物質など，多くの異物が排泄される．一方で，乳児にとっては母乳が異物の吸収経路となる．授乳中の母親がチョコレートを多食すると，母乳に排泄されるチョコレート成分のテオブロミンによって，赤ちゃんが不眠状態になることが知られている．毛髪や唾液も異物の排泄経路となる．毛髪中のヒ素，水銀，唾液中に排出される物質の濃度を測定することで体内量を推定できる場合もある．呼気も排泄経路となる．揮発性の高いエタノールは呼気とともに排泄される．

13.8 異物の相互作用

食品に関連した複数の異物を摂取した際に複合影響がみられることがある．2種の異物Aと異物Bを摂取したときの相互作用としては，① 生体内でAとBが化学反応し有害物質が生成する，② AがBの体内動態(吸収，分布，代謝・排泄)に影響を及ぼし，作用部位に到達するBの量が変わりBの作用が変わる

（薬物動態学的相互作用），③ A と B が作用部位へ到達した後，A と B の作用が薬理反応を介し変化する（薬理学的相互作用，薬力学的相互作用），などがある．②と③の相互作用は，一般に 2 種の医薬品の薬物間相互作用としてよく知られており，同様のメカニズムで食品と医薬品（薬物）の相互作用も起こる．このほか，④ A が B の代謝に影響を及ぼし毒性が発現することも知られている．

（1）複数の異物の化学反応

第二級アミンと亜硝酸の反応が知られている．硝酸塩は植物に含まれ，とくにレタスやホウレンソウなどの葉物野菜に多く含まれている．また硝酸塩は，食品添加物としてハムの発色剤としても使用されている．硝酸塩は，体内に摂取されると亜硝酸となり，胃内などの酸性条件下で，魚肉や魚卵などに多く存在する第二級アミンと反応し，強力な発がん物質の N-ニトロソ化合物を生成する可能性がある．

（2）薬物動態学的相互作用

食品の摂取によって，薬物の消化管吸収が増加した結果，薬効が増強，あるいは薬物の消化管吸収が低下した結果，薬効が減弱する．

たとえば，グレープフルーツジュースの摂取はおもに消化管での薬物の代謝や排泄を阻害した結果，その吸収量を増大させ，薬物の血中濃度を著しく上昇させ，薬効の増強とともに副作用の発現頻度を増大させる．HMG-CoA 還元酵素阻害剤（スタチン系高脂血症治療薬），カルシウム拮抗薬（高血圧症治療薬）など広範囲な薬物がグレープフルーツジュースと相互作用することが知られている．

肉類などの高タンパク食を摂取すると，消化管で加水分解されてアミノ酸を生じ，パーキンソン病治療薬レボドパの吸収に拮抗するため，レボドパの吸収が低下する．

食品の摂取によって，消化管または肝臓の薬物代謝酵素が阻害されて薬物の血中濃度が上昇し，薬効が増強したり，副作用の発現頻度が高くなったりする．たとえば，アルコールと薬物を併用摂取すると，薬物の代謝が阻害され，免疫抑制薬シクロスポリン，高血圧症・狭心症治療薬ニフェジピンなどは副作用が発現し，抗凝固薬ワルファリンカリウムなどは作用が増強する．

また，食品の摂取によって，薬物代謝酵素が誘導され（酵素の含量が増大する），薬物の代謝が亢進されて血中濃度が低下し，薬効が減弱する．たとえば，炭火で焼いた肉類などに含まれる多環性芳香族炭化水素の摂取によって肝臓の薬物代謝酵素が誘導され，気管支拡張薬テオフィリンの代謝が亢進する．アブラナ科の芽キャベツ，キャベツ，ブロッコリー，カリフラワーなどの野菜に含まれるインドール化合物の摂取によっても，鎮痛薬フェナセチンなどの代謝が亢進する．大量のアルコールの常飲者は肝臓の薬物代謝酵素が誘導されているため，薬物の代謝が亢進し，薬効が減弱することがある．鎮静薬バルビツール酸類，経口血糖降下薬グリベンクラミド，グリクラジド，抗てんかん薬フェニ

第二級アミンと亜硝酸の反応
10.4 節参照．

グレープフルーツジュースによる阻害作用
グレープフルーツジュースに含まれるフラノクマリン類によって，消化管の薬物代謝酵素 CYP3A4 と，薬物を小腸管内へ排出するトランスポーターのP-糖タンパク質が阻害される．

セント・ジョーンズ・ワート
セイヨウオトギリソウの抽出物で，欧州では抗うつ薬として用いられるが，日本ではハーブ性ダイエタリーサプリメントとして取り扱われている．

抗凝固薬ワルファリンカリウム
ビタミンK依存性凝固因子の生合成を抑制することによって，血液の凝固能を低下させる．

トイン，抗凝固薬ワルファリンカリウムなどが影響を受ける．解熱鎮痛薬アセトアミノフェンは，アルコールの長期常飲によって逆に肝毒性をもつ代謝物の生成が増すおそれがある．健康食品セント・ジョーンズ・ワートの長期摂取は消化管や肝臓の薬物代謝酵素，および消化管のトランスポーターを誘導し，抗凝固薬ワルファリンカリウム，免疫抑制薬シクロスポリンなどの代謝や排出（分泌）を亢進し，血中濃度を低下させる．

（3）薬理学的相互作用，薬力学的相互作用

食品の摂取によって，薬物の作用部位への到達後の受容体結合や薬理的反応を介した薬効が増減（相加作用・相乗作用・拮抗作用）する．

相加作用・相乗作用として，たとえば，アルコールは中枢神経系を抑制するため，睡眠導入薬トリアゾラムと併用して飲むとトリアゾラムの中枢神経抑制作用が相加・相乗的に増強し，短期記憶力の低下や鎮静作用の増強が起きる．

拮抗作用として，たとえば，抗凝固薬ワルファリンカリウムは，肝臓でビタミンKの作用に拮抗し，血液の凝固能を低下させる．そのため，ビタミンKを高含量含む納豆，ブロッコリー，ホウレンソウ，モロヘイヤ，クロレラ，青汁などの摂取は，ワルファリンカリウムの作用を阻害し治療効果を減弱する．

（4）食品成分の代謝阻害による毒性の発現

チーズなどに含まれているチラミンは小腸のモノアミンオキシダーゼ（MAO）により代謝されるが，抗結核薬イソニアジドはMAO阻害作用があるため，チラミンの代謝が阻害される．そのため，イソニアジドを服用している場合，チラミンを多く含むチーズやワインなどを大量に摂取すると，チラミンによって交感神経刺激作用が増強され，副作用として頭痛，紅潮，悪寒，発汗などの高血圧症状がでる．

マグロ，ブリ，サバなどの魚肉，とくに赤身の魚に多く含まれているヒスチジンは付着した細菌によってヒスタミンに変化するが，MAOなどにより代謝・分解される．しかし，イソニアジドを服用している場合，ヒスタミンの代謝・分解が阻害されてヒスタミンの蓄積が起こる．その結果，頭痛，顔面紅潮，発疹，悪心・嘔吐などのヒスタミン中毒が起きる．

健康食品の安全性情報

健康食品による健康被害が散見される．健康食品は食品であるため，消費者の自己判断で利用されており，利用の実態，被害の実態が把握しにくい．そのため，利用と被害の因果関係を証明するのが難しいが，これまで国内外で，① 本来含まれるべきでない医薬品が混入した健康食品，② 植物を粉末や錠剤の形態にした健康食品，③ 本来のハーブ（生薬）と形態が類似した毒のある植物を使った健康食品，④ 薬理作用の強いサプリメントなどによって健康被害が発生してきた，などの例がみられ，具体的には次のような事例がある．

① 2002（平成14）年7月，中国製ダイエット用健康食品が原因とみられる肝障害，甲状腺機能障害などの被害者が日本国内で多発した．製品から食欲抑制薬フェンフルラミンの誘導体 N-ニトロソ-フェンフルラミンが高濃度で検出され，これが肝障害を引き起こすことが判明した．

② 熱帯性植物のアマメシバを粉末や錠剤の形態にした健康食品が販売されていた．しかし，これが原因と思われる閉塞性細気管支炎の患者が2003（平成15）年に日本国内でみいだされた．その後，アマメシバ粉末や錠剤の長期摂取と閉塞性細気管支炎との因果関係は否定できないことが判明した．

③ 1990（平成2）年～1992（平成4）年に，ベルギーでやせ薬を摂取した人が，腎臓障害を起こす事例が発生した．やせ薬には，腎毒性や発がん性があるアリストロキア酸を含むハーブ（生薬）が添加されていた．わが国でも1996（平成8）～1997（平成9）年に，アリストロキア酸を含む関木通とよばれる生薬が入った健康食品を摂取した人が腎炎を発生した．いずれも，本来のハーブ（生薬）とは外見上区別が難しい毒のある植物を誤って使用したことによるものである．

④ エフェドラは生薬であり，気管支拡張薬として使われるエフェドリンを含む．エフェドラを含むサプリメントは減量や滋養強壮を謳い流通しているが，高血圧，動悸，頻脈，脳血管障害，けいれんなどの副作用があり，死に至る危険性もある．サプリメントには薬用量に匹敵するエフェドリン関連のアルカロイドが含まれ，摂取後の薬理作用が顕著にみられることもある．米国のFDA（食品医薬品局）はこのサプリメントの販売を規制している．わが国では医薬品として規制しており食品ではないが，インターネットによる個人輸入ができるため，注意が必要である．

健康食品との関連が疑われる有害事象の情報源として，厚生労働省，消費者庁などによる独自の情報源はあるものの，それらを集約されたものは存在しない．健康食品による健康被害の発生を未然に防止し，被害の拡大を防止するためには，より幅広く被害情報を収集することが重要である．健康食品に特化した被害情報収集システムの構築が望まれる．

練習問題

■出題傾向と対策■
食品添加物の安全性評価を整理し，理解しておこう．食品と医薬品の相互作用は臨床栄養学につながっている．

次の文を読み，正しいものには○，誤っているものには×をつけなさい．

（1）食品安全基本法では，食品添加物を指定する場合，食品中の農薬の残留基準を設定する場合などに，食品健康影響評価（食品のリスク評価）を行うよう規定している．

 重要

（2）食品添加物指定の要請をするときは，安全性試験として急性毒性試験のデータが必要である．

（3）発がん物質をスクリーニングするための遺伝毒性試験として変異原性を調べるエイムス試験がある．

重要

重要☞ （4）最大無毒性量(NOAEL)とは，食品添加物の反復投与毒性試験などにおいて，どのような有害な影響も認められなかった用量のうち，最も大きい用量のことである．

重要☞ （5）食品添加物の一日摂取許容量(ADI)は，NOAELに通常100を乗じて求め，ヒトの体重1kgあたりの一日摂取量（重量，mg）として表示される．

重要☞ （6）食品添加物の使用基準の設定においては，食品添加物の実際の一日摂取量が，その食品添加物のADIを超えない範囲内で使用基準が定められる．

（7）栄養素のアミノ酸などは，能動輸送により細胞膜を通過するが，脂溶性の異物は受動輸送の単純拡散によって細胞膜を通過する．

（8）薬物代謝酵素のチトクロムP450は，すべての異物代謝にかかわっている．

重要☞ （9）グレープフルーツジュースは消化管でのスタチン系高脂血症治療薬やカルシウム拮抗薬の代謝を阻害し，その吸収量を増大させるため，薬効の増強とともに副作用の発現頻度が増大する．

重要☞ （10）ビタミンKを高含量含む納豆の摂取は，ワルファリンカリウムの作用を増強する．

参 考 書，参 考 情 報

参考書

水谷民雄，『食品衛生学　三訂版』〈食物・栄養科学シリーズ 10〉，培風館(1998).
中川一夫，藤田修三，『食べ物と健康　Navigator　食品衛生学　第 2 版』，医歯薬出版(2005).
有薗幸司　編，『食べ物と健康　食品の安全』〈健康・栄養科学シリーズ〉，南江堂(2013).
植木幸英，阿部尚樹，『食べ物と健康Ⅱ　食品衛生学　第 5 版』〈サクセス管理栄養士講座〉，第一出版(2015).
植木幸英，野村秀一　編，『食品衛生学　第 4 版』〈栄養科学シリーズ NEXT〉，講談社(2016).
水谷民雄，『毒の科学 Q&A』〈シリーズ・暮らしの科学 13〉，ミネルヴァ書房(1999).
一色賢司ほか編，『食品の安全性評価と確認，復刻版』，サイエンスフォーラム(2008).
薬と社会をつなぐキーワード事典編集委員会　編，『薬と社会をつなぐキーワード事典』，本の泉社(2011).
川添禎浩，古賀信幸　編，『栄養薬学・薬理学入門』〈栄養科学シリーズ NEXT〉，講談社(2011).
日本食品衛生学会　編，食品・食品添加物等規格基準(抄)，食品衛生学雑誌，58(1)，(2017).
中込　治，神谷　茂　編，『標準微生物学　第 12 版』，医学書院(2015).
本田武司　編，『はじめの一歩のイラスト感染症・微生物学』，羊土社(2011).
南嶋洋一，吉田眞一，永淵正法，『微生物学　第 12 版』〈系統看護学講座〉，医学書院(2014).
特集　食中毒を防ぐ―各病原体の特徴と衛生管理のポイント，臨床栄養，127(6)，745-794(2015).
小塚　諭　編，『イラスト食品の安全性』，東京教学社(2009).
伊藤　武，西島基弘，『絵でわかる食中毒の知識』，講談社(2015).
小田　紘，『ビジュアル微生物学』，ヌーヴェルヒロカワ(2012).
阿部仁一郎，日本における寄生虫性食中毒の最近の話題と今後の課題，日本食品微生物学会雑誌 31(3)，129-137(2014).
山崎　浩，食肉の寄生虫汚染の実態調査と疫学情報に基づくリスク評価手法の開発，国立感染症研究所報告書(課題番号 1202)，H24-25.
東京都食品環境指導センター，「くらしの衛生」，Vol.43(2001).
マーク・H. ビアーズ，ロバート・バーコウ　英語版編集，福島雅典　日本語版総監修，『メルクマニュアル　第 18 版』，「第 14 節　感染性疾患」，日経 BP 社(2006)，p.1631～1679.
水久保隆之，二井一禎　編，『線虫学実験』，京都大学学術出版会(2014).
R. Gaugler, A. L. Bilgrami eds, "Nematode Behaviour", CABI Publishing(2004).
上村　清，木村英作，福本宗嗣，井関基弘，『寄生虫学テキスト　第 3 版』，文光堂(2008).
濱田篤郎　監，『寄生虫ビジュアル図鑑』，誠文堂新光社(2014).
上野　仁ほか編著，『最新公衆衛生学，第 6 版』，廣川書店(2015).
山崎幹夫ほか，『天然の毒―毒草・毒虫・毒魚―』，講談社(1985).
橋本芳郎，『魚介類の毒』，学会出版センター (1977).
澤村良二ほか編，『食品衛生学，改訂第 2 版』〈Integrated essentials〉，南江堂(1992).
一色賢司　編，『食品衛生学』〈新スタンダード栄養・食物シリーズ 8〉，東京化学同人(2014).
川井英雄，丸井正樹，川村　堅　編著，『カレント　食べ物と健康 3：食品衛生学』，建帛社(2015).
細貝祐太郎ほか編，『新食品衛生学要説：食べ物と健康・食品と衛生　2016 年版』，医歯薬出版(2016).
西島基弘　監，日本食品添加物協会「暮らしのなかの食品添加物」編集委員会　編，『よくわかる暮らしのなかの食品添加物　第 4 版』，光生館(2016).
谷村顕雄ほか監，『食品添加物公定書解説書　第 8 版』，廣川書店(2007).
日本薬学会　編，『衛生試験法・注解 2015』，金原出版(2015).
日本食品衛生学会　編，『食品安全の事典』，朝倉書店(2009).
那須正夫ほか編著，『食品衛生学　改訂第 2 版』，南江堂(2011).
伊藤　武ほか編著，『食品衛生学　新版』，建帛社(2014).
熊田　薫ほか編著，『食品衛生の科学』〈栄養管理と生命科学シリーズ〉，理工図書(2011).
白石　淳ほか編，『食品衛生学，第 3 版』〈エキスパート管理栄養士養成シリーズ〉，化学同人(2012).

参考書，参考情報

松井三郎ほか，『環境ホルモンの最前線』，有斐閣選書(2002).
日本水環境学会関西支部 編，『アプローチ環境ホルモン：その基礎と水環境における最前線』，技報堂出版(2003).
篠田純男，成松鎮雄，林 泰資，『食品衛生学(第3版)』，三共出版(2013).
穐山浩，「食品衛生法等の一部改正について」，ファルマシア，56，336(2020).
食品安全委員会：添加物に関する食品健康影響評価指針，令和3年(2021)9月「添加物に関する食品健康影響評価指針」(平成22年(2010年)5月).

参考情報(2017年7月現在)

「自然毒のリスクプロファイル」，厚生労働省
　　http://www.mhlw.go.jp/topics/syokuchu/poison/
「食中毒統計資料」，厚生労働省
　　http://www.mhlw.go.jp/stf/seisakunitsuite/bunya/kenkou_iryou/shokuhin/syokuchu/04.html
「食中毒予防のポイント」，食品安全委員会
　　https://www.fsc.go.jp/sonota/kiseichu_foodpoisoning.html
「食品健康影響評価　かび毒自然毒」，食品安全委員会
　　https://www.fsc.go.jp/fsciis/evaluationDocument/list?itemCategory=009
「食品添加物」，厚生労働省
　　http://www.mhlw.go.jp/stf/seisakunitsuite/bunya/kenkou_iryou/shokuhin/syokuten/index.html
「添加物に関する食品健康影響評価指針」，食品安全委員会
　　http://www.fsc.go.jp/senmon/tenkabutu/tenkabutu_hyouka-shishin.pdf
「食品添加物の指定及び使用基準改正に関する指針(別添)」，厚生労働省
　　http://www.mhlw.go.jp/topics/bukyoku/iyaku/syokuten/960322/betu.html
「食品添加物の使用基準と成分規格」，東京都福祉保健局，
　　http://www.fukushihoken.metro.tokyo.jp/shokuhin/shokuten/shokuten4.html
「個別危害要因への対応(健康に悪影響を及ぼす可能性のある化学物質)」，農林水産省
　　http://www.maff.go.jp/j/syouan/seisaku/risk_analysis/priority/hazard_chem.html
「食品別の規格基準」，厚生労働省
　　http://www.mhlw.go.jp/stf/seisakunitsuite/bunya/kenkou_iryou/shokuhin/jigyousya/shokuhin_kikaku/index.html
「食品中の放射性物質への対応」，厚生労働省
　　http://www.mhlw.go.jp/shinsai_jouhou/shokuhin.html
「『食品に含まれるカドミウム』に関するQ＆A」，厚生労働省
　　http://www.mhlw.go.jp/houdou/2003/12/h1209-1c.html
「食品への放射線照射についての科学的知見のとりまとめ業務報告書」，厚生労働省
　　http://www.mhlw.go.jp/topics/bukyoku/iyaku/syoku-anzen/housya/houkokusho.html
「ファクトシート(科学的知見に基づく概要書)有機スズ化合物，放射線照射食品」，食品安全委員会
　　https://www.fsc.go.jp/factsheets/
「スズおよび無機スズ化合物　世界保健機関 国際化学物質安全性計画」，国立医薬品食品衛生研究所安全情報部
　　www.nihs.go.jp/hse/cicad/full/no65/full65.pdf
「鉛の健康影響について　コラム」，環境省
　　www.mhlw.go.jp/topics/bukyoku/kenkou/suido/jouhou/namari/dl/h02.pdf
「水俣病の悲劇を繰り返さないために：水俣病の経験から学ぶもの」，環境省国立水俣病総合研究センター
　　http://www.nimd.go.jp/syakai/webversion/houkokushov3-1.html
「放射線による健康影響等に関する統一的な基礎資料(平成26年度版)1章 放射線の基礎知識と健康影響Q＆A」，環境省
　　http://www.env.go.jp/chemi/rhm/kisoshiryo/h27shiryo1a.html

巻末資料

食品衛生法(抜粋)
(昭和22年12月24日法律第233号)
(改正平成30年6月13日法律第46号

第一章　総則
第一条　この法律は，食品の安全性の確保のために公衆衛生の見地から必要な規制その他の措置を講ずることにより，飲食に起因する衛生上の危害の発生を防止し，もつて国民の健康の保護を図ることを目的とする．
第二条　［略］
第三条　食品等事業者(食品若しくは添加物を採取し，製造し，輸入し，加工し，調理し，貯蔵し，運搬し，若しくは販売すること若しくは器具若しくは容器包装を製造し，輸入し，若しくは販売することを営む人若しくは法人又は学校，病院その他の施設において継続的に不特定若しくは多数の者に食品を供与する人若しくは法人をいう．以下同じ.)は，その採取し，製造し，輸入し，加工し，調理し，貯蔵し，運搬し，販売し，不特定若しくは多数の者に授与し，又は営業上使用する食品，添加物，器具又は容器包装(以下「販売食品等」という.)について，自らの責任においてそれらの安全性を確保するため，販売食品等の安全性の確保に係る知識及び技術の習得，販売食品等の原材料の安全性の確保，販売食品等の自主検査の実施その他の必要な措置を講ずるよう努めなければならない．［以下略］
第四条　この法律で食品とは，全ての飲食物をいう．ただし，医薬品，医療機器等の品質，有効性及び安全性の確保等に関する法律(昭和三十五年法律第百四十五号)に規定する医薬品，医薬部外品及び再生医療等製品は，これを含まない．
②この法律で添加物とは，食品の製造の過程において又は食品の加工若しくは保存の目的で，食品に添加，混和，浸潤その他の方法によつて使用する物をいう．
③この法律で天然香料とは，動植物から得られた物又はその混合物で，食品の着香の目的で使用される添加物をいう．
④この法律で器具とは，飲食器，割ぽう具その他食品又は添加物の採取，製造，加工，調理，貯蔵，運搬，陳列，授受又は摂取の用に供され，かつ，食品又は添加物に直接接触する機械，器具その他の物をいう．ただし，農業及び水産業における食品の採取の用に供される機械，器具その他の物は，これを含まない．
⑤この法律で容器包装とは，食品又は添加物を入れ，又は包んでいる物で，食品又は添加物を授受する場合そのままで引き渡すものをいう．
⑥この法律で食品衛生とは，食品，添加物，器具及び容器包装を対象とする飲食に関する衛生をいう．
⑦この法律で営業とは，業として，食品若しくは添加物を採取し，製造し，輸入し，加工し，調理し，貯蔵し，運搬し，若しくは販売すること又は器具若しくは容器包装を製造し，輸入し，若しくは販売することをいう．ただし，農業及び水産業における食品の採取業は，これを含まない．
⑧この法律で営業者とは，営業を営む人又は法人をいう．
⑨この法律で登録検査機関とは，第三十三条第一項の規定により厚生労働大臣の登録を受けた法人をいう．

第二章　食品及び添加物
第五条　販売(不特定又は多数の者に対する販売以外の授与を含む．以下同じ.)の用に供する食品又は添加物の採取，製造，加工，使用，調理，貯蔵，運搬，陳列及び授受は，清潔で衛生的に行われなければならない．
第六条　次に掲げる食品又は添加物は，これを販売し(不特定又は多数の者に授与する販売以外の場合を含む．以下同じ.)，又は販売の用に供するために，採取し，製造し，輸入し，加工し，使用し，調理し，貯蔵し，若しくは陳列してはならない．
一　腐敗し，若しくは変敗したもの又は未熟であるもの．ただし，一般に人の健康を損なうおそれがなく飲食に適すると認められているものは，この限りでない．
二　有毒な，若しくは有害な物質が含まれ，若しくは付着し，又はこれらの疑いがあるもの．ただし，人の健康を損なうおそれがない場合として厚生労働大臣が定める場合においては，この限りでない．
三　病原微生物により汚染され，又はその疑いがあり，人の健康を損なうおそれがあるもの．
四　不潔，異物の混入又は添加その他の事由により，人の健康を損なうおそれがあるもの．
第七条　厚生労働大臣は，一般に飲食に供されることがなかつた物であつて人の健康を損なうおそれがない旨の確証がないもの又はこれを含む物が新たに食品として販売され，又は販売されることとなつた場合において，食品衛生上の危害の発生を防止するため必要があると認めるときは，薬事・食品衛生審議会の意見を聴いて，それらの物を食品として販売することを禁止することができる．［以下略］
第八条　食品衛生上の危害の発生を防止する見地から特別の注意を必要とする成分又は物であつて，厚生労働大臣及び内閣総理大臣が食品衛生基準審議会の意見を聴いて指定したもの(第三項及び第七十条第一項において「指定成分等」という.)を含む食品(以下この項において「指定成分等含有食品」という.)を取り扱う営業者は，その取り扱う指定成分等含有食品が人の健康に被害を生じ，又は生じさせるおそれがある旨の情報を得た場合は，当該情報を，厚生労働省令で定めるところにより，遅滞なく，都道府県知事，保健所を設置する市の市長又は特別区の区長(以下「都道府県知事等」という.)に届け出なければならない．
②都道府県知事等は，前項の規定による届出があつたときは，当該届出に係る事項を厚生労働大臣に報告しなければならない．
③医師，歯科医師，薬剤師その他の関係者は，指定成分等の摂取によるものと疑われる人の健康に係る被害の把握に努めるとともに，都道府県知事等が，食品衛生上の危害の発生を防止するため指定成分等の摂取によるものと疑われ

る人の健康に係る被害に関する調査を行う場合において，当該調査に関し必要な協力を要請されたときは，当該要請に応じ，当該被害に関する情報の提供その他必要な協力をするよう努めなければならない．

第九条　[略]

第十条　第一号若しくは第三号に掲げる疾病にかかり，若しくはその疑いがあり，第一号若しくは第三号に掲げる異常があり，又はへい死した獣畜（と畜場法（昭和二十八年法律第百十四号）第三条第一項に規定する獣畜及び厚生労働省令で定めるその他の物をいう．以下同じ．）の肉，骨，乳，臓器及び血液又は第二号若しくは第三号に掲げる疾病にかかり，若しくはその疑いがあり，第二号若しくは第三号に掲げる異常があり，又はへい死した家きん（食鳥処理の事業の規制及び食鳥検査に関する法律（平成二年法律第七十号）第二条第一号に規定する食鳥及び厚生労働省令で定めるその他の物をいう．以下同じ．）の肉，骨及び臓器は，厚生労働省令で定める場合を除き，これを食品として販売し，又は食品として販売の用に供するために，採取し，加工し，使用し，調理し，貯蔵し，若しくは陳列してはならない．ただし，へい死した獣畜又は家きんの肉，骨及び臓器であつて，当該職員が，人の健康を損なうおそれがなく飲食に適すると認めたものは，この限りでない．[以下略]

第十一条　[略]

第十二条　人の健康を損なうおそれのない場合として内閣総理大臣が食品衛生基準審議会の意見を聴いて定める場合を除いては，添加物（天然香料及び一般に食品として飲食に供されている物であつて添加物として使用されるものを除く．）並びにこれを含む製剤及び食品は，これを販売し，又は販売の用に供するために，製造し，輸入し，加工し，使用し，貯蔵し，若しくは陳列してはならない．

第十三条　内閣総理大臣は，公衆衛生の見地から，食品衛生審議会の意見を聴いて，販売の用に供する食品若しくは添加物の製造，加工，使用，調理若しくは保存の方法につき基準を定め，又は販売の用に供する食品若しくは添加物の成分につき規格を定めることができる．

②前項の規定により基準又は規格が定められたときは，その基準に合わない方法により食品若しくは添加物を製造し，加工し，使用し，調理し，若しくは保存し，その基準に合わない方法による食品若しくは添加物を販売し，若しくは輸入し，又はその規格に合わない食品若しくは添加物を製造し，輸入し，加工し，使用し，調理し，保存し，若しくは販売してはならない．[以下略]

第十四条　内閣総理大臣は，前条第一項の食品の成分に係る規格として，食品に残留する農薬，飼料の安全性の確保及び品質の改善に関する法律第二条第三項に規定する飼料添加物又は医薬品，医療機器等の品質，有効性及び安全性の確保等に関する法律第二条第一項に規定する医薬品であつて専ら動物のために使用されることが目的とされているもの（以下この条において「農薬等」という．）の成分である物質（その物質が化学的に変化して生成した物質を含む．）の量の限度を定めるとき，同法第二条第九項に規定する再生医療等製品であつて専ら動物のために使用されることが目的とされているもの（以下この条において「動物用再生医療等製品」という．）が使用された対象動物（同法第八十三条第一項の規定により読み替えられた同法第十四条第二項第三号ロに規定する対象動物をいう．）の肉，乳その他の生産物について食用に供することができる範囲を定めるときその他必要があると認めるときは，農林水産大臣に対し，農薬等の成分又は動物用再生医療等製品の構成細胞，導入遺伝子その他厚生労働省令で定めるものに関する資料の提供その他必要な協力を求めることができる．

第三章　器具及び容器包装

第十五条　営業上使用する器具及び容器包装は，清潔で衛生的でなければならない．

第十六条　有毒な，若しくは有害な物質が含まれ，若しくは付着して人の健康を損なうおそれがある器具若しくは容器包装又は食品若しくは添加物に接触してこれらに有害な影響を与えることにより人の健康を損なうおそれがある器具若しくは容器包装は，これを販売し，販売の用に供するために製造し，若しくは輸入し，又は営業上使用してはならない．

第十七条　厚生労働大臣は，特定の国若しくは地域において製造され，又は特定の者により製造される特定の器具又は容器包装について，第二十六条第一項から第三項まで又は第二十八条第一項の規定による検査の結果次に掲げる器具又は容器包装に該当するものが相当数発見されたこと，製造地における食品衛生上の管理の状況その他の厚生労働省令で定める事由からみて次に掲げる器具又は容器包装に該当するものが相当程度含まれるおそれがあると認められる場合において，人の健康を損なうおそれの程度その他の厚生労働省令で定める事項を勘案して，当該特定の器具又は容器包装に起因する食品衛生上の危害の発生を防止するため特に必要があると認めるときは，薬事・食品衛生審議会の意見を聴いて，当該特定の器具又は容器包装を販売し，販売の用に供するために製造し，若しくは輸入し，又は営業上使用することを禁止することができる．[以下略]

第十八条　内閣総理大臣は，公衆衛生の見地から，食品衛生審議会の意見を聴いて，販売の用に供し，若しくは営業上使用する器具若しくは容器包装若しくはこれらの原材料につき規格を定め，又はこれらの製造方法につき基準を定めることができる．[以下略]

③器具又は容器包装には，成分の食品への溶出又は浸出による公衆衛生に与える影響を考慮して政令で定める材質の原材料であつて，これに含まれる物質（その物質が化学的に変化して生成した物質を除く．）について，当該原材料を使用して製造される器具若しくは容器包装に含有されることが許容される量又は当該原材料を使用して製造される器具若しくは容器包装から溶出し，若しくは浸出して食品に混和することが許容される量が第一項の規格に定められていないものは，使用してはならない．ただし，当該物質が人の健康を損なうおそれのない量として内閣総理大臣が食品衛生審議会の意見を聴いて定める量を超えて溶出し，又は浸出して食品に混和するおそれがないように器具又は容器包装が加工されている場合（当該物質が器具又は容器包装の食品に接触する部分に使用される場合を除く．）については，この限りでない．

第四章　表示及び広告

第十九条　内閣総理大臣は，一般消費者に対する器具又は容器包装に関する公衆衛生上必要な情報の正確な伝達の見地から，消費者委員会の意見を聴いて，前条第一項の規定により規格又は基準が定められた器具又は容器包装に関する表示につき，必要な基準を定めることができる．

②前項の規定により表示につき基準が定められた器具又は容器包装は，その基準に合う表示がなければ，これを販売し，販売の用に供するために陳列し，又は営業上使用してはならない．
③販売の用に供する食品及び添加物に関する表示の基準については，食品表示法(平成二十五年法律第七十号)で定めるところによる．
第二十条　食品，添加物，器具又は容器包装に関しては，公衆衛生に危害を及ぼすおそれがある虚偽の又は誇大な表示又は広告をしてはならない．

第五章　食品添加物公定書

第二十一条　内閣総理大臣は，食品添加物公定書を作成し，第十三条第一項の規定により基準又は規格が定められた添加物及び食品表示法第四条第一項の規定により基準が定められた添加物につき当該基準及び規格を収載するものとする．

第二十一条の二　国及び都道府県等は，食品，添加物，器具又は容器包装に起因する中毒患者又はその疑いのある者(以下「食中毒患者等」という.)の広域にわたる発生又はその拡大を防止し，及び広域にわたり流通する食品，添加物，器具又は容器包装に関してこの法律又はこの法律に基づく命令若しくは処分に係る違反を防止するため，その行う食品衛生に関する監視又は指導(以下「監視指導」という.)が総合的かつ迅速に実施されるよう，相互に連携を図りながら協力しなければならない．

第二十一条の三　厚生労働大臣は，監視指導の実施に当たつての連携協力体制の整備を図るため，厚生労働省令で定めるところにより，国，都道府県等その他関係機関により構成される広域連携協議会(以下この条及び第六十六条において「協議会」という.)を設けることができる．
②協議会は，必要があると認めるときは，当該協議会の構成員以外の都道府県等その他協議会が必要と認める者をその構成員として加えることができる．
③協議会において協議が調つた事項については，協議会の構成員は，その協議の結果を尊重しなければならない．
④前三項に定めるもののほか，協議会の運営に関し必要な事項は，協議会が定める．

第六章　監視指導指針及び計画

第二十二条　厚生労働大臣及び内閣総理大臣は，国及び都道府県等が行う監視指導の実施に関する指針(以下「指針」という.)を定めるものとする．［以下略］
第二十三条・第二十四条　［略］

第七章　検査

第二十五条　第十三条第一項の規定により規格が定められた食品若しくは添加物又は第十八条第一項の規定により規格が定められた器具若しくは容器包装であつて政令で定めるものは，政令で定める区分に従い厚生労働大臣若しくは都道府県知事又は登録検査機関の行う検査を受け，これに合格したものとして厚生労働省令で定める表示が付されたものでなければ，販売し，販売の用に供するために陳列し，又は営業上使用してはならない．［以下略］
第二十六条　都道府県知事は，次の各号に掲げる食品，添加物，器具又は容器包装を発見した場合において，これらを製造し，又は加工した者の検査の能力等からみて，その者が製造し，又は加工する食品，添加物，器具又は容器包装がその後引き続き当該各号に掲げる食品，添加物，器具又は容器包装に該当するおそれがあり，食品衛生上の危害の発生を防止するため必要があると認めるときは，政令で定める要件及び手続に従い，その者に対し，当該食品，添加物，器具又は容器包装について，当該都道府県知事又は登録検査機関の行う検査を受けるべきことを命ずることができる．［以下略］
第二十七条　販売の用に供し，又は営業上使用する食品，添加物，器具又は容器包装を輸入しようとする者は，厚生労働省令で定めるところにより，その都度厚生労働大臣に届け出なければならない．
第二十八条　厚生労働大臣，内閣総理大臣又は都道府県知事等は，必要があると認めるときは，営業者その他の関係者から必要な報告を求め，当該職員に営業の場所，事務所，倉庫その他の場所に臨検し，販売の用に供し，若しくは営業上使用する食品，添加物，器具若しくは容器包装，営業の施設，帳簿書類その他の物件を検査させ，又は試験の用に供するのに必要な限度において，販売の用に供し，若しくは営業上使用する食品，添加物，器具若しくは容器包装を無償で収去させることができる．［以下略］
第二十九条　国及び都道府県は，第二十五条第一項又は第二十六条第一項から第三項までの検査(以下「製品検査」という.)及び前条第一項の規定により収去した食品，添加物，器具又は容器包装の試験に関する事務を行わせるために，必要な検査施設を設けなければならない．［以下略］
第三十条　第二十八条第一項に規定する当該職員の職権及び食品衛生に関する指導の職務を行わせるために，厚生労働大臣，内閣総理大臣又は都道府県知事等は，その職員のうちから食品衛生監視員を命ずるものとする．
②都道府県知事等は，都道府県等食品衛生監視指導計画の定めるところにより，その命じた食品衛生監視員に監視指導を行わせなければならない．
③内閣総理大臣は，指針に従い，その命じた食品衛生監視員に食品，添加物，器具及び容器包装の表示又は広告に係る監視指導を行わせるものとする．
④厚生労働大臣は，輸入食品監視指導計画の定めるところにより，その命じた食品衛生監視員に食品，添加物，器具及び容器包装の輸入に係る監視指導を行わせるものとする．
⑤前各項に定めるもののほか，食品衛生監視員の資格その他食品衛生監視員に関し必要な事項は，政令で定める．

第八章　登録検査機関

第三十一条～第四十七条　［略］

第九章　営業

第四十八条　乳製品，第十二条の規定により厚生労働大臣が定めた添加物その他製造又は加工の過程において特に衛生上の考慮を必要とする食品又は添加物であつて政令で定めるものの製造又は加工を行う営業者は，その製造又は加工を衛生的に管理させるため，その施設ごとに，専任の食品衛生管理者を置かなければならない．ただし，営業者が自ら食品衛生管理者となつて管理する施設については，この限りでない．
②営業者が，前項の規定により食品衛生管理者を置かなければならない製造業又は加工業を二以上の施設で行う場合において，その施設が隣接しているときは，食品衛生管理者は，同項の規定にかかわらず，その二以上の施設を通じて一人で足りる．

③食品衛生管理者は，当該施設においてその管理に係る食品又は添加物に関してこの法律又はこの法律に基づく命令若しくは処分に係る違反が行われないように，その食品又は添加物の製造又は加工に従事する者を監督しなければならない．

④食品衛生管理者は，前項に定めるもののほか，当該施設においてその管理に係る食品又は添加物に関してこの法律又はこの法律に基づく命令若しくは処分に係る違反の防止及び食品衛生上の危害の発生の防止のため，当該施設における衛生管理の方法その他の食品衛生に関する事項につき，必要な注意をするとともに，営業者に対し必要な意見を述べなければならない．

⑤営業者は，その施設に食品衛生管理者を置いたときは，前項の規定による食品衛生管理者の意見を尊重しなければならない．

⑥次の各号のいずれかに該当する者でなければ，食品衛生管理者となることができない．
一　医師，歯科医師，薬剤師又は獣医師
二　学校教育法（昭和二十二年法律第二十六号）に基づく大学，旧大学令（大正七年勅令第三百八十八号）に基づく大学又は旧専門学校令（明治三十六年勅令第六十一号）に基づく専門学校において医学，歯学，薬学，獣医学，畜産学，水産学又は農芸化学の課程を修めて卒業した者
三　都道府県知事の登録を受けた食品衛生管理者の養成施設において所定の課程を修了した者
四　学校教育法に基づく高等学校若しくは中等教育学校若しくは旧中等学校令（昭和十八年勅令第三十六号）に基づく中等学校を卒業した者又は厚生労働省令で定めるところによりこれらの者と同等以上の学力があると認められる者で，第一項の規定により食品衛生管理者を置かなければならない製造業又は加工業において食品又は添加物の製造又は加工の衛生管理の業務に三年以上従事し，かつ，都道府県知事の登録を受けた講習会の課程を修了した者

⑦前項第四号に該当することにより食品衛生管理者たる資格を有する者は，衛生管理の業務に三年以上従事した製造業又は加工業と同種の製造業又は加工業の施設においてのみ，食品衛生管理者となることができる．

⑧第一項に規定する営業者は，食品衛生管理者を置き，又は自ら食品衛生管理者となつたときは，十五日以内に，その施設の所在地の都道府県知事に，その食品衛生管理者の氏名又は自ら食品衛生管理者となつた旨その他厚生労働省令で定める事項を届け出なければならない．食品衛生管理者を変更したときも，同様とする．

第四十九条　［略］

第五十条　厚生労働大臣は，食品又は添加物の製造又は加工の過程において有毒な又は有害な物質が当該食品又は添加物に混入することを防止するための措置に関し必要な基準を定めることができる．［以下略］

第五十一条〜第五十三条　［略］

第五十四条　都道府県は，飲食店営業その他公衆衛生に与える影響が著しい営業（食鳥処理の事業の規制及び食鳥検査に関する法律第二条第五号に規定する食鳥処理の事業を除く．）であつて，政令で定めるものの施設につき，条例で，業種別に，公衆衛生の見地から必要な基準を定めなければならない．

第五十五条　前条に規定する営業を営もうとする者は，厚生労働省令で定めるところにより，都道府県知事の許可を受けなければならない．［以下略］

第五十六条〜第六十条　［略］

第六十一条　都道府県知事は，営業者がその営業の施設につき第五十一条の規定による基準に違反した場合においては，その施設の整備改善を命じ，又は第五十二条第一項の許可を取り消し，若しくはその営業の全部若しくは一部を禁止し，若しくは期間を定めて停止することができる．

第十章　雑則

第六十二条　［略］

第六十三条　食中毒患者を診断し，又はその死体を検案した医師は，直ちに最寄りの保健所長にその旨を届け出なければならない．

②保健所長は，前項の届出を受けたときその他食中毒患者等が発生していると認めるときは，速やかに都道府県知事等に報告するとともに，政令で定めるところにより，調査しなければならない．

③都道府県知事等は，前項の規定により保健所長より報告を受けた場合であつて，食中毒患者等が厚生労働省令で定める数以上発生し，又は発生するおそれがあると認めるときその他厚生労働省令で定めるときは，直ちに，厚生労働大臣に報告しなければならない．［以下略］

第六十四条　［略］

第六十五条　厚生労働大臣は，食中毒患者等が厚生労働省令で定める数以上発生し，若しくは発生するおそれがある場合又は食中毒患者等が広域にわたり発生し，若しくは発生するおそれがある場合であつて，食品衛生上の危害の発生を防止するため緊急を要するときは，都道府県知事等に対し，期限を定めて，食中毒の原因を調査し，調査の結果を報告するように求めることができる．

第六十六条　［略］

第六十七条　都道府県等は，食中毒の発生を防止するとともに，地域における食品衛生の向上を図るため，食品等事業者に対し，必要な助言，指導その他の援助を行うように努めるものとする．

②都道府県等は，食品等事業者の食品衛生の向上に関する自主的な活動を促進するため，社会的信望があり，かつ，食品衛生の向上に熱意と識見を有する者のうちから，食品衛生推進員を委嘱することができる．

③食品衛生推進員は，飲食店営業の施設の衛生管理の方法その他の食品衛生に関する事項につき，都道府県等の施策に協力して，食品等事業者からの相談に応じ，及びこれらの者に対する助言その他の活動を行う．

第六十八条　第六条，第九条，第十二条，第十三条第一項及び第二項，第十六条から第二十条まで（第十八条三項を除く），第二十五条から第六十一条まで（第五十一条，第五十二条第一項第二号及び第二項並びに第五十三条除く）並びに第六十三条から第六十五条までの規定は，乳幼児が接触することによりその健康を損なうおそれがあるものとして厚生労働大臣及び内閣総理大臣の指定するおもちゃについて，これを準用する．この場合において，第十二条中「添加物（天然香料及び一般に食品として飲食に供されている物であつて添加物として使用されるものを除く．）」とあるのは，「おもちやの添加物として用いることを目的とする化学的合成品（化学的手段により元素又は化合物に分解反応以外の化学的反応を起こさせて得られた物質をい

う.）」と読み替えるものとする．
② 第六条並びに第十三条第一項及び第二項の規定は，洗浄剤であつて野菜若しくは果実又は飲食器の洗浄の用に供されるものについて準用する．
③ 第十五条から第十八条まで，第二十五条第一項，第二十八条から第三十条まで，第五十一条，第五十四条，第五十七条及び第五十九条から第六十一条までの規定は，営業以外の場合で学校，病院その他の施設において継続的に不特定又は多数の者に食品を供与する場合に，これを準用する．

第六十九条～第八十条　［略］

第十一章　罰則

第八十一条～第八十九条　［略］

食品安全基本法 (抜粋)

(平成 15 年 5 月 23 日法律第 48 号)
(改正平成 27 年 9 月 18 日法律第 70 号)

第一章　総則

(目的)
第一条　この法律は，科学技術の発展，国際化の進展その他の国民の食生活を取り巻く環境の変化に適確に対応することの緊要性にかんがみ，食品の安全性の確保に関し，基本理念を定め，並びに国，地方公共団体及び食品関連事業者の責務並びに消費者の役割を明らかにするとともに，施策の策定に係る基本的な方針を定めることにより，食品の安全性の確保に関する施策を総合的に推進することを目的とする．

(定義)
第二条　この法律において「食品」とは，全ての飲食物(医薬品，医療機器等の品質，有効性及び安全性の確保等に関する法律(昭和三十五年法律第百四十五号)に規定する医薬品，医薬部外品及び再生医療等製品を除く.)をいう．

(食品の安全性の確保のための措置を講ずるに当たっての基本的認識)
第三条　食品の安全性の確保は，このために必要な措置が国民の健康の保護が最も重要であるという基本的認識の下に講じられることにより，行われなければならない．

(食品供給行程の各段階における適切な措置)
第四条　農林水産物の生産から食品の販売に至る一連の国の内外における食品供給の行程(以下「食品供給行程」という.)におけるあらゆる要素が食品の安全性に影響を及ぼすおそれがあることにかんがみ，食品の安全性の確保は，このために必要な措置が食品供給行程の各段階において適切に講じられることにより，行われなければならない．

(国民の健康への悪影響の未然防止)
第五条　食品の安全性の確保は，このために必要な措置が食品の安全性の確保に関する国際的動向及び国民の意見に十分配慮しつつ科学的知見に基づいて講じられることによって，食品を摂取することによる国民の健康への悪影響が未然に防止されるようにすることを旨として，行われなければならない．

(国の責務)
第六条　国は，前三条に定める食品の安全性の確保についての基本理念(以下「基本理念」という.)にのっとり，食品の安全性の確保に関する施策を総合的に策定し，及び実施する責務を有する．

(地方公共団体の責務)
第七条　地方公共団体は，基本理念にのっとり，食品の安全性の確保に関し，国との適切な役割分担を踏まえて，その地方公共団体の区域の自然的経済的社会的諸条件に応じた施策を策定し，及び実施する責務を有する．

(食品関連事業者の責務)
第八条　肥料，農薬，飼料，飼料添加物，動物用の医薬品その他食品の安全性に影響を及ぼすおそれがある農林漁業の生産資材，食品(その原料又は材料として使用される農林水産物を含む.)若しくは添加物(食品衛生法(昭和二十二年法律第二百三十三号)第四条第二項に規定する添加物をいう.)又は器具(同条第四項に規定する器具をいう.)若しくは容器包装(同条第五項に規定する容器包装をいう.)の生産，輸入又は販売その他の事業活動を行う事業者(以下「食品関連事業者」という.)は，基本理念にのっとり，その事業活動を行うに当たって，自らが食品の安全性の確保について第一義的責任を有していることを認識して，食品の安全性を確保するために必要な措置を食品供給行程の各段階において適切に講ずる責務を有する．［以下略］

(消費者の役割)
第九条　消費者は，食品の安全性の確保に関する知識と理解を深めるとともに，食品の安全性の確保に関する施策について意見を表明するように努めることによって，食品の安全性の確保に積極的な役割を果たすものとする．

(法制上の措置等)
第十条　政府は，食品の安全性の確保に関する施策を実施するため必要な法制上又は財政上の措置その他の措置を講じなければならない．

第二章　施策の策定に係る基本的な方針

(食品健康影響評価の実施)
第十一条　食品の安全性の確保に関する施策の策定に当たっては，人の健康に悪影響を及ぼすおそれがある生物学的，化学的若しくは物理的な要因又は状態であって，食品に含まれ，又は食品が置かれるおそれがあるものが当該食品が摂取されることにより人の健康に及ぼす影響についての評価(以下「食品健康影響評価」という.)が施策ごとに行われなければならない．ただし，次に掲げる場合は，この限りでない．

一　当該施策の内容からみて食品健康影響評価を行うことが明らかに必要でないとき．
二　人の健康に及ぼす悪影響の内容及び程度が明らかであるとき．
三　人の健康に悪影響が及ぶことを防止し，又は抑制するため緊急を要する場合で，あらかじめ食品健康影響評価を行ういとまがないとき．［以下略］

第十二条～第二十一条　［略］

第三章　食品安全委員会

第二十二条～第三十八条　［略］

附則抄　［略］

食品・食品添加物等規格基準(抄)

Ⅳ．器具・容器包装
1．器具若しくは容器包装又はこれらの原材料一般の規格

原材料	種類	規格
金属	器具	銅，鉛又はこれらの合金が削り取られるおそれのある構造でないこと
	食品接触部分のメッキ用スズ	鉛：0.1% 以下
	器具・容器包装の食品接触部分の製造又は修理に用いる金属	鉛：0.1% 以下 アンチモン：5% 未満
	器具・容器包装の食品接触部分の製造又は修理に用いるハンダ	鉛：0.2% 以下
	電流を直接食品に通ずる装置を有する器具の電極	鉄，アルミニウム，白金，チタンに限る(ただし，食品を流れる電流が微量である場合はステンレスも使用できる)
一般	器具・容器包装	着色料：化学的合成品にあっては，食品衛生法施行規則別表第1掲載品目(ただし，着色料が溶出又は浸出して食品に混和するおそれのない場合を除く)
ポリ塩化ビニル	油脂又は脂肪性食品を含有する食品に接触する器具・容器包装	フタル酸ビス(2-エチルヘキシル)を用いてはならない(ただし，溶出又は浸出して食品に混和するおそれのないように加工されている場合を除く)
紙	水分又は油分が著しく増加する用途又は長時間の加熱を伴う用途に使用される器具・容器包装	古紙を原材料として用いてはならない。(ただし，有害な物質が溶出又は浸出して食品に混和するおそれのないように加工されている場合を除く)

2．器具若しくは容器包装又はこれらの原材料の材質別規格

原材料	種類			溶出試験			
				浸出条件	浸出溶液	規格	
						カドミウム	鉛
ガラス	深さ2.5 cm以上	加熱調理用器具		常温(暗所)，24時間	4% 酢酸	0.05 µg/mL 以下	0.5 µg/mL 以下
		加熱調理用器具以外	容量 600 mL 未満			0.5 µg/mL 以下	1.5 µg/mL 以下
			容量 600 mL 以上			0.25 µg/mL 以下	0.75 µg/mL 以下
			容量 3 L 以上			0.25 µg/mL 以下	0.5 µg/mL 以下
	液体を満たせないもの又は深さ 2.5 cm 未満					0.7 µg/cm² 以下	8 µg/cm² 以下
陶磁器	深さ2.5 cm以上	加熱調理用器具		常温(暗所)，24時間	4% 酢酸	0.05 µg/mL 以下	0.5 µg/mL 以下
		加熱調理用器具以外	容量 1.1 L 未満			0.5 µg/mL 以下	2 µg/mL 以下
			容量 1.1 L 以上			0.25 µg/mL 以下	1 µg/mL 以下
			容量 3 L 以上			0.25 µg/mL 以下	0.5 µg/mL 以下
	液体を満たせないもの又は深さ 2.5 cm 未満					0.7 µg/cm² 以下	8 µg/cm² 以下
ホウロウ引き	深さ2.5 cm以上	加熱調理用器具	容量 3 L 未満	常温(暗所)，24時間	4% 酢酸	0.07 µg/mL 以下	0.4 µg/mL 以下
		加熱調理用器具以外				0.07 µg/mL 以下	0.8 µg/mL 以下
		容量 3 L 以上				0.5 µg/cm² 以下	1 µg/cm² 以下
	液体を満たせないもの又は深さ 2.5 cm 未満	加熱調理用器具				0.5 µg/cm² 以下	1 µg/cm² 以下
		加熱調理用器具以外				0.7 µg/cm² 以下	8 µg/cm² 以下

原材料	種類	材質試験	溶出試験			
			試験項目	浸出条件	浸出溶液	規格
合成樹脂	合成樹脂一般(一般規格)	・カドミウム:100 μg/g 以下 ・鉛 100 μg/g 以下	重金属	60 ℃, 30 分間[*1]	4% 酢酸	1 μg/mL 以下(Pb として)
			KMnO$_4$ 消費量[*2]		水	10 μg/mL 以下
	フェノール樹脂, メラミン樹脂及びユリア樹脂(個別規格)		フェノール	60 ℃, 30 分間	水	5 μg/mL 以下
			ホルムアルデヒド			陰性
			蒸発残留物	25 ℃, 1 時間	ヘプタン[*3]	30 μg/mL 以下
				60 ℃, 30 分間	20% エタノール[*4]	
				60 ℃, 30 分間[*1]	水[*5]	
					4% 酢酸[*6]	
	ホルムアルデヒドを製造原料とするもの(上記を除く)(同上)		ホルムアルデヒド	60 ℃, 30 分間[*1]	水	陰性
			蒸発残留物	25 ℃, 1 時間	ヘプタン[*3]	30 μg/mL 以下
				60 ℃, 30 分間	20% エタノール[*4]	
				60 ℃, 30 分間[*1]	水	
					4% 酢酸[*6]	
	ポリ塩化ビニル(PVC)(同上)	・ジブチルスズ化合物:50 μg/g 以下(二塩化ジブチルスズとして) ・クレゾールリン酸エステル:1 mg/g 以下 ・塩化ビニル:1 μg/g 以下	蒸発残留物	25 ℃, 1 時間	ヘプタン[*3]	150 μg/mL 以下
				60 ℃, 30 分間	20% エタノール[*4]	
				60 ℃, 30 分間[*1]	水[*5]	30 μg/mL 以下
					4% 酢酸[*6]	
	ポリエチレン(PE)及びポリプロピレン(PP)(同上)		蒸発残留物	25 ℃, 1 時間	ヘプタン[*3]	30 μg/mL 以下(ただし, 使用温度が 100 ℃以下の試料にあっては 150 μg/mL 以下)
				60 ℃, 30 分間	20% エタノール[*4]	
				60 ℃, 30 分間[*1]	水[*5]	30 μg/mL 以下
					4% 酢酸[*6]	
	ポリスチレン(PS)(同上)	・揮発性物質(スチレン, トルエン, エチルベンゼン, イソプロピルベンゼン及びプロピルベンゼンの合計):5 mg/g 以下, ただし, 発泡ポリスチレン(熱湯を用いるものに限る)では 2 mg/g 以下でスチレン及びエチルベンゼンがそれぞれ 1 mg/g 以下	蒸発残留物	25 ℃, 1 時間	ヘプタン[*3]	240 μg/mL 以下
				60 ℃, 30 分間	20% エタノール[*4]	
				60 ℃, 30 分間[*1]	水[*5]	30 μg/mL 以下
					4% 酢酸[*6]	
	ポリ塩化ビニリデン(PVDC)(同上)	・バリウム:100 μg/g 以下 ・塩化ビニリデン:6 μg/g 以下	蒸発残留物	25 ℃, 1 時間	ヘプタン[*3]	30 μg/mL 以下
				60 ℃, 30 分間	20% エタノール[*4]	
				60 ℃, 30 分間[*1]	水[*5]	
					4% 酢酸[*6]	

原材料	種類	材質試験	溶出試験			規格
			試験項目	浸出条件	浸出溶液	
合成樹脂	ポリエチレンテレフタレート(PET)(同上)		アンチモン	60℃, 30分間[*1]	4%酢酸	0.05 μg/mL 以下
			ゲルマニウム			0.1 μg/mL 以下
			蒸発残留物	25℃, 1時間	ヘプタン[*3]	30 μg/mL 以下
				60℃, 30分間	20%エタノール[*4]	
				60℃, 30分間[*1]	水[*5]	
					4%酢酸[*6]	
	ポリメタクリル酸メチル(PMMA)(個別規格)		メタクリル酸メチル	60℃, 30分間	20%エタノール	15 μg/mL 以下
			蒸発残留物	25℃, 1時間	ヘプタン[*3]	30 μg/mL 以下
				60℃, 30分間	20%エタノール[*4]	
				60℃, 30分間[*1]	水[*5]	
					4%酢酸[*6]	
	ナイロン(PA)(同上)		カプロラクタム	60℃, 30分間	20%エタノール	15 μg/mL 以下
			蒸発残留物	25℃, 1時間	ヘプタン[*3]	30 μg/mL 以下
				60℃, 30分間	20%エタノール[*4]	
				60℃, 30分間[*1]	水[*5]	
					4%酢酸[*6]	
	ポリメチルペンテン(PMP)(同上)		蒸発残留物	25℃, 1時間	ヘプタン[*3]	120 μg/mL 以下
				60℃, 30分間	20%エタノール[*4]	30 μg/mL 以下
				60℃, 30分間[*1]	水[*5]	
					4%酢酸[*6]	
	ポリカーボネート(PC)(同上)	・ビスフェノールA(フェノール及び p-t-ブチルフェノールを含む)500 μg/g 以下 ・ジフェニルカーボネート 500 μg/g 以下 ・アミン類(トリエチルアミン及びトリブチルアミン)1 μg/g 以下	ビスフェノールA(フェノール及び p-t-ブチルフェノールを含む)	25℃, 1時間	ヘプタン[*3]	2.5 μg/mL 以下
				60℃, 30分間	20%エタノール[*4]	
				60℃, 30分間[*1]	水[*5]	
					4%酢酸[*6]	
			蒸発残留物	25℃, 1時間	ヘプタン[*3]	30 μg/mL 以下
				60℃, 30分間	20%エタノール[*4]	
				60℃, 30分間[*1]	水[*5]	
					4%酢酸[*6]	
	ポリビニルアルコール(PVA)(同上)		蒸発残留物	25℃, 1時間	ヘプタン[*3]	30 μg/mL 以下
				60℃, 30分間	20%エタノール[*4]	
				60℃, 30分間[*1]	水[*5]	
					4%酢酸[*6]	
	ポリ乳酸(PLA)(同上)		総乳酸	60℃, 30分間[*1]	水	30 μg/mL 以下
			蒸発残留物	25℃, 1時間	ヘプタン[*3]	30 μg/mL 以下
				60℃, 30分間	20%エタノール[*4]	
				60℃, 30分間[*1]	水[*5]	
					4%酢酸[*6]	
	ポリエチレンナフタレート(PEN)(同上)		ゲルマニウム	60℃, 30分間[*1]	4%酢酸	0.1 μg/mL 以下
			蒸発残留物	25℃, 1時間	ヘプタン[*3]	30 μg/mL 以下
				60℃, 30分間	20%エタノール[*4]	
				60℃, 30分間[*1]	水[*5]	
					4%酢酸[*6]	

原材料	種類	材質試験	溶出試験			
			試験項目	浸出条件	浸出溶液	規格
ゴム	ほ乳器具を除く	・カドミウム: 100 µg/g 以下 ・鉛: 100 µg/g 以下 ・2-メルカプトイミダゾリン(塩素を含むものに限る):陰性	フェノール	60℃, 30分間*1	水	5 µg/mL 以下
			ホルムアルデヒド			陰性
			亜鉛		4%酢酸	15 µg/mL 以下
			重金属			1 µg/mL 以下 (Pbとして)
			蒸発残留物		水*5,*7	60 µg/mL 以下
					4%酢酸*6	
				60℃, 30分間	20%エタノール*3,*4	
	ほ乳器具	・カドミウム: 100 µg/g 以下 ・鉛: 10 µg/g 以下	フェノール	40℃, 24時間	水	5 µg/mL 以下
			ホルムアルデヒド			陰性
			亜鉛			1 µg/mL 以下
			重金属	40℃, 24時間	4%酢酸	1 µg/mL 以下 (Pbとして)
			蒸発残留物		水	40 µg/mL 以下
金属缶[乾燥した食品(油脂及び脂肪性食品を除く)を内容物とするものを除く]			ヒ素	60℃, 30分間*1	水*5	0.2 µg/mL 以下 (As$_2$O$_3$ として)
				60℃, 30分間	0.5%クエン酸溶液*6	
			カドミウム	60℃, 30分間*1	水*5	0.1 µg/mL 以下
				60℃, 30分間	0.5%クエン酸溶液*6	
			鉛	60℃, 30分間*1	水*5	0.4 µg/mL 以下
				60℃, 30分間	0.5%クエン酸溶液*6	
			フェノール*8	60℃, 30分間*1	水	5 µg/mL 以下
			ホルムアルデヒド*8			陰性
			蒸発残留物*8	25℃, 1時間	ヘプタン*3,*9	30 µg/mL 以下
				60℃, 30分間	20%エタノール*4	
				60℃, 30分間*1	水*5,*10	
				60℃, 30分間	4%酢酸*6	
			エピクロルヒドリン*8	25℃, 1時間	ペンタン	0.5 µg/mL 以下
			塩化ビニル*8	5℃以下, 24時間	エタノール	0.05 µg/mL 以下

*1 ただし，使用温度が100℃を超える場合は95℃, 30分間
*2 フェノール樹脂，メラミン樹脂及びユリア樹脂を除く
*3 油脂及び脂肪性食品
*4 酒類
*5 pH 5を超える食品
*6 pH 5以下の食品
*7 器具
*8 合成樹脂で塗装されたものに限る
*9 天然の油脂を主原料とする塗料であって，塗膜中の酸化亜鉛の含量が3%を超えるものにより，缶の内面を塗装した缶を試料とする場合は90 µg/mL 以下
*10 *9と同様の缶を試料とし，その量が30 µg/mL を超える場合は，クロロホルム可溶物量が30 µg/mL 以下

日本食品衛生学会 編，食品・食品添加物等規格基準(抄)，食品衛生学雑誌，58(1)(2017)より．

章末練習問題・解答

問題番号	1	2	3	4	5	6	7	8	9	10	11	12	13	14	15	16	17	18	19	20	21	22	23	24	25	26	27	28	29	30
2章	×	×	○	○	×	○	○	×	○	×	○	×	○	○	×	×														
3章	×	×	×	○	×	○	×	○	○	×	○	×	○	×	○	×	×	○	○	×	○	×	○	×	○	○	×	○	×	
4章	○	○	×	○	×	○	×	×	○	○	○	○	○	×	×	×	○	×	○	×	○	○	×	×	○	×	○			
5章	×	×	×	○	×	○	○	×	○	○	×	○	×	×	○	×	×	○	×	×	×	×	×	○						
6章	○	○	×	×	○	×	○	○	×	○	×	○	×	○																
7章	○	○	×																											
8章	×	×	×	○	×	×																								
9章	×	○	○	×	○	×	○	○	○	○	×	○	○	○	○	×	○	○	×	○	×	×	○	×	×	○	○	○	×	
10章	×	○	×	×	○	×	○	×	×	×	○	○	×	○	○	×	○	×	×	×	×	×	○							
11章	×	×	○	×	○	×	×	○	×	○																				
12章	×	×	×	○	×	○	×	○	×	○	○	○	○	×	○	○	×													
13章	○	×	×	○	○	×	○	○	×	○	×																			

索　引

A〜Z

ADI	116, 164, 169
AF-2	125
aflatoxins	91
ARfD	157
Asperigillus	89
AV	103
Aw	98
A型肝炎ウイルス	47
BHC	156
BSE	6, 51
CAC	12, 118
CJD	51
Co-PCB	151
COV	104
DDT	156
E型肝炎ウイルス	47
FAO/WHO合同食品規格委員会	12, 118
FAO/WHO合同食品添加物専門家委員会	12, 118
Fusarium	89
HACCP	5, 13
HMG-CoA還元酵素阻害剤	175
HT-2トキシン	94
ISO	14
ISO22000シリーズ	15
JECFA	13, 118
K値	101
LD_{50}	76, 81, 165
LOAEL	169
NOAEL	116, 164, 169
PCB	153
PCDD	151
PCDF	151
Penicillium	89
POV	104
STX	70
T-2トキシン	94
TBA値	104
TCDD	152
TTX	63
UHT法	106
VBN	101
vCJD	51
VSD	169

あ

亜塩素酸ナトリウム	129
赤カビ病	93
アカネ色素	127
亜急性毒性試験	165
アクリルアミド	109
アクロメリン酸	77
アコニチン	81
アサリ	70
アサリ毒	69
アジア条虫	60
亜硝酸ナトリウム	127
アスパルテーム	129
アスペルギルス	89
アセトアミノフェン	176
アトロピン	82
アニサキス	57
アブラソコムツ	69
アフラトキシン	91
——B_1	91
——B_2	91
——G_1	91
——G_2	91
——M_1	91
α-アマニチン	76
アミグダリン	78
アミノカルボニル反応	108
亜硫酸塩類	122, 126
亜硫酸ナトリウム	129
アルドリン	156
アルミニウムレーキ	126
安全係数	169
安全性	2
閾値	168
イシナギ	68
異常プリオン	51
イソニアジド	176
イソフラボン類	79
イタイイタイ病	144
一日摂取許容量	116, 164, 169
一括名表示	121
一般飲食物添加物	118
一般薬理試験	168
異物	140
異物の代謝	172
イボテン酸	76
医薬品，医療機器等の品質，有効性および安全性の確保等に関する法律	7
医薬品医療機器等法	158
イルジンS	75
ウイルス	43
ウイルスの複製	43
ウェステルマン肺吸虫	58
ウエルシュ菌	30
牛海面状脳症	6, 51
ウシ型結核菌	50
ウスタリン酸	75
ウモレオウギガニ	71
衛生動物	141
エイムス（Ames）試験	167
栄養強化剤	131
エストロゲン様作用	94
エタノール	40
エンドサイトーシス	44
エンドリン	156
エンベロープ	43
黄色ブドウ球菌	31
黄変米	95
オカダ酸	71
オクラトキシン	93
オニカマス	67, 68

か

開始反応	102
外部被曝	149
科学行政	8
化学性食中毒	85
カキシメジ	75
過酢酸製剤	123
過酸化水素	40, 123
過酸化物価	104
顎口虫	56
活性代謝物	173
家庭でできる食中毒予防6つのポイント	39
カドミウム	144
神奈川現象	29
カビ毒	89
芽胞	23
ガラタミン	80
カラメル色素	127
カルシウム拮抗薬	175
カルボニル価	104
肝炎ウイルス	47
肝がん	91
肝吸虫	57
桿菌	21
肝障害	91
感染型食中毒	26
——感染侵入型	26

索引

――感染毒素型 26
――生体内毒素型 26
感染症の予防及び感染症の患者に対する医療に関する法律 15
感染症法 15, 47
肝蛭 55
カンピロバクター 27
ガンマ線照射 106
甘味料 129
危害分析重要管理点 13
器具 7, 133
寄生虫 52
寄生虫症 53
既存添加物 118
揮発性塩基窒素 101
球菌 21
吸収 171
急性参照用量 157
急性毒性試験 165
牛肉トレーサビリティ法 52
狂牛病 51
強酸性電解水 41
蟯虫 55
ギラン・バレー症候群 28
菌血症 50
菌交代症 158
金属製品 139
金属封鎖剤 125
グアヤク脂 126
クサウラベニタケ 75
クドア 59
グラム染色 22
グリクラジド 175
クリチジン 77
クリプトスポリジウム 55
グリベンクラミド 175
グルコン酸第一鉄 129
L-グルタミン酸ナトリウム 130
クロイツフェルト・ヤコブ病 51
燻煙処理 106
結合水 98
下痢原性大腸菌 35
健全性 2
ゴイトローゲン 79
硬化油 107
抗原性試験 168
合成着色料 126
厚生労働省 8
鉤虫 54
香料 130
国際標準化機構 14
ゴシポール 79
50%致死量 165
コチニール色素 127

コーデックス委員会 12, 107, 118
ゴニオトキシン 70
コプラナーPCB 151
コプリン 77
ゴム製品 140
コリアミルチン 80
5類感染症 47
コレラ菌 47
コレラタケ 75

さ

サイカシン 80
催奇形性試験 166
サイクラミン酸塩 129
サイクロスポラ 56
最小毒性量 169
最大無毒性量 164, 169
サキシトキシン 70
サッカリン 129
殺菌 38
殺菌消毒 39
殺菌料 123
サポニン 79
サリチル酸 122
サルコシスティス（住肉胞子虫） 61
サルモネラ属 26
酸価 103
酸型保存料 122
酸化防止剤 125
酸敗 97, 102
残留基準 159
3類感染症 47
次亜塩素酸ナトリウム 40
次亜硫酸ナトリウム 129
ジェルビン 82
2,3,7,8-四塩化ジベンゾ-パラ-ダイオキシン 151
志賀赤痢菌 49
シガテラ 67
シガトキシン 67
色調調整剤 129
糸球体ろ過 174
シクロクロロチン 95
シクロスポリン 175, 176
シクロパミン 82
ジクロロジフェニルトリクロロエタン 156
実質的安全量 169
指定制度 118
指定添加物 118
至適温度 24
至適pH 24
指導行政 8
シトリニン 95

シトレオピリジン 95
ジノグネリン 69
ジノフィシストキシン 71
シビレタケ 77
自由水 98
従属栄養細菌 23
絨毛 171
受動輸送 171
消化器障害 94
小核試験 168
使用基準 116, 120, 170
硝酸塩 175
硝酸カリウム 127
硝酸ナトリウム 127
脂溶性 172
条虫類 52
消費者庁 6
除菌 38
食中毒 1, 15
食品安全委員会 11, 119
食品安全基本法 6, 10, 163
食品衛生 2
食品衛生学 2
食品衛生監視員 9
食品衛生管理者 10
食品衛生行政 5
食品衛生責任者 10
食品衛生法 5
食品衛生法施行規則（省令） 7
食品衛生法施行令（政令） 7
食品健康影響評価 163
食品添加物公定書 119
食品，添加物等の規格基準 133
食品添加物の指定 114
食品の安全 1
食品の定義 7
食品表示法 6, 121
食物連鎖 66
食用黄色4号 126
しらこたん白抽出物 122
飼料安全法 158
飼料添加物 158
シロシビン 77
シロシン 77
シロタマゴテングタケ 75
真菌中毒症 89
真空保存 106
人獣(畜)共通感染症 47, 50
腎毒性 93
水銀 144
水分活性 98
水溶性 173
スコポラミン 82
ステリグマトシスチン 93

索 引

ストレッカー分解	109
スベスベマンジュウガニ	71
スルガトキシン	71
ズルチン	129
ゼアラレノン	93,94
静菌作用	122
青酸配糖体	78
生体異物	163
製品検査	127
生物学的半減期	150
生物濃縮	143
成分規格	116,120
赤痢アメーバ	56
赤痢菌属	49
世代時間	25
ゼノバイオティクス	163
セラミック製品	137
セレウス菌	34
染色体異常試験	167
蟯虫	52
線虫類	52
セント・ジョーンズ・ワート	176
旋尾線虫	57
旋毛虫	59
総合衛生管理製造過程	5,13
相乗剤	125
増殖	43
増殖曲線	25
即時型アレルギー試験	168
ソラニン	77

た

第1相反応	172
ダイオキシン	151
ダイオキシン類	151
代謝活性化	173
代謝物	172
大腸菌	35
体内動態	170
──に関する試験	168
第2相反応	172
第二水俣病	145
大量調理施設衛生管理マニュアル	46
食べ物の選択	1
タール色素	126
胆汁中排泄	173
炭疽菌	50
遅延型アレルギー試験	168
チオバルビツール酸試験値	104
チクトキシン	81
チクロ	129
チトクロム P450	173
チフス菌	49
着色料	126
チャコニン	77
中間水分食品	98
中腸腺	70
腸炎ビブリオ	28
腸管出血性大腸菌	15,36
腸肝循環	174
腸管組織侵入性大腸菌	36
腸管毒素原性大腸菌	36
腸管病原性大腸菌	36
超高温瞬間殺菌法	106
調味料	130
チラミン	176
ツキヨタケ	75
強い急性毒性	91
停止反応	103
ディルドリン	156
デオキシニバレノール	94
テオフィリン	175
テトラミン	72
テトロドトキシン	63
添加物	7
テングタケ	76
天然香料	7,118
天然素材および加工品	140
天然着色料	126
動態学的段階	170
動物用医薬品	158
トキソプラズマ	51
ドクカマス	67,68
ドクササコ	77
毒性学	163
毒素型食中毒	26
ドクツルタケ	75
特定危険部位	52
独立栄養細菌	23
ドライアイスセンセーション	68
トラフグ	66
トランス脂肪酸	107
トリアゾラム	176
トリカブト	81
トリコテセン類	93
トロパンアルカロイド	82

な

内分泌撹乱化学物質	154
ナガズカ	68
ナグビブリオ	37
ナタマイシン	122
鉛	146
新潟水俣病	145
ニコチン酸類	129
二酸化硫黄	129
N-ニトロソ化合物	129,175
ニバレノール	94
ニフェジピン	175
日本海裂頭条虫	58
乳及び乳製品の成分規格等に関する省令	7
乳児ボツリヌス症	34
乳等省令	7
尿細管再吸収	174
尿中排泄	173
ネオスルガトキシン	71
ネガティブリスト制度	159
熱可塑性樹脂	135
熱硬化性樹脂	135
能動輸送	171
農薬	156
農薬の安全使用基準	159
ノロウイルス	15,44

は

バイ貝	71
バイケイソウ	82
ハサップ	13
発育温度域	24
発育 pH 域	24
麦角アルカロイド	95
発がん性	91
発がん性試験	168
発色剤	127
パツリン	95
パラオキシ安息香酸エステル類	122
パラチオン	156
パラチフス A 菌	49
バラハタ	67,68
バラフエダイ	67,68
バラムツ	69
バルビツール酸類	175
ハロゲン系殺菌料	123
繁殖試験	166
反復投与毒性試験	165
非凝集性ビブリオ	38
ヒスタミン	176
ヒスチジン	176
ヒ素	146
ヒト回虫	54
ヒト型結核菌	50
ヒトヨタケ	77
ヒメエゾボラ	72
病原大腸菌	35
表示が免除	121
漂白剤	129
ヒヨスチアミン	82
ピラジン類	109
ピロ亜硫酸カリウム	129
ピロ亜硫酸ナトリウム	129
ピロフェオホルバイド a	72

索引

ピロリジンアルカロイド	79
ファイトアレキシン	79
ファロイジン	76
フェオホルバイド *a*	72
フェナセチン	175
フェニトイン	175
フェニトロチオン	156
フェノール性化合物	125
不確定係数	169
不揮発性アミン類	101
フザリウム	89
フザレノン-X	94
ブタキロサイド	79
物質名を表示	121
物理学的半減期	149
船酔い感	72
腐敗	1, 97
フモニシン	93, 94
プラスチック製品	134
ブランチング	105
2-(2-フリル)-3-(5-ニトロ-2-フリル)アクリル酸アミド	125
ブルセラ菌	50
フロクマリン化合物	79
分布	172
ペニシリウム	89
ベニテングタケ	76
ベネルピン	70
ペプチドグリカン層	23
変異型クロイツフェルト・ヤコブ病	51
変異原性試験	167
変質	97
ベンゼンヘキサクロライド	156
鞭虫	54
変敗	97, 102
防カビ剤	122
放射性同位体	148
放射性物質	148
ポジティブリスト制度	6, 159
ポジティブリスト方式	114
ポストハーベスト農薬	123, 157
保存料	122
ホタテガイ	70
ボツリヌス菌	33
──の増殖阻止作用	128
ボツリヌス症	33
ポリ塩化ジベンゾ-パラ-ダイオキシン	151
ポリ塩化ジベンゾフラン	151
ポリ塩化ビフェニル	153
ε-ポリリシン	122

ま

マイコトキシン	89
マイトトキシン	67
マウスユニット	67
マーケットバスケット方式	113
マラチオン	156
慢性毒性試験	165
マンソン裂頭条虫	60
水俣病	145
宮崎肺吸虫	58
無鉤条虫	60
ムシモール	76
ムスカリン	75
無毒性量	116, 164, 169
ムラサキイガイ	70
メイラード反応	108
メタノール中毒	85
メタロチオネイン	172
滅菌	23, 39
森永ヒ素ミルク事件	116, 147

や

薬事・食品衛生審議会	119
薬物代謝酵素	172
薬物動態学的相互作用	175
薬理学的相互作用	175
薬理学的段階	170
薬力学的相互作用	175
有益性	2
有鉤条虫	59
有毒渦鞭毛藻	68
容器包装	7, 133
溶血性	29
ヨウ素価	104
用途名を併記	121
用量・反応関係	168
用量・反応曲線	168
横川吸虫	58
4類感染症	47

ら

らせん菌	21
ランブル鞭毛虫	55
リコリン	80
リスク	11
リスクアナリシス	11
リスク管理	12
リスクコミュニケーション	11, 12, 165
リスク評価	12
リスク分析	11
リステリア菌	51
リナマリン	79
硫酸第一鉄	129
ルテオスカイリン	95
レボドパ	175
連鎖反応	103
ロタウイルス	46

わ

ワックス	69
ワックスエステル	69
ワライタケ	77
ワルファリンカリウム	175, 176

● 執筆者紹介 ●

川添 禎浩(かわぞえ さだひろ)
長崎大学大学院薬学研究科博士後期課程単位取得満期退学
現　在　京都女子大学家政学部食物栄養学科 教授
薬学博士

横山 佳子(よこやま けいこ)
名古屋大学大学院医学研究科修了
現　在　京都女子大学家政学部食物栄養学科 准教授
博士(医学)

松本 晋也(まつもと しんや)
京都大学大学院農学研究科修了
現　在　京都女子大学家政学部食物栄養学科 准教授
博士(農学)

岡本誉士典(おかもと よしのり)
名城大学大学院薬学研究科修了
現　在　名城大学薬学部薬学科 准教授
博士(薬学)

伊藤貴美子(いとう きみこ)
京都大学大学院医学研究科修了
現　在　前 三重短期大学生活科学科食物栄養学専攻　教授
博士(医学)

里見 佳子(さとみ よしこ)
京都府立医科大学大学院修了
現　在　前 鈴鹿医療科学大学薬学部薬学科 教授
博士(医学)

吉田 香(よしだ かおる)
大阪市立大学大学院医学研究科修了
現　在　同志社女子大学生活科学部食物栄養科学科 特別任用教授
博士(医学)

(執筆順)

新 食品・栄養科学シリーズ

新版　食品衛生学

| 第1版　第1刷　2017年9月15日 | 編　者　川添　禎浩 |
| 第8刷　2025年2月10日 | 発行者　曽根　良介 |

検印廃止

発　行　所　(株)化学同人
〒600-8074　京都市下京区仏光寺通柳馬場西入ル
編集部　Tel 075-352-3711　Fax 075-352-0371
企画販売部　Tel 075-352-3373　Fax 075-351-8301
振替 01010-7-5702
e-mail webmaster @ kagakudojin.co.jp
URL https://www.kagakudojin.co.jp
印刷・製本　(株)太洋社

JCOPY 〈出版者著作権管理機構委託出版物〉
本書の無断複写は著作権法上での例外を除き禁じられています. 複写される場合は, そのつど事前に, 出版者著作権管理機構(電話 03-5244-5088, FAX 03-5244-5089, e-mail: info@jcopy.or.jp)の許諾を得てください.

本書のコピー, スキャン, デジタル化などの無断複製は著作権法上での例外を除き禁じられています. 本書を代行業者などの第三者に依頼してスキャンやデジタル化することは, たとえ個人や家庭内の利用でも著作権法違反です.

Printed in Japan © S. Kawazoe et al., 2017　無断転載・複製を禁ず　ISBN978-4-7598-1644-0
乱丁・落丁本は送料小社負担にてお取りかえします

ガイドライン準拠 新 食品・栄養科学シリーズ

○ ガイドラインの改定に準拠した内容．国家試験対策にも役立つ．
○ 各巻B5，2色刷で見やすいレイアウト．

社会・環境と健康
川添禎浩・吉田 香 編
——公衆衛生学

人体の構造と機能及び疾病の成り立ち
生化学 第2版
福田 満 編

食べ物と健康❶
食品学総論 第3版
森田潤司・成田宏史 編

基礎栄養学 第5版
灘本知憲 編

食べ物と健康❷
食品学各論 第3版
瀬口正晴・八田 一 編
食品素材と加工学の基礎を学ぶ

応用栄養学 第5版
福渡 努・岡本秀己 編

食べ物と健康❸
食品加工学 第2版
西村公雄・松井徳光 編

栄養教育論 第6版
中山玲子・宮崎由子 編

食べ物と健康❹
調理学 第3版
木戸詔子・池田ひろ 編

給食経営管理論 第5版
中山玲子・小切間美保 編
——新しい時代のフードサービスとマネジメント

食べ物と健康❺
新版 食品衛生学
川添禎浩 編

詳細情報は，化学同人ホームページをご覧ください．
https://www.kagakudojin.co.jp

～ 好評既刊本 ～

栄養士・管理栄養士をめざす人の
基礎トレーニングドリル
小野廣紀・日比野久美子・吉澤みな子 著
B5・2色刷・168頁・本体1900円
専門科目を学ぶ前に必要な化学,生物,数学（計算）の基礎を丁寧に記述.入学前の課題学習や初年次の導入教育に役立つ.

大学で学ぶ
食生活と健康のきほん
吉澤みな子・武智多与理・百木 和 著
B5・2色刷・160頁・本体2200円
さまざまな栄養素と食品,健康の維持・増進のために必要な食生活の基礎知識について,わかりやすく解説した半期用のテキスト.

栄養士・管理栄養士をめざす人の
調理・献立作成の基礎
坂本裕子・森美奈子 編
B5・2色刷・112頁・本体1500円
実習系科目（調理実習,給食経営管理実習,栄養教育論実習,臨床栄養学実習など）を受ける前の基礎づくりと,各専門科目への橋渡しとなる.

図解 栄養士・管理栄養士をめざす人の
文章術ハンドブック
——ノート、レポート、手紙・メールから、履歴書・エントリーシート、卒論まで
西川真理子 著／A5・2色刷・192頁・本体2000円
見開き1テーマとし,図とイラストをふんだんに使いながらポイントをわかりやすく示す.文章の書き方をひととおり知っておくための必携書.